William Dufty

Zucker Blues

William Dufty

Zucker Blues

Suchtstoff Zucker

Aus dem Amerikanischen von Annemarie Telieps

Zweitausendeins

Deutsche Erstausgabe.
1. Auflage, Juni 1996.
2. Auflage, Dezember 1996.

Die amerikanische Originalausgabe erschien 1976
bei Warner Books, New York, unter dem Titel »Sugar Blues«.

Lektorat Frank Kuhnke und Annette Gabriel-Reinecke.
Umschlaggestaltung Johannes Paus.
Satz und Herstellung Dieter Kohler & Bernd Leberfinger, Nördlingen.
Druck Buch- und Offsetdruckerei Wagner GmbH, Nördlingen.
Einband G. Lachenmaier, Reutlingen.
Printed in Germany.

Dieses Buch gibt es nur bei Zweitausendeins
im Versand (Postfach, D-60381 Frankfurt am Main) oder
in den Zweitausendeins-Läden in Berlin, Düsseldorf, Essen, Frankfurt,
Freiburg, Hamburg, Köln, München, Nürnberg, Saarbrücken, Stuttgart.

In der Schweiz über buch 2000, Postfach 89, CH-8910 Affoltern a. A.

ISBN 3-86150-164-3

Für Billie Holiday,
deren Tod mein Leben veränderte,
und
Gloria Swanson,
deren Leben meinen Tod veränderte.

Zucker. Raffinierte Sucrose, $C_{12}H_{22}O_{11}$ wird in verschiedenen chemischen Verfahren aus dem Saft des Zuckerrohrs oder der Zuckerrübe gewonnen. Im Verlauf dieser Verfahren werden sämtliche Faserbestandteile und Proteine entfernt, die bis zu 90 Prozent der natürlichen Pflanzenmasse ausmachen.

Blues. Ein Zustand der Depression oder Melancholie, der von Angst, Niedergeschlagenheit und körperlichem Unbehagen geprägt ist (findet seinen Ausdruck oft in biographischen Liedtexten über persönliche Katastrophen).

Zucker-Blues. Körperliches und geistiges Elend, das durch den Konsum von raffinierter Sucrose ausgelöst wird – dem Stoff, den wir im allgemeinen Zucker nennen.

Inhalt

Vorbemerkung des Verlages

In diesem Buch gibt es verschiedene Bezüge auf Tierversuche. Es ist schrecklich, Tiere Leiden auszusetzen. Der Verlag lehnt Tierversuche nicht nur aus ethischen Gründen ab, sondern auch, weil die Ergebnisse von Versuchen an Tieren nicht automatisch auf Menschen übertragen werden können.

Vorbemerkung des Lektorats

Sugar Blues erschien bereits 1976 in Amerika. Kommentare zu den »heutigen« Verhältnissen beziehen sich also auf die amerikanischen Verhältnisse zur damaligen Zeit. Wenn dieses Buch auch in einzelnen Punkten nicht mehr dem gegenwärtigen Kenntnisstand gerecht werden mag, so enthält es als Dokumentation einer jahrhundertelangen Entwicklung doch immer noch mehr als genug brisantes Material. Der hohe Zuckerkonsum und die mangelhafte Kennzeichnung der Inhaltsstoffe von Lebens- und Genußmitteln stellen auch bei uns nach wie vor ein Problem dar. Obschon die »Öko-Bewegung« seit den siebziger Jahren dazu beigetragen hat, daß immer mehr Menschen sich um eine gesunde Vollwert-Ernährung bemühen, daß selbst in Supermärkten Naturkost-Ecken eingerichtet wurden, zählen raffinierter Zucker, gezuckerte Nahrungsmittel, raffiniertes Mehl und geschälter Reis nach wie vor zum Nahrungsmittel-Grundstock der meisten Haushalte. Nach der Verordnung zur Nährwertkennzeichnung von 1994 ist es in Deutschland in vielen Fällen immer noch nicht zwingend, den Zuckeranteil der angegebenen Kohlenhydratmenge separat aufzuführen.

Ein paar notwendige persönliche Worte

Es gab einmal eine Zeit, in der ich hoffnungslos der Sucrose ($C_{12}H_{22}O_{11}$) verfallen war. Eine kleine Szene, die ich damals eher zufällig beobachten konnte, hat sich tief in mein Gedächtnis eingeprägt: die beeindruckende Reaktion einer klugen Frau auf einen unscheinbaren Zuckerwürfel. Es war ein Ereignis, das ich niemals vergessen werde.

Die Sache fing damit an, daß ich mit Verspätung zu einer Pressekonferenz im Büro eines New Yorker Anwalts erschien. Die Konferenz war schon in vollem Gange, und ich schlich mich auf Zehenspitzen in den Raum. Unter den Anwesenden war auch Gloria Swanson. Sie reagierte schnell und aufmerksam, nahm sofort ihre Tasche von einem freien Stuhl und bot mir den Platz an. Bis dahin kannte ich Miss Swanson nur vom Bildschirm und war einigermaßen überrascht, ihr hier zu begegnen.

Wenig später tauchte ein Mann von einer Cateringfirma mit ein paar Snacks auf: Es gab Pastrami auf Roggenbrot und Salami auf Pumpernickel, alles in der unvermeidlichen Plastikfolie. Dazu Kaffee in Pappbechern. Und zum Kaffee natürlich die ebenso unvermeidlichen Zuckerwürfel mit dem Logo der Cateringfirma. Während die Sandwiches herumgereicht wurden, schwatzten die Kollegen und Kolleginnen von den verschiedenen New Yorker Zeitungen fröhlich drauflos. Ich pellte mir auch ein Sandwich aus der Folie, zog den Deckel vom Kaffeebecher ab und tat einen Griff in die Zuckerdose. Als ich gerade meinen Zuckerwürfel auswickeln wollte, vernahm ich neben mir Gloria Swansons leise, aber eindringliche Stimme.

»Das Zeug ist Gift«, flüsterte sie. »Sowas kommt mir nicht ins Haus. Und in den Körper erst recht nicht!«

Erschrocken wich ich zurück und drehte mich zu ihr um. Ich schaute in weitgeöffnete blaue Augen, und aus dem lächelnden Gesicht strahlte mir eine Reihe makelloser Zähne wie Perlen entgegen. Gloria Swanson wirkte auf mich wie Carrie Nation, die gerade dem Dämon Alkohol den Kampf ansagt. Wie die heilige Johanna von Orleans, die das Kreuz verteidigt. Und wie Mose, dem gerade jemand ein Schweinekotelett vorgesetzt hat. Ich fühlte mich ertappt. Ich kam mir vor wie ein Kind, das mit dem Finger im Honigtopf erwischt wird, und ließ prompt meinen Zuckerwürfel fallen. Auf dem Platz von Miss Swanson lagen keinerlei Abfälle. Sie hatte das Essen der Cateringfirma verschmäht und hielt sich an ihr eigenes Lunchpaket. Sie hatte sich etwas Obst mitgebracht – am Baum gereift, ungespritzt, ein echtes Stück Natur. Davon bot sie mir jetzt an. Etwas Besseres hatte ich noch nie in meinem Leben gegessen. Das sagte ich ihr dann auch.

Daß Swanson eine ausgefallene Ernährungsphilosophie vertrat, war allgemein bekannt. Mittlerweile wurden sogar schon Gedichte über ihre alterslose Erscheinung verfaßt. Und als ich ihr jetzt Auge in Auge gegenübersaß, mußte ich eindeutig anerkennen, daß an ihrer Lebensweise wohl etwas dran war.

»Früher hab ich mich immer mächtig aufgeregt, wenn ich mitansehen mußte, wie die Leute dieses Gift in sich hineinstopfen«, flüsterte sie mir zu. »Aber mittlerweile weiß ich, daß alle Menschen ihre eigenen bitteren Erfahrungen machen müssen. Heute könnten Sie meinetwegen direkt vor meinen Augen zerstoßenes Glas essen, und ich würde dabei nichtmal zusammenzucken. Machen Sie also ruhig weiter«, sagte sie und forderte mich auf, meinen Kaffee mit Zucker zu versüßen. »Essen Sie ruhig Ihren weißen Zucker – bringen Sie sich ruhig um. Es macht mir rein gar nichts aus.«

Sie lächelte, und wieder blitzten ihre Zähne auf. Diese Worte verfolgten mich tagelang. Jedesmal, wenn ich nach der Zuckerzange griff, zuckte ich zusammen, weil sie mir wieder durch den Kopf gingen. Woran erkennen wir eigentlich, daß wir in eine Sucht hineingeraten sind? Ganz einfach: Wir fassen gute Vorsätze, wollen mit einer Sache aufhören und stellen plötzlich fest, daß unser Kopf nicht mitspielen will. Ich erkannte jedenfalls, daß ich zuckersüchtig war. Und zwar nicht zu knapp. Ich wollte da raus – aber wie? Ich hatte schon viel zu lange mit meiner Sucht gelebt.

Die Zuckersucht hatte mich schon gepackt, als ich noch ein kleines Kind war. Ich erinnere mich daran, daß ich sonntags beim gemeinsamen Mittagessen mit der Familie das Fegefeuer aus Fleisch und Kartoffeln nur deshalb durchstehen konnte, weil ich wußte, daß am Ende der Himmel auf mich wartete: ein süßes Dessert.

Bei meiner Großmutter stand hinten in der Speisekammer immer ein Hundertpfundsack voll mit gutem Michigan-Rübenzucker. Oben auf dem Sack lag ein riesiger Schöpflöffel aus Zinn. Während der Zeit der Prohibition sammelte ich für meine Großmutter Löwenzahn. Sie pflegte das Grünzeug zu waschen und mit Zucker und Zitronensaft in einem großen Steinguttopf einzulegen. Diese Zutaten sollten die Gärung in Gang bringen, denn aus dem Löwenzahn stellte meine Großmutter ihren eigenen – illegalen – Wein her. Meine Großmutter streute Zucker auf Kirsch- und Apfelkuchen, auf Kekse und Krapfen, und zur Einmachzeit im Herbst kippte sie ihn in die großen Kochtöpfe mit Pfirsichen und Pflaumen. Bei ihr kam Zucker an die Tomatensoße und an die hausgemachten süßen und sauren Pickles. Wenn wir aus der Schule kamen, empfing uns unsere Nachbarin und Köchin Mrs. Moulton immer mit ein paar Scheiben von ihrem frischgebackenen Brot. Die Scheiben waren gebuttert und natürlich fingerdick mit braunem Zucker bestreut.

Das ist nun fünfzig Jahre her, aber ich kann mich immer noch lebhaft an diese Zeit erinnern. Doch so nah mir meine frühe Kindheit sein mag, so fremd erscheint sie mir auch.

Wir lebten damals in einer Kleinstadt des Mittleren Westens, und die Familien hatten ein strenges Auge darauf, was wir Kinder essen durften. Wir selbst wurden da kaum gefragt. Unsere Eltern beschützten uns eben, und ihr Wort galt uneingeschränkt. Jeder wußte, was sie uns erlaubten und verboten. Heimlich einen Hamburger oder eine Coca-Cola naschen? Da hätten wir genausogut versuchen können, eine Bank auszurauben oder uns am Sonntag um den Kirchgang zu drücken.

In der ganzen Stadt gab es nur ein einziges Restaurant – einen ehemaligen Saloon. Dort hatten wir Kinder natürlich nichts zu suchen. Ich hätte es nie gewagt, dort einfach mit einem Fünfcentstück hineinzuspazieren, um mir etwas Eßbares zu kaufen: Der Besitzer hätte unweigerlich meinen Vater im Büro angerufen, und es hätte eine deftige Strafpredigt gesetzt. Natürlich gab es auch noch die Süßwarenregale in unseren drei Lebensmittelläden und die Eistheke im Drugstore an der Ecke. Aber auch diese verlockenden Angebote lagen außerhalb unserer Reichweite. Eiscreme gab es nur am Sonntag und wurde außerdem selbst gemacht. Nur zu ganz besonderen Anlässen wurde sie im Drugstore bestellt. Trockeneis und Gefriergeräte waren für uns zu dieser Zeit noch die reinste Zukunftsmusik.

Mein Frühstück, Mittagessen und Abendbrot nahm ich entweder zu Hause und unter Aufsicht von Mrs. Moulton ein oder gar nicht. Ein unbeobachteter Griff in die heimische Eiskiste war unter diesen Umständen also ausgeschlossen. Als wir später als erste Familie in der Stadt einen eigenen Kühlschrank besaßen, kamen uns selbstgemachte Eiswürfel wie ein wahres Wunder vor. Dahinter verblaßte in unseren Augen sogar noch das Wunder des Radios. Der Vorratskeller wurde von nun an immer weniger benutzt. Anstelle von Eingemachtem kamen zunehmend Lebensmittel aus dem Laden auf den Tisch.

Sprudel, Coca-Cola und ähnliche Softdrinks gab es bei uns so gut wie nie. Wir hatten zwar meist Ginger Ale im Haus, aber das bildete Dad's geheime Reserve – denn während der Prohibition tranken die Erwachsenen manchmal Ginger Ale mit billigem kanadischen Fusel. Jahre später – ich war ungefähr acht – berichtete uns einmal ein Besucher aus der großen Welt von der dekadenten Sitte, Limonade mit Eiscreme zu verfeinern. Über solche und ähnliche Neuerungen hätten wir vielleicht früher etwas erfahren, wenn man uns erlaubt hätte, die höchst lasterhaften Filme im Kino anzuschauen. Doch das einzige Kino des Ortes lag leider auf der anderen Seite der Eisenbahnstrecke; das Viertel galt als verrufen, und an einen Kinobesuch war deshalb nicht zu denken. Genauso tabu wie das Kino waren für uns Zuckerwatte und all die anderen Süßigkeiten, die auf Rummelplätzen und Märkten feilgeboten wurden. »Davon wird euch nur schlecht«, lautete der einzige Kommentar unserer Eltern zu diesem Thema. Wir hatten natürlich mitbekommen, daß andere Kinder sehr wohl davon aßen, ohne hinterher unter schrecklichem Bauchweh zu leiden. Mit diesem Gegenargument bissen wir bei unseren Eltern aber auf Granit. Solche pseudowissenschaftlichen Beweise machten keinerlei Eindruck auf sie.

Meine ersten richtigen Zuckerexzesse veranstaltete ich in den Sommerferien am Chrystal Lake. Im Vergleich zu unserer Heimatstadt erschien mir dieser Ort wie ein Babylon oder ein Las Vegas. Direkt am See gab es ein Kasino, in dem die Sommergäste nachts zur Musik einer Band tanzten, die angeblich geradewegs aus Hollywood kam – so war es jedenfalls der Aufschrift auf ihrem Bus zu entnehmen. Es gab einen Golfplatz. Es gab Tennisplätze und Motorboote. Es gab Indianerinnen, die handgeflochtene Körbe an Wochenend-Touristen verkauften.

Es gab Mädchen, die Zigaretten rauchten. Und es gab Jungen, die es wagten, nachts »oben ohne« zu schwimmen (zu jener Zeit galt ein Herren-Badeanzug ohne Leibchen noch schlicht als Skandal). Aber vor allem gab es neben den Tankstellen Verkaufsbuden, in denen immer Flaschen mit Limonade in den grellsten Farben auf Eis lagen: Orange, Kirsche, Erdbeere, Zitrone und eine Sorte, die Green River genannt wurde. Die üblichen Geschmacksrichtungen waren mir mittlerweile schon vertraut; sie machten mich nicht weiter neugierig. Doch dieses purpurne Getränk brachte mich auf die Straße des Verderbens! Daheim hatte ich so etwas noch nie getrunken. Ich war schon ziemlich bald auf dem Limonaden-Trip und kam mir dabei ein bißchen vor wie ein Großstadt-Alkoholiker.

Ich kann mich noch gut daran erinnern, wie ich zum ersten Mal den Mittagsschlaf meiner Mutter dazu ausnutzte, ihre Geldbörse zu plündern. Aber ich nahm mir nur ein Fünfcentstück. Jedesmal nur einen Fünfer. Wenn ich keinen Fünfer im Portemonnaie fand, traute ich mich nicht, einen Zehner zu klauen. Ich befürchtete ohnehin, daß zwei Flaschen Limonade für mich die reinste Überdosis sein würden. Mein Zahnfleisch hätte eine verräterische Lilatönung annehmen, meine Zähne hätten sich auflösen können. Mir war intuitiv klar, wieviel ich riskieren konnte. Und ich achtete genau darauf, den Bogen nicht zu überspannen.

Wir verbrachten unsere Sommerferien am Chrystal Lake, bis ich gut zwölf oder dreizehn Jahre alt war. In dieser Zeit verdiente ich mir in den Wintermonaten 75 Dollar pro Woche – für mich damals ein unermeßlicher Reichtum –, indem ich im Radio als klavierspielendes Wunderkind Jazzsongs vortrug. Aber was half mir das? Ich hatte zwar ein gut gefülltes Konto, aber ich konnte für eine Limonade doch schlecht einen Scheck ausschreiben. Wenn mich also wieder die sommerliche Limonadensucht packte, mußte ich auch weiterhin lügen, betrügen und stehlen.

Mit meiner Radiokarriere war es aus, sobald der Stimmbruch sich bemerkbar machte. Als sich meine Stimme nicht mehr kindlich anhörte, gab es eben auch nichts Bemerkenswertes mehr an meinem Klavierspiel. Doch die Pubertät hielt noch andere Schrecken für mich bereit. Mein Gesicht, Hals und Rücken waren auf einmal über und über mit unansehnlichen Pickeln übersät. Zuerst fürchtete ich, von der Lepra befallen zu sein und betete einige Rosenkränze. An den größeren Jungs waren mir solche Pickel bis dahin nie aufgefallen. Aber wenn ich deren Makel offenbar auch ganz gut übersehen konnte, so stachen mir meine eigenen doch um so unbarmherziger in die Augen. Es war so arg, daß ich mich schämte, die Schwimmanzüge ohne Oberteil anzuziehen, die mittlerweile in Mode gekommen waren. Unsere Gemeindeschwester empfahl mir Noxzema-Salbe. Das Zeug half zwar nicht, hinterließ aber auf der Wäsche so schreckliche Flecken, daß wir bei unserer Waschfrau in Ungnade fielen.

Ich wußte, daß ich jetzt für meine Sünden büßen mußte. Hätte mir jemand gesagt, daß ich in erster Linie das Zuckeressen aufgeben müßte, wären mir Jahre der Pein erspart geblieben, aber wer konnte etwas von meiner geheimen Zuckersucht wissen? Wer hätte erraten sollen, daß ich daran litt? Wo war der Hausarzt?

In unserer Stadt gab es einen Arzt, der ziemlich weit von dem Idealbild des weisen älteren Herren im weißen Kittel entfernt war. Er wohnte gleich auf der anderen Straßenseite. So war der Mann zwar jederzeit leicht zu erreichen, aber uns ging es mit ihm wie auch allen anderen Leuten in der Stadt: Wir hatten Angst vor einem plötzlichen Notfall, bei dem außer Dr. Hudson kein anderer Arzt zur Stelle war. Denn Dr. Hudson war rauschgiftsüchtig. Davon sprachen alle Leute, doch er selbst gab es nie zu. Seine Frau hieß in der ganzen Stadt nur die »arme Mrs. Hudson«, und der gute Doktor lief zuweilen wie ein Zombie durch die Stadt. Seine Praxis war in einem separaten Gebäude hinter dem Haus untergebracht. Dorthin schlichen sich die Kinder der Stadt nach Anbruch der Dunkelheit, um einen Blick durch das Fenster zu riskieren. Und sie konnten ihn regelmäßig in seinem schwarzen Ledersessel liegen sehen – völlig weggetreten.

Ereignete sich in der Stadt wirklich einmal ein Unfall, dann brachen die Männer von der Freiwilligen Feuerwehr die Tür zur Praxis auf, bespritzten den Doktor mit Wasser und blieben so lange neben ihm stehen, bis er den Arm des bedauernswerten Farmers abgebunden hatte, der in die Dreschmaschine gekommen war. Danach transportierten sie das Opfer auf dem schnellsten Weg in die nächste Stadt. Wer es sich – wie wir – leisten konnte, ließ lieber gleich per Telefon den Arzt aus der Nachbarstadt kommen.

Deswegen bekamen wir es nur dann mit einem Arzt zu tun, wenn es uns wirklich sehr schlecht ging. Und das passierte so gut wie nie. Als es in Mode kam, wurde ich zweimal im Jahr zum Zahnarzt geschickt. Der brachte zwar die Löcher in meinen Zähnen mit starkem Zuckerkonsum in Zusammenhang, aber das war es dann auch schon. Ich wüßte nicht, daß uns damals je ein Arzt wirklich eindringlich auf dieses Problem hingewiesen hätte.

Natürlich rieten uns Grandma und die anderen alten Leute immer wieder zur Mäßigkeit – vor allem beim Essen. Sie warnten: »Dir wird bestimmt schlecht«, oder: »Du wirst dich übergeben!« Aber was hatte das mit meinen Pickeln zu tun? Wie hätte ich einen Zusammenhang zwischen meinen Hautproblemen und meinem geheimen Laster herstellen können? Mit der Zeit merkte ich, daß viele – aber eben nicht alle – Jungs in meinem Alter unter ähnlichen Hautkrankheiten wie ich litten. Und dann kam mir ein geheimnisvolles Gerücht zu Ohren: Die Pickel sollten vom Onanieren kommen.

Mein Freund hatte einen Bruder, der ein katholisches Priesterseminar in Chicago besuchte. Dieser Bruder galt bei uns als die große Autorität, wenn es um die Vorschriften der Kirche zur Sexualität ging. Er meinte, in der Erzdiözese von Chicago gelte Onanie als eine läßliche Sünde, doch in Michigan werde sie als Todsünde betrachtet. In Illinois konntest du also in der Nacht getrost deine One-Man-Show veranstalten, morgens deine Unterhosen unter der Pumpe auswaschen und anschließend zur Kommunion trotten.

In meiner Highschool-Zeit betäubte ich meine Sorgen dann mit Malzmilch-Drinks. Wir waren mittlerweile in eine größere Stadt gezogen, und meine Schule lag ein paar Meilen entfernt im Stadtzentrum. Ich bekam täglich zehn Cents für die Straßenbahn mit – einen Fünfer für den Hinweg, einen Fünfer für den Rückweg. Und zum Mittagessen bekam ich ein Lunchpaket mit auf den Weg. Aber hausgemachte Brote und Obst? Äußerst unchic. Mit sowas Langweiligem wollte ich mich nicht abgeben. Der Börsenkrach von 1929 lag gerade hinter uns. Die Zeiten waren hart. Glücklicherweise pries ein billiger Drugstore einen speziellen supergroßen Schokodrink an – mehr war für meinen Zehner nicht drin. So ging ich also zwei Jahre lang jeden Morgen und jeden Abend bei Wind und Wetter zu Fuß, damit ich mir jede Woche fünf von diesen Drinks runterkippen konnte. Der Zustand meiner Haut wurde zusehends schlechter. Oft wäre ich vor Scham fast gestorben, wenn es nach dem Schulturnen unter die Dusche ging. Dann hörte ich das Gerücht, daß Akne durch unterdrückte Sexualität verursacht würde. Freie Seelen, so hieß es, müßten sich mit derartigen Problemen nicht herumschlagen. Ich war nur allzu bereit, das zu glauben – mehr aus der Hoffnung heraus, endlich meine Pickel loszuwerden, als wegen meiner unterdrückten sexuellen Leidenschaft. Mir eine Geschlechtskrankheit einzufangen oder ein Mädchen zu schwängern – solche Schrecken hätte ich leichten Herzens erduldet, wenn es mir dadurch vergönnt gewesen wäre, wenigstens mit einer samtweichen Haut vor dem Jugendrichter zu erscheinen.

In unserem Highschool-Jahrgang rauchte niemand. Zehn Cent für ein Päckchen Zigaretten war uns viel zu teuer. Außerdem galt das Rauchen bei uns als unmännlich. Viele von uns Jungs lebten mit der Hoffnung, sie würden zum Examen einen flotten Ford geschenkt bekommen, wenn sie sich bis dahin vom Tabak fernhielten. Bis es soweit war, rauchten wir eben unversteuertes, selbstangebautes Zeug wie getrocknete Maisfasern, abgestorbene Weinreben – und manchmal sogar ein Kraut, das in Mexiko »Marihuana« hieß. Mir wurde davon schlecht. Ein Banana-Split gab mir einen viel angenehmeren Kick. Wir hätten uns damals ja nicht träumen lassen, daß mit dem mexikanischen Kraut ein paar Jahrzehnte später ein ebenso schwunghafter Schwarzhandel in Gang kommen sollte wie seinerzeit während der Prohibition mit dem Alkohol.

In den 20er Jahren war ich so reich, daß ich sogar Schecks mein eigen nannte. In den 30ern war ich – obwohl ich neben der Hochschule ein oder zwei Jobs nachging – so arm, daß mich jeder Cent stolz machte. Immerhin verhungerte ich auf äußerst elegante Weise – ich verzichtete auf das Mittagessen und trug gleichzeitig einen dezent gestreiften britischen Flanellanzug mit einem steifen Duke-of-Kent-Kragen und Hemden in den dazu passenden Farben. Das College empfand ich als Behinderung und Last, eine langweilige Zwangsarbeit, zu der man mich verurteilt hatte. Das Fach Journalismus studierte ich aus Jux. Nebenbei lernte ich in meinem Studium jedoch, daß die Zigarettenunternehmen mit ihrer Werbung die universitätseigene Zeitung subventionierten. Einige der hübschesten Mädchen auf dem Campus arbeiteten als Zigarettenwerberinnen. Sie verteilten kostenlose Werbe-Zigaretten und brachten uns bei, wie wir uns kinoreif – à la Constanze Bennett und Bette Davies – damit in Szene setzen konnten. Ich rauchte die geschenkten Zigaretten, aber gekauft habe ich mir nie welche. Süßigkeiten waren mir eben viel lieber als Lucky Strikes.

Eins der langweiligsten Unterrichtsfächer war die sogenannte Leibesertüchtigung. In diesem Fach waren wir dazu verpflichtet, jede Woche ein bestimmtes Sport-Pensum zu absolvieren. Schwimmen, Laufen, Volleyball oder Gewichtheben. Die Lehrer achteten genau darauf, daß wir unser Soll auch wirklich erfüllten: Sie hakten jede Leistung sorgfältig auf einer Karte ab. Einmal im Jahr fand ein flüchtiger Gesundheits-Check statt. Aber wenn wir den jungen Arzt dabei auf irgendwelche körperlichen Beschwerden ansprachen, war er nur darauf bedacht, mit seiner Antwort nicht den örtlichen Medizinern in die Quere zu kommen. »Frag deinen Hausarzt«, hieß es dann. Sein Job bestand eben einzig und allein darin, einen verborgenen Bruch oder Fußpilz aufzuspüren.

In den Sommerferien legte ich per Anhalter Tausende von Meilen zurück und lebte dabei fast ausschließlich von Pepsi-Cola – am liebsten waren mir die mächtigen King-Size-Dosen. Ich hatte dieses Getränk bei meinem ersten Besuch in den Südstaaten kennengelernt, wo mir ein Mädchen eines Tages einen Drink anbot, den sie bezeichnenderweise »Dope« nannte. Im Süden wurde Pepsi-Cola in den Drugstores mit Unmengen zerstoßenem Eis, Vanillearoma, Sirup und Sprudel serviert. Weiter oben im Norden hieß das gleiche Zeug mittlerweile Coca-Cola, aber hier im Süden erinnerten sich die Leute noch daran, daß sie es früher einmal als Kopfschmerzmittel getrunken hatten.

Nachdem ich mich zwei Jahre lang durchs College gequält hatte, schmiß ich die Sache endgültig hin. Wie viele meiner Altersgenossen ließ auch ich mich damals auf den Traum von einem Leben ohne Entlassungspapiere ein. Außerdem spürte ich deutlich, daß wieder ein Krieg in der Luft lag. Mir war, als müßte ich mich zwischen dem Militärgefängnis von Leavenworth und den Schlachtfeldern von Frankreich entscheiden.

Viele Jahre später – im Sommer 1965 – traf ich einen weisen Mann aus dem Osten, einen japanischen Philosophen, der gerade von einem mehrwöchigen Aufenthalt in Saigon zurückgekehrt war. Er sagte zu mir: »Wenn ihr die Nordvietnamesen wirklich besiegen wollt, müßt ihr nur die Verpflegung aus den Army-Shops auf sie abwerfen: Zucker, Süßigkeiten und Coca-Cola. Das wird sie schneller umbringen als eure Bomben.«

Ich verstand genau, was er meinte. Als ich 1942 eingezogen worden war, hatte ich ähnliche Erfahrungen gemacht. Die Zusammensetzung der Armeeverpflegung wurde an höchster Stelle festgelegt. Die amerikanischen Soldaten – so hieß es – seien die bestverpflegten, die es je gegeben habe. Diesen Spruch bekam jedenfalls jede besorgte Mutter zu hören. Ich für meinen Teil fand das Armeefutter allerdings nur öde. Es schmeckte mir einfach nicht. Also suchte ich morgens, mittags und abends den Army-Shop auf und veranstaltete eine zwei Jahre währende Orgie mit Malzmilchgetränken, gezuckertem Kaffee, Kuchen, Süßigkeiten, Schokolade und Coca-Cola. Nach mehreren Monaten stellte ich erschrocken fest, daß ich Hämorrhoiden hatte. Die blutenden Schwellungen erschreckten mich zu Tode. Bisher war ich der Meinung gewesen, diese scheußliche Krankheit würde nur alte Menschen befallen. Und jetzt litt ich selbst darunter – ich, ein junger Mann in den Zwanzigern. Aber dieses Problem rückte bald in den Hintergrund, zumal der Aufbruch nach Europa kurz bevorstand.

Als ich als Erwachsener meine erste echte Erfahrung mit dem amerikanischen Medizinerstand machte, stand ich einer Karikatur gegenüber: dem medizinischen Dienst der US-Army. Man verfrachtete mich auf einen Truppentransporter, und während der Überfahrt nach Großbritannien war ich hauptsächlich damit beschäftigt, mit geschultertem Karabiner auf dem Oberdeck der S. S. Mauretania auf und ab zu trotten. Zwei Stunden an Deck, zwei Stunden Pause. Mein schwerer Armeemantel war von der Gischt des Atlantik klatschnaß. Bei unserer Ankunft in Liverpool hatte ich eine Lungenentzündung. Der diensthabende Arzt teilte mich nach einem kurzen

Blick auf das Fieberthermometer zum Küchendienst ein. Mein Ausflug in die Küche dauerte sechs Tage. Am siebten Tag erreichte das Thermometer die kritische Marke. Bingo! Ein Anflug von Mitleid huschte über die Gesichter, man packte mich auf eine Trage, und es ging per Krankenwagen ab ins nächste britische Krankenhaus. Dort warteten die Intensivstation, das Sauerstoffzelt und eine hohe Dosis Sulanilamid auf mich. Dieses Medikament galt damals als eine Art Wunderdroge, aber die Krankenschwestern mußten sicherheitshalber einmal pro Stunde meine Blutwerte kontrollieren. Man hatte noch so wenig Erfahrung mit dem Sulanilamid, daß man wohl befürchtete, die Patienten mit der Therapie umzubringen. Ich fiel jedenfalls in ein friedliches Koma, in dem ich tagelang verharrte, während wunderbar duftende Krankenschwestern regelmäßig mein Bett machten, mir Blut abnahmen und mich voller Fürsorge am ganzen Körper von oben bis unten wuschen. Charmante britische Oberklassenladies brachten mir Flieder. Der Kaplan drückte sich auf dem Flur herum. Es sah allmählich so aus, als würde ich es gar nicht erst bis Frankreich schaffen. Die ganze Sache schien mir offenbar die Anstrengung nicht wert zu sein. Der D-Day stand kurz bevor.

Dann erwachte ich eines Morgens schwitzend, aber bei klarem Bewußtsein. Vor mir stand auf einem Tablett eine Kalbsfußsülze. Ich spürte eine Erektion. Die Armee hatte mich ausgetrickst! Ich war besiegt und dazu verurteilt, noch ein bißchen länger zum Nutzen der Regierung zu leben.

Als ich mich zum ersten Mal den Flur entlang zur Waage geschleppt hatte, schnappten die Krankenschwestern vor Schreck nach Luft. Einer Armeebestimmung zufolge durften Soldaten nur dann als geheilt entlassen werden, wenn sie bei der Entlassung mindestens so viel wogen wie am Tage der Einlieferung. Und wer mehr als achtundzwanzig Tage im Hospital verbracht hatte, kehrte nicht zu seiner Einheit zurück, sondern mußte sich in ein »Repple Depple« begeben – ein Nachschublager für Menschenmaterial, aus dem die Army je nach Größe, Gewicht und Ausbildung der Insassen ihren Bedarf deckte. Meine Einheit war nicht gerade ein Ferienlager gewesen, aber in das Repple Depple wollte ich um gar keinen Preis. Dieses Lager fürchtete ich mehr als den Tod. Ich mußte unbedingt in sechs Tagen zwölf Pfund zunehmen. Aber wie? Zu meinem Glück kamen jeden Tag britische Zeitungsjungen ins Hospital und boten ihre mehr oder weniger schlechten Nachrichten an. Ich kaufte ihnen täglich drei Zeitungen ab und zahlte jeweils mit einer Pfundnote. Die schweren Münzen, die ich als Wechselgeld herausbekam, klebte ich mir dann vor dem Gang zur Waage mit Heftpflaster um den Bauch. So gelang es mir, Tag für Tag rätselhafterweise ein oder zwei Pfund zuzulegen. Am D-Day war es dann soweit. Ich stieg triumphierend auf die Waage – und hatte tatsächlich mein altes Gewicht wieder erreicht. Ein paar Stunden später war ich wieder bei meiner Einheit, die jeden Augenblick den Marschbefehl erwartete. Meine Kameraden pflegten mich und päppelten mich mit Süßigkeiten aus dem Army-Shop auf. Ich war noch viel zu schwach, um mich selbst darum zu kümmern.

Ein paar Tage später ging es dann mit der Bahn nach Glasgow, per Schiff weiter nach Algier und von dort aus per Lastwagen nach Oran am Mittelmeer. Nach drei Wochen Wüste fühlte ich mich wie neugeboren. Weit und breit kein Army-Shop – meine einzigen Freuden waren das Meer und das algerische Bier. Dann kam die Landung in Südfrankreich. Ich wurde zur ersten französischen Armee abkommandiert, in der unter dem Kommando französischer Offiziere und Unteroffiziere Araber, Senegalesen, Gums, Sikhs und Vietnamesen dienten. Was die Verpflegung anging, waren wir auf unser Organisationstalent und auf das Wohlwollen der Landbevölkerung angewiesen. An Extrarationen und Luxusartikel war nicht zu denken. Einige Bauern versorgten uns mit Töpfen und Pfannen, mit Enten und Gänsen, mit Schafen und Ziegen, mit

Frauen fürs Leben und Frauen für eine Nacht. Ich erhielt monatelang keinen Sold. Kleidung und Schuhe mußte ich organisieren, so gut es eben ging. Aber einen Army-Shop betrat ich nie wieder. Bei den Einheimischen, die ihre Mahlzeiten mit uns teilten, hatte seit Jahren so gut wie nie Zucker auf dem Tisch gestanden. Zucker gab es nur auf dem Schwarzmarkt. Wir lebten von Pferdefleisch, Kaninchen, Eichhörnchen, dunklem französischem Bauernbrot – eben von dem, was wir ergattern konnten. Und obwohl der Winter in den Vogesen hart und lang war, hatte ich kein einziges Mal eine Erkältung oder einen Schnupfen. Während der achtzehn Monate, die ich in Frankreich und Deutschland verbrachte, war ich nie krank.

Aber habe ich aus diesem unfreiwilligen Diät-Experiment meine Lehren gezogen? Kaum. Wenn ich damals nicht total vernagelt gewesen wäre, hätte ich mir etliche vergeudete Jahre ersparen können. Selbst die Läuse unter meinem Stahlhelm hatten offenbar einen ausgeprägteren Überlebensinstinkt als ich.

Nach meiner Rückkehr in die Vereinigten Staaten gönnte ich mir erstmal ein ausgiebiges Gelage: Torten und Kuchen mit Schlagsahne, dazu Unmengen von Malzmilchgetränken, Kakao und Pepsi. Zucker ... Zucker ... Zucker.

Innerhalb weniger Wochen streckte mich eine seltsame Krankheit nach der anderen nieder. Meine Hämorrhoiden gediehen prachtvoll; meine Fieberkurve spielte mit jedem Tag mehr verrückt. Ich konsultierte alle möglichen Ärzte, die alle möglichen Tests mit mir durchführten und mich anschließend mit einer beachtlichen Reihe von Diagnosen überschütteten: infektiöse Mononukleose, atypische Malaria, Hepatitis, Gürtelrose, seltsame Hautkrankheiten, Ohrenentzündungen und Augenkrankheiten. Als mir das Geld für weitere Arztbesuche ausging, wurde ich des Wunders der staatlichen medizinischen Versorgung unter der Obhut der Veteranenfürsorge gewahr. Ich trat dem Blue Cross and Blue Shield bei und beteiligte mich an einem der ersten Projekte zur Erprobung einer kostenlosen medizinischen Behandlung. In fünfzehn Jahren durchlief ich eine schier endlose Spirale von Ärzten, Krankenhäusern, Diagnosen, Behandlungen, wurde getestet und wieder getestet, nahm Medikamente, mehr Medikamente und wieder andere Medikamente ein. Aber nicht einer der Ärzte, bei denen ich im Verlauf des Projekts in Behandlung war, interessierte sich auch nur im geringsten für meine Ernährungsgewohnheiten.

Ich wußte, daß über kurz oder lang der Tag kommen mußte, an dem die Medikamente nicht mehr wirkten. Und dann war es endlich soweit. Meine Migräneanfälle hörten nicht mehr auf. Ich konnte zehn Tage lang weder arbeiten noch schlafen. Ich konnte nicht essen. Ich konnte mich nicht einmal mehr bewegen. Am Ende ließ ich mich als Notfall in das Krankenhaus der Veteranenfürsorge in Manhattan einliefern. Die Schmerzen waren einfach nicht mehr auszuhalten. Und wieder stellten mich die Ärzte mit aller Gründlichkeit auf den Kopf. Nachdem ihre Maschinen die Ergebnisse ausgespuckt hatten, übersetzte mir ein junger Arzt freundlicherweise alles in eine verständliche Sprache. Ich hatte weder Krebs noch einen Gehirntumor ... nirgendwo auch nur die Spur von einem besorgniserregenden Befund. Der Mann teilte mir freudestrahlend mit, ich sei in der Tat ein perfektes Exemplar der Gattung Mensch und für mein Alter in jeder Hinsicht normal.

Ich konnte nur ungläubig stammeln: »Aber was soll ich gegen die Kopfschmerzen tun?« Wenn sie nach ein oder zwei Wochen noch nicht verschwunden wären, sollte ich eben wiederkommen.

Ein oder zwei *Wochen*? Ich hatte mit dem Schlimmsten gerechnet, aber diese Auskunft war einfach niederschmetternd. Ich konnte die Kopfschmerzen keine *Stunde* länger ertragen. In meiner Verzweiflung rief ich einen Freund an, dessen Vater ein berühmter Arzt gewesen war. Er empfahl mir einen Modearzt in der Park Avenue. Ich suchte diese Praxis auf, und sie sprühten mir dort mit einer ziemlich furchterregend aussehenden Spritze ein Zeug in die Nase, das sich irgendwie kalt anfühlte. Danach schlief ich einen Moment lang, und als ich wieder aufwachte, war ich seit Tagen zum ersten Mal schmerzfrei. Ich begriff recht schnell, daß sie mich mit Kokain behandelt hatten. »Naja«, dachte ich mir, »so kann man auch zum Junkie werden.«

Anschließend setzte mein Freund mich auf Diät. Das kam mir zwar alles etwas seltsam vor, aber ich beschloß, die Sache von der komischen Seite zu nehmen. Ich spielte also mit. Außerdem hatte ich nicht die geringste Ahnung, wie ich ohne seine Hilfe an Kokain herankommen sollte. Er verbot mir die Zigaretten und den Kaffee. Morgens durfte ich nur Haferschleim essen. Mittags gab es Reis; zum Abendessen wieder Reis, diesmal mit ein wenig Hühnerfleisch. Die Diagnose lautete: situationsbedingter niedriger Blutdruck – Verlangsamung des Kreislaufs. Als begleitende Maßnahme riet er mir, morgens und abends heiß zu baden und mittags Gymnastik zu machen. Ich versuchte, ohne Kaffee und Zigaretten auszukommen, aber unter diesen Bedingungen konnte ich einfach nicht mehr arbeiten. Schließlich fing ein normaler Tag für mich mit einem großen Becher Kaffee mit Zucker und Sahne an. Im Laufe des Vormittags hatte ich mir regelmäßig schon vier bis fünf Becher von diesem Gebräu einverleibt. Bis zum Mittagessen hatte ich mir den Appetit damit dermaßen gründlich verdorben, daß ich kaum noch etwas herunterbekam. Nachmittags stieg ich von Kaffee auf Pepsi Cola um. Am Abend hatte ich dann soviel Zucker intus, daß man mich höchstens noch mit Peking-Ente oder Hummer à Diabolo aus meinem Zucker-Stumpfsinn hervorlocken konnte. Aber ich hielt mich trotzdem an die vorgeschriebene Diät, und meine Beschwerden ließen tatsächlich kurzfristig nach. Sobald es mir etwas besser ging, machte ich mich sofort wieder über den Zucker her. Die Kopfschmerzen kehrten prompt zurück. Dem folgte dann ein erneuter Versuch mit der Diät. Und wieder das gleiche Spiel: Besserung, Rückfall, Kopfschmerzen. Wieder und wieder. Ich lernte langsam dazu, doch das war mir damals noch nicht richtig klar.

Eines Nachts las ich in einem Zug ein kleines Buch durch, in dem es hieß: Wenn du krank bist, dann bist du selbst daran schuld. Wenn du Schmerzen hast, will dein Körper dich vor irgend etwas warnen. Und du weißt selbst am allerbesten, auf welche Weise du ihm übel mitspielst. Laß es bleiben! Ich las dort auch, daß Zucker ein Gift ist – tödlicher als Opium und gefährlicher als ein atomarer Fallout. Auf einmal mußte ich wieder an Gloria Swanson und den Zuckerwürfel denken. Hatte sie nicht gesagt, daß es jeder für sich selbst herausfinden muß – auf die harte Tour? Ich hatte nichts zu verlieren als meine Schmerzen. Zu allem entschlossen, packte ich gleich am nächsten Morgen das Problem mit beiden Händen an. Als erstes warf ich meine sämtlichen Zuckervorräte in den Abfalleimer. Dann kamen die Nahrungsmittel dran, die Zucker enthielten – Cornflakes und Dosenobst, Suppen und Brot. Ich hatte bisher nie auf das Kleingedruckte auf den Etiketten geachtet und war schockiert, wie schnell Schränke und Kühlschrank sich leerten. Ich machte mich daran, meine Ernährung vollkommen auf Vollkornprodukte und Gemüse umzustellen.

In den nächsten achtundvierzig Stunden hatte ich schreckliche Schmerzen. Ich mußte mich ständig übergeben – eine fürchterliche Migräne hatte mich gepackt. Wenn Schmerzen eine Botschaft sind, dann wollte mir mein Körper hier eine eindringliche, aber leider verschlüsselte Nachricht übermitteln. Es dauerte ein paar Stunden, bis ich den Code geknackt hatte. Was ich bisher über Junkies gehört hatte, half mir dabei sehr: Ich mußte widerwillig zugeben, daß ich den Turkey hatte. Ich war auf Entzug. Ich litt exakt unter den Symptomen, die das Schreckgespenst aller Junkies sind. Nun ist Heroin im Prinzip nichts anderes als die reine Chemie. Aus dem Saft des

Schlafmohns wird Opium gewonnen, das dann zu Morphium und schließlich zu Heroin weiterverarbeitet wird. Und mit dem Zucker verhält es sich nicht anders. Der Saft des Zuckerrohrs oder der Zuckerrübe wird zu Melasse und braunem Zucker verarbeitet, und daraus entstehen die merkwürdigen weißen Kristalle, die wir Zucker nennen. Es ist sicher kein Zufall, daß viele Dealer ihr Heroin ausgerechnet mit Milchzucker (Lactose) strecken. Mit dem bloßen Auge ist dann nämlich nicht zu erkennen, daß sie gepanschten Stoff feilbieten. Ich hatte jetzt den Turkey, war auf dem Affen, weil ich mir auf einen Schlag alle möglichen Chemikalien entzog: Zucker, Aspirin, Kokain, Coffein, Chlor, Fluor, Natrium, Glutamat und all die anderen unaussprechlichen Horrorsubstanzen, die im Kleingedruckten auf den Dosen und Schachteln aufgelistet waren, die ich gerade in den Abfalleimer geschmissen hatte.

Ungefähr vierundzwanzig Stunden lang ging es mir sehr schlecht, aber der nächste Morgen brachte mir die Erlösung. Ich ging erschöpft mit Schweißausbrüchen und Zitteranfällen schlafen und fühlte mich beim Aufwachen wie neugeboren. Meine Körner und mein Gemüse schmeckten mir wie ein Geschenk des Himmels.

An den folgenden Tagen erlebte ich ein Wunder nach dem anderen. Keine blutenden Hämorrhoiden, kein Zahnfleischbluten. Meine Haut wurde glatter und fühlte sich beim Waschen völlig anders an als bisher. An Händen und Füßen entdeckte ich Knochen, die ich lange Zeit vor lauter Schwellungen überhaupt nicht mehr gesehen hatte. Am Morgen hüpfte ich ungewöhnlich früh und voller Schaffenskraft aus dem Bett. Ich hatte das sichere Gefühl, daß mein Kopf wieder richtig funktionierte. Meine Probleme schwanden. Dafür wurden mir Hemden und Schuhe zu groß. Eines Morgens stellte ich sogar beim Rasieren fest, daß ich einen richtigen Kiefer besaß.

Am Ende dieser langen, glücklichen Geschichte wog ich nur noch 135 Pfund – ich hatte innerhalb von fünf Monaten 70 Pfund abgenommen und nicht nur einen neuen Körper, sondern auch einen neuen Kopf und ein neues Leben gewonnen.

Ich verbrannte meine Mitgliedskarte für das Blue Cross. Als ich in der *New York Times* zufällig ein Bild von Gloria Swanson sah, setzte ich mich hin und schrieb ihr einen Brief. Sie hatten recht, schrieb ich ihr. Wow, Sie hatten ja so verdammt recht. Ich wollte Ihre Botschaft zuerst nicht kapieren, aber jetzt habe ich sie begriffen.

Das war in den sechziger Jahren. Seitdem esse ich keinen Zucker mehr. Und ich brauchte seither keinen Arzt mehr, kein Krankenhaus, keine Pille und keine Spritze. Noch nicht einmal ein Aspirin habe ich angerührt.

Wenn ich heute sehe, wie jemand einen Zuckerwüfel auswickelt, zucke ich genauso zusammen wie Gloria Swanson damals bei jenem Lunch auf der Pressekonferenz. Ich würde ihn dann am liebsten beim Kragen packen, in eine stille Ecke ziehen und erzählen, wie leicht man den Zuckerblues loswerden kann.

Stellen Sie sich vor, ich hätte Sie gerade beim Kragen gepackt. Was haben Sie zu verlieren?

SUGAR BLUES
Ev'rybody's singing the Sugar Blues. ...
I'm so unhappy, I feel so bad
I could lay me down and die.
You can say what you choose
but I'm all confused.
I've got the sweet, sweet Sugar Blues
More Sugar!!
I've got the sweet, sweet Sugar Blues.

[ZUCKER-BLUES
Alle Welt singt den Zucker-Blues. ...
Ich bin so unzufrieden, mir geht's so mies.
Ich würd' mich am liebsten lang hinlegen und sterben.

Sag, was du willst,
aber ich bin total daneben.
Ich hab' den süßen, süßen Zucker-Blues.
Her mit dem Zucker!
Ich hab' den süßen, süßen Zucker-Blues.]

Der Song »Sugar Blues« entstand 1923. In diesem Jahr spritzten sich Millionen Diabetiker zum ersten Mal eine neue Wunderdroge unter die Haut: Insulin.

Im gleichen Jahr war die Prohibition auf ihrem Höhepunkt angelangt. Nachdem man in den USA den Schnaps verboten hatte, stieg der Zuckerkonsum steil an. Im ganzen Land benahmen sich die Leute wie ein Haufen eingesperrter Säufer, die den Abend bei den Anonymen Alkoholikern verbringen. Sie konnten die Finger nicht aus dem Zuckertopf lassen. Trockene Alkoholiker sind häufig extrem zuckersüchtig. Sie beteuern, daß kein Tropfen Alkohol mehr über ihre Lippen fließt, schütten jedoch massenhaft Zucker in sich hinein. Das hat seinen Grund: Zucker produziert im Bauch Alkohol.

Der schwarze Blues hat in seiner Geschichte jede Menge weiße Nackenschläge hinnehmen müssen: Gin, Kokain, Morphium, Heroin – und Zucker. Der Text des »Sugar Blues« bringt die spannungsvollen Erfahrungen, die Menschen mit diesem süßen und gefährlichen weißen Zeug machen, genau auf den Punkt: Verlockung und Widerwille; komm doch her – hau bloß ab; gib mir was davon – halt mich davon fern: aus diesem Gefühlschaos entsteht der Blues. Die natürliche Weisheit deines Körpers sagt dir, daß es dir nicht bekommt, aber du sehnst dich ja so sehr danach.

Vor fünfzig Jahren war »Zucker-Blues« nichts als der Titel eines Songs, der aus ganz persönlichen Lebensumständen entstanden ist. Inzwischen ist Zucker-Blues die treffendste Bezeichnung für eine Sucht, die sich in aller Welt breitgemacht hat.

Dichter und Dichterinnen – allen voran jene, aus deren Federn die wirklich mitreißenden Gedichte und Lieder stammen – finden nicht selten schon Jahre vor den Ärzten und Politikern die treffenden Worte für globale Mißstände.

Ich könnte nicht behaupten, daß ich wirklich alles in Erfahrung gebracht habe, was ich schon immer über den Zucker wissen wollte (und wovor mir von Anfang an angst und bange war). Aber ich habe immerhin genug herausgefunden, um eines sagen zu können: Die sogenannte Medizingeschichte muß dringend neu geschrieben werden.

In der ewigen Ordnung des Universums kommt jedem Ding – auch dem Zucker – seine besondere Rolle zu. Vielleicht sind die Zucker-Gewinnler ja die Raubtiere, die den Dschungel der Menschen sauberhalten. Vielleicht verführen sie uns nur mit ihrem süßen Menschen-Pestizid, das den gar zu sehr auf *La Dolce Vita* versessenen Nimmersatten den Untergang bringt, um den menschlichen Garten von Unkraut zu befreien. Vielleicht betreiben sie die natürliche Auslese der Überlebensfähigsten, während der Rest in einer neuen biblischen Flut untergeht – diesmal keiner Wasserflut, sondern einer Überschwemmung mit Coke, Pepsi-Cola und Dr. Pepper's. Vielleicht reinigen sie damit die menschliche Rasse für ein neues Zeitalter.

»Der praktizierende Wissenschaftler befaßt sich im allgemeinen nicht mit der Geschichte«, sagte Dr. Francis Jacob, Nobelpreisträger und Autor des Artikels *The Logic of Life: A History of Heredity?* [Die Logik des Lebens: Eine Geschichte der Vererbung?] (The New York Times, 11. April 1974). »Mit der Art, in der die Geschichte der Biologie üblicherweise erzählt wird, war ich noch nie sonderlich zufrieden. Da heißt es, daß ein Wissenschaftler immer wieder das weitergibt, was er von seinen Vorgängern gelernt hat – und am Ende sieht die Sache aus wie eine lineare Entwicklung, die vom Irrtum zur Wahrheit führt. Aber so funktioniert es nicht.«

Nein, so funktioniert es ganz bestimmt nicht.

Der lange Weg des Zuckerrohrs

Die Sehnsucht nach der Vergangenheit ist so alt wie die Geschichte der Menschheit. Wann immer es uns sauer wird, unser Brot im Schweiße unseres Angesichts zu verdienen, sehnen wir uns – wie schon Adam – nach den guten alten Zeiten zurück. Die Idee einer himmlisch-idyllischen Vergangenheit ist deshalb in den Mythen aller Kontinente fest verankert. Wie alle universellen Mythen liegt sie tief im Erinnerungsschatz der Menschheit verborgen: im Glauben an das verlorene Paradies der Bibel ebenso wie in taoistischen Vorstellungen vom Goldenen Zeitalter und in vergleichbaren buddhistischen Legenden. Der Garten Eden hat sich möglicherweise nicht nur auf ein Fleckchen Erde im Nahen Osten erstreckt; er könnte einmal den größten Teil unseres Planeten bedeckt haben – von den polynesischen Inseln bis zum tibetischen Shangri-la.

Wie war dieser Garten beschaffen? Die Bibel gibt uns hier einige Hinweise. Zuallererst: Das Leben dort war frei von Mühe und Arbeit; die Menschen lebten vom Überfluß der Natur. Zweitens: Es gab keine Städte. »Zivilisation« bedeutet dem Wortsinn nach das städtische Leben, und davon waren die Menschen in den guten alten Zeiten noch weit entfernt. Drittens: Es gab keine Krankheiten. Die biblischen Menschen erreichten oft ein für moderne Maßstäbe unglaubliches Lebensalter. So berichten denn auch die überlieferten anatomischen Aufzeichnungen des Orient nicht nur von den Akupunktur-Meridianen, sondern auch von den sogenannten Geburtsmalen – den Muttermalen, die bei vielen Menschen zum Zeitpunkt der Geburt oder auch später in Erscheinung treten.

Ein Mal rechts unterhalb des linken Auges eines Mannes oder links unterhalb des linken Auges einer Frau bedeuteten, daß diese Menschen an einem »Tod durch Krankheit« sterben würden. Und dies galt in der Tat als außergewöhnlich, denn als jene Aufzeichnungen vor Tausenden von Jahren entstanden, starben die meisten Menschen noch einen »natürlichen Tod« – sie schliefen einfach ein und wachten nicht wieder auf.

Und viertens – wohl der wichtigste Punkt unserer Liste – bildete der raffinierte Zucker im Garten Eden eben keinen Bestandteil der menschlichen Ernährung. Die Menschen aßen Mandeln und Kastanien, Walnüsse und Pistazien, Äpfel und Feigen, Trauben, Oliven und Maulbeeren, Gerste, Weizen, Roggen und Hirse. Sie ernährten sich von Gurken, Melonen und Carob, Minze, Zwiebeln, Anis, Knoblauch und Lauch, Linsen und Senf, Milch und Honig und von vielen anderen guten Dingen, die die Natur ihnen schenkte. All diese Lebensmittel enthielten zwar natürlichen Zucker und häufig auch Ginseng, aber keinen künstlich raffinierten Zucker. (Die Wiederentdeckung des Ginseng in unserer Zeit geht einher mit der Wiederentdeckung Chinas und der Akupunktur, wobei das Ginseng-Kraut in manchen Zeitschriften auch das »Rote Chinesische Kraut« genannt wurde. In Amerika erinnern sich aber nur wenige Menschen daran, daß die Anwendung dieser Pflanze schon unseren Großeltern bekannt war: die ersten Siedler wußten von den Indianern um die magischen Eigenschaften des Ginseng und verwendeten ihn zur Behandlung von Schußwunden.)

Seit den Zeiten des Garten Eden mußten Tausende von Jahren vergehen, bis die Menschheit den Stoff kennenlernte, den wir heute Zucker nennen. Ihrer Entwicklung tat das freilich keinen Abbruch. So wird der Zucker auch in keiner der alten Schriften erwähnt – weder in den fünf Büchern Mose, noch in den Schriften des Manu; weder im I Ging, noch im Neuen Testament oder im Koran.

Die Propheten haben uns aber trotzdem ein paar Informationen darüber hinterlassen, welche Bedeutung das süße Rohr in alten Zeiten hatte: Sie bezeichnen es als ein seltenes Luxusgut, das von weither eingeführt wurde und sehr teuer war. Die Menschen benutzten es als Opfergabe; wofür sie es sonst noch verwendeten, wissen wir nicht. Das weit entfernte Land, aus dem das süße Rohr kam, könnte Indien gewesen sein: in polynesischen Mythen und Legenden ist häufig von dem süßen Rohr die Rede. Außerdem deutet einiges darauf hin, daß China aus Indien Tributzahlungen in Form von importiertem Zuckerrohr erhielt; offenbar ist der indische Subkontinent mit seinem tropischen Klima das natürliche Herkunftsgebiet des Zuckerrohrs. Alle Versuche, es in Gebieten außerhalb der Tropen anzubauen, scheiterten. Im *Atharva-Veda* findet sich ein Lobgesang auf seine Süße: »Ich habe dich mit sprießendem süßem Rohr bekränzt, damit du mir nicht abgeneigt bist.« Zunächst dürften im alten Indien allerdings vornehmlich die heiligen Kühe das süße Rohr gekaut haben. Doch mit der Zeit wurde es auch in Gärten angebaut, weil die Menschen ebenfalls in den Genuß seiner Süße kommen wollten. Über diesen Brauch heißt es in einer alten Schrift: Das süße Rohr »zogen verheiratete Männer mit viel Mühe auf. Sobald es reif war, zerdrückten sie es in Mörsern und ließen seinen Saft in ein Gefäß laufen, in dem er zu einer festen Masse wie Schnee oder weißes Salz gerann«. Diese krümelige Masse aßen die Inder zu ihrem Chappati-Brot oder würzten damit ihre Gemüsesuppe. In späteren Zeiten preßten sie das Rohr aus und tranken den Saft – ein ähnliches Verfahren wenden noch heute die amerikanischen Indianer an, die die Rinde von Ahornbäumen anritzen, um so Sirup zu gewinnen. Der süße Saft des Zuckerrohrs mußte wie Apfelmost oder Palmwein getrunken werden, solange er noch frisch war, denn er war so empfindlich wie Most und ließ sich nicht lange lagern, ohne in Gärung überzugehen.[1]

In der griechischen Sprache gibt es kein Wort für das

Zuckerrohr. Als Nearkos, ein Admiral im Dienst Alexanders des Großen, 325 v. Chr. den Indus befuhr, um Ostindien zu erforschen, berichtete er von »einer Art Honig«, der in Rohren oder als Schilfrohr wuchs. Soldaten Alexanders stellten fest, daß die Bewohner des Industals den Saft des Zuckerrohrs als gegorenes Getränk zu sich nahmen. In griechischen und römischen Berichten wird dieser Saft immer wieder erwähnt und stets mit zwei wichtigen Nahrungsmitteln der Zeit verglichen: mit Salz und Honig. Manchmal wurde er »indisches Salz« genannt, manchmal als »Honig ohne Bienen« bezeichnet; man importierte ihn unter enormen Kosten in geringen Mengen. Herodot spricht von »hergestelltem Honig« und bei Plinius heißt er »Honig aus dem Rohr«. Zuckerrohrsaft wurde wie Bienenhonig als Medikament benutzt. Erst ein römischer Schreiber aus der Zeit Neros erwähnt erstmals einen lateinischen Namen: *saccharum*. Discorides bezeichnete ihn als eine »Art geronnenen Honig, der Saccharum genannt wird und sich in Indien und Arabien in einem Rohrgewächs findet. Er hat eine ähnliche Beschaffenheit wie Salz und läßt sich mit den Zähnen zerbeißen«.[2]

An der Schule für Medizin und Pharmakologie der Universität Djondisapour, dem Stolz des Persischen Reiches, gelang es angeblich zuerst, eine Methode zu entwickeln, mit der der Saft des Zuckerrohrs in eine feste Form gebracht und raffiniert werden konnte. Dadurch war es möglich, ihn zu lagern und zu transportieren, ohne daß er zu gären begann – was wiederum eine wesentliche Voraussetzung für den Handel mit Zucker war. Ab 600 n. Chr. wurde in Persien Zuckerrohr angebaut. Während der T'ang-Dynastie importierte China »Honiglaibe« oder »Steinhonig« aus Bokhara; der dort produzierte Zucker erhielt durch vorsichtiges Abschöpfen der Flüssigkeit und den Zusatz von Milch eine besonders weiße Farbe, die seinen Charakter als königliches Luxusgut noch zusätzlich betonte. Ein Stück Saccharum galt damals als seltene und kostbare Wundermedizin und war angesichts der Pest und anderer Seuchen äußerst begehrt.

Während der lateinische Name dieser Substanz später zur Handelsbezeichnung eines Zuckerersatzstoffs – Saccharin – wurde, deutet das alte Sanskrit-Wort, das sich für das »indische Salz« in der alten Welt einbürgerte, noch auf die ursprüngliche Kostbarkeit des Zuckers hin: *Khanda* bedeutet wörtlich »ein Stückchen (von etwas)«. Dieses Wort überdauerte seine Übertragung in die verschiedenen Sprachen des moslemischen Reiches und in die lateinischen Dialekte; im Deutschen ist es in »Kandis« erhalten, im Englischen in *candy* (Süßigkeiten).

Das Persische Reich blieb nicht vom Schicksal aller großen Weltreiche verschont. Auf den Aufstieg folgte Niedergang und Verfall. Als die Armeen des Islam die persischen Truppen überrannten, eroberten sie dabei auch das Geheimnis, den Saft des Zuckerrohrs zu einer Medizin zu verarbeiten. Vielleicht verschleppten sie den Entdecker und Hüter dieses Geheimnisses aus Bagdad nach Mekka. Jedenfalls hatten die Araber kurze Zeit später das Geschäft mit dem Saccharum endgültig fest in der Hand.

Mohammed erkrankte am Fieber und starb, aber er hinterließ seinen Nachfolgern den Glauben, der Berge versetzen kann. Mit diesem Glauben und einer Armee von wenigen tausend Gefolgsleuten ausgestattet begaben sie sich daran, die ganze Welt zu unterwerfen – was sie mit ihren mächtigen Eroberungszügen auch fast geschafft hätten. Der Islam dehnte sich innerhalb von 125 Jahren vom Indus bis nach Spanien, vom Kaschmir bis nach Oberägypten aus. Bei der Eroberung Jerusalems führten der Kalif und seine Truppen als Marschverpflegung nichts als Gerste und Datteln mit sich; getrunken wurde nur klares Wasser. Einer seiner Nachfolger, Omajjad Kalif Walid II., soll dagegen schon über den Koran gespottet, modische Kleidung getragen, Schweinefleisch gegessen, seine Gebete versäumt und Geschmack an gezuckerten Getränken gefunden haben. Von ihren Eroberungszügen nach Persien brachten die arabischen Armeen Reiskörner und Ableger des Zuckerrohrs mit, das die Perser einst aus Indien mitgebracht hatten. Sie hatten erkannt, daß es praktischer und billiger war, Zuckerrohr selbst zu pflanzen und zu verarbeiten, als das Endprodukt zu importieren.

Mit dem ungeheuren Aufschwung der Wissenschaften gingen Wissenschaft und Religion im islamischen Reich bald gezwungenermaßen getrennte Wege. Vor allem im Bereich der theoretischen und angewandten Medizin wurden große und wichtige Fortschritte erzielt. Man unterschied nun eine Vielzahl unterschiedlicher Krankheitsbilder und führte chirurgische Eingriffe unter dem Einsatz von Betäubungsmitteln durch. Mit den ersten Einblicken in chemische Zusammenhänge erkannte man auch die medizinische Wirkung von Alkohol. Mit der Wiederentdeckung der Algebra wurde die Zahl »Null« in die Mathematik eingeführt. Auch die Astronomie machte gewaltige Fortschritte. Zugleich entstanden wunderbare Arbeiten aus Metall und Textil, Glas, Keramik und Leder. Aber die einflußreichsten Beiträge des Islam zur Entwicklung der westlichen Zivilisation dürften wohl die Herstellung von Papier nach dem chinesischen Verfahren und die Fabrikation von Zucker gewesen sein.

Es ist erstaunlich, welch wichtige Rolle zeitgenössische Berichte dem Zucker beim Niedergang des Arabischen Reiches zuschreiben. Im Koran, dem heiligen Buch des Propheten Mohammed, wird der Zucker noch nicht erwähnt. Aber die Erben des Propheten sind vermutlich die ersten Eroberer in der menschlichen Geschichte gewesen, die genug Zucker produzierten, um sowohl ihren Hofstaat als auch ihre Truppen mit Süßigkeiten und gezuckerten Getränken zu versorgen. Ein europäischer Beobachter der damaligen Zeit, der deutsche Botaniker Leonhard Rauwolf, sah in dem Zuckerverzehr der arabischen Wüstentruppen den Grund für ihre nachlassende

Kampfkraft. Rauwolfs Name wurde übrigens in der botanischen Terminologie verewigt: Nach ihm wurde eine Gattung der Hundsgiftgewächse, die heute noch den Rohstoff für diverse Beruhigungsmittel bildet, *Rauwolfia* benannt. Die Beschreibung seiner Reise durch die Länder des Sultans – die auch von Rauwolfs ausgeprägtem militärischen Sachverstand zeugen – wurde 1573 veröffentlicht. Darin heißt es:

»Die Türken und Mauren schneiden ein Stück [Zucker] nach dem anderen ab und kauen und verzehren es offen und ganz schamlos überall auf den Straßen... Dergestalt verfallen sie der Schlemmerei und sind nicht mehr die furchtlosen Kämpfer von ehedem.«

Ähnlich kommentieren heutzutage Militärbeobachter die Heroin- und Marihuanaabhängigkeit der amerikanischen Truppen in Asien. Der Satz: »Die Türken und Mauren... verfallen der Schlemmerei und sind nicht mehr die furchtlosen Kämpfer von ehedem«, mag die älteste erhaltene Warnung eines Wissenschaftlers vor der Zuckerabhängigkeit und ihren schädlichen Auswirkungen sein. Das Wort »Wissenschaftler« wurde allerdings erst um 1840 geprägt – von der modernen Laborwissenschaft war Rauwolf noch weit entfernt, dafür betrachtete er den Menschen aber in seiner Ganzheit und bezog auch Umwelt, Herkunft und Geschichte in seine Beobachtungen ein. Nicht zuletzt deshalb sind seine Darstellungen oft aussagekräftiger als die endlose Litanei vorgefaßter Symptombezeichnungen, die heute gemeinhin üblich ist.[3]

Nach dem Aufstieg des Islam begann der Zucker eine wichtige Rolle in der Politik zu spielen. Die Menschen waren bereit, für Zucker ihre Seelen zu verkaufen. Das gleiche Schicksal, das bereits die arabischen Eroberer mit Kampfunfähigkeit geschlagen hatte, ereilte nun auch ihre christlichen Widersacher. Bei dem Versuch, die heiligen Stätten des Christentums aus den Klauen des Sultans zu befreien, fanden die Kreuzfahrer bald genausoviel Gefallen an dem Saft der Sarazenen wie ihre

Vorgänger. Es gab sogar Ritter, die ihm so weit verfallen waren, daß sie sich weigerten, ohne ihre Ration an Zuckerrohrsaft und Kandis weiter in das Land der Ungläubigen vorzudringen. Europäische Regenten entdeckten bald, daß ihre Botschafter am ägyptischen Hof der Zuckersucht verfallen waren: Einige der Herren mußten vorzeitig abberufen werden, weil sie sich mit kostbaren Gewürzen und Zucker hatten bestechen lassen.

Der letzte große Kreuzzug endete 1204. Einige Jahre später trat in Rom das vierte lateranische Konzil zusammen, auf dem man zu Kreuzzügen gegen Ketzer und Juden aufrief. 1306 trat Papst Clemens V. im Exil in Avignon mit einem Edikt an die Öffentlichkeit, in dem er sich ebenfalls dafür aussprach, die guten alten Kreuzzüge wieder in Gang zu bringen. Abschriften des Edikts gingen an die Könige von Frankreich, England und Sizilien. In diesem frühen diplomatischen Positionspapier wurde eine Strategie vorgestellt, mit der man den durchtriebenen Sarazenen beikommen wollte:

»Im Land des Sultans wächst Zucker in großer Menge, und der Sultan bezieht daraus ein beträchtliches Einkommen und viele Steuern. Könnten sich die Christen dieser Ländereien bemächtigen, so würde dem Sultan großer Schaden zugefügt, während die Christenheit vollständig durch die Ländereien in Zypern versorgt werden könnte. Zucker wird gleichfalls auf der Peloponnes, auf Malta und in Sizilien angebaut, und er kann auch in anderen christlichen Ländern angebaut werden. Für die Christenheit ergäbe sich aus einem solchen Vorgehen also kein Nachteil.«

Durch solche schlangengleichen Versicherungen moralisch gestärkt, griff die Christenheit sogleich mit Inbrunst nach der verbotenen Frucht. In den folgenden sieben Jahrhunderten breiteten sich die sieben biblischen Todsünden über alle sieben Meere aus und zogen eine Blutspur der Sklaverei, des Völkermordes und des organisierten Verbrechens hinter sich her.

Der britische Historiker Noel Deerr schreibt knapp und treffend: »Wenn wir sagen, daß 20 Millionen Afrikaner dem Sklavenhandel zum Opfer gefallen sind, liegt darin keinerlei Übertreibung. Allein zwei Drittel dieser Opfer sind dem Zucker zuzuschreiben.«[4]

Das große Rennen um die Erträge aus dem Zuckerhandel hatte also Europa erfaßt. In der ersten Runde lagen die Portugiesen weit vorn, denn die Sarazenen hatten den Anbau des Zuckerrohrs im Verlauf ihrer Eroberungszüge auf die iberische Halbinsel gebracht. In Valencia und Granada wurden große Zuckerrohrplantagen errichtet, und Heinrich der Seefahrer ließ die Westküste Afrikas nach Zuckerrohrfeldern absuchen, die außerhalb der arabischen Welt lagen. Was er suchte, fand er dort zwar nicht – dafür stieß er auf reichhaltige Ressourcen schwarzer Arbeitskräfte, die zur Sklavenarbeit im tropischen Klima der Zuckerrohrplantagen vortrefflich geeignet waren. 1444 verfrachtete Heinrich 235 Afrikaner von Lagos nach Sevilla, wo sie in die Sklaverei verkauft wurden. Und das war erst der Anfang...

Zehn Jahre später wurde der Papst aufgefordert, dem Sklavenhandel seinen Segen zu geben. Sämtliche Maßnahmen mit dem Ziel, »die Sarazenen, Heiden und andere Feinde Christi zu fangen, zu unterwerfen und in die Sklaverei zu überführen«, wurden fortan mit der Rückendeckung des Papstes durchgeführt. Die vorgeschobene Begründung der Christen für ihr Handeln in der Fremde glich dabei den Argumenten, mit denen sie in der Heimat die Verfolgung von Ketzern und Juden rechtfertigten: Es ging ihnen angeblich allein darum, die Seelen der Gottlosen zu retten. Der Umstand, daß durch die Arbeit schwarzer Sklaven und Sklavinnen die neuen Zuckerrohrfelder auf Madeira und den Kanarischen Inseln trefflich gediehen, war so gesehen eine glückliche Fügung des Schicksals, die das portugiesische Reich wohl verdient hatte. Um die christlichen Zuckerhändler in ihrer Handlungsweise zu bestärken, verfälschten Schriftgelehrte jahrhundertelang systematisch die Worte der Heiligen Schrift. Der schwarze amerikanische Dichter Jean Toomer schrieb deshalb 1932 in seinem prophetischen Werk »Cane« (»Zuckerrohr«): »Diese Sünde wird auf immer an den Weißen haften: ... sie ließen die Bibel lügen.«

Zuckerhandel und Sklaverei bildeten im Grunde die zwei Seiten einer Medaille. Beide dienten schließlich der Ausdehnung des portugiesischen Reiches. 1456 kontrollierte Portugal den europäischen Zuckerhandel. Aber auch Spanien spielte hier keine unbedeutende Rolle, denn als die Mauren aus Spanien vertrieben wurden, ließen sie in Granada und Andalusien große Zuckerrohrfelder zurück.

Bei seiner zweiten Reise in die Neue Welt nahm Christoph Kolumbus 1493 auf Anraten von Königin Isabella auch einige Zuckerrohrpflanzen mit. Peter Martyr behauptet in seinem Buch über diese Reise, man habe damals festgestellt, daß die spanischen Inseln in der Karibik für den Anbau von Zuckerrohr geeignet seien. Daraufhin schlug Kolumbus vor, Eingeborene von den Westindischen Inseln nach Spanien zu schaffen, damit sie dort ebenfalls zur Arbeit auf den Zuckerrohrplantagen eingesetzt werden könnten. Doch Isabella war dagegen: die zwei Schiffsladungen Menschen, die Kolumbus nach Spanien geschickt hatte, mußten auf Weisung der Königin die Rückreise antreten. Nach dem Tod Isabellas erklärte sich König Ferdinand 1510 bereit, ein großes Kontingent afrikanischer Sklaven zu übernehmen, weil sie in der aufblühenden spanischen Zukkerindustrie gebraucht wurden.

Zu dieser Zeit ließen die Portugiesen bereits in Brasilien Zuckerrohr von Sklaven anbauen. Zur Rekrutierung zusätzlicher Arbeitskräfte verfielen sie auf eine nachgerade geniale Idee. Während nämlich in anderen europäischen Ländern Juden, Ketzer und Hexer verbrannt wurden, öffneten die Portugiesen kurzerhand ihre Gefängnisse und deportierten deren Insassen in die Neue Welt. Die Sträflinge sollten nicht nur die überseeischen Länder besiedeln, man hielt sie auch dazu an, sich mit heidnischen Sklavinnen zu verbinden. Auf diese Weise sollte eine Mischrasse entstehen, die auf den tropischen Zuckerrohrfeldern eingesetzt werden konnte.

Ab 1500 beteiligten sich dann auch holländische Kaufleute am Zuckergeschäft. Ihr seefahrerisches Können erlaubte es ihnen, den anderen Europäern mit günstigen Preisen für den Überseetransport ernsthaft Konkurrenz zu machen. Das Geld für den verspäteten Einstieg in das Geschäft wurde wieder einmal durch den Verkauf von Sklaven aufgebracht. Binnen kurzem waren die Holländer soweit und errichteten in Antwerpen eine Zuckerraffinerie. Jetzt wurde rohes Zuckerrohr aus Lissabon, von den Kanarischen Inseln, aus Brasilien, Spanien und von der afrikanischen Küste importiert, in den Raffinerien in Antwerpen verarbeitet und danach in die Ostseestaaten, nach Deutschland und England exportiert. Der Zuckerhandel war äußerst lukrativ: Der spanische König hatte beispielsweise um 1560 von den Steuern aus dem Zuckerhandel die wunderbaren Paläste in Madrid und Toledo erbauen lassen. Insgesamt betrachtet, beeinflußte wahrscheinlich kein anderes Produkt die abendländische Geschichte so stark wie der Zucker. Der Zuckeranbau war das real existierende El Dorado, das sich die Europäer in der Neuen Welt selbst geschaffen hatten. Macht und Reichtum des portugiesischen und spanischen Weltreichs erreichten schnell ungekannte Höhen. Aber auch ihnen war das Schicksal beschieden, das zuvor schon das arabische Reich ereilt hatte: Abstieg, Niedergang, Verfall. In welchem Umfang dieser Zerfall biologische Gründe hatte – die physische Degeneration durch die ungeheure Zuckervöllerei – können wir nur vermuten. Doch das Britische Empire stand schon bereit, um das Erbe dieser Weltreiche anzutreten. Königin Elizabeth I. schreckte zwar zunächst noch vor dem Gedanken zurück, in den britischen Kolonien die Sklaverei einzuführen. Sie bezeichnete sie als »verabscheuungswürdig« und dazu geeignet, »die Vergeltung des Himmels« auf ihr Reich herabzubeschwören. 1588 hatte Elizabeth jedoch ihre sentimentalen Skrupel überwunden: Sie stattete die Company of Royal Adventurers mit einem höchstköniglichen Patent aus, in dem sie dieser Gesellschaft die umfassende Vertretung englischer Interessen in Afrika zuerkannte. Damit erhielt dieses Unternehmen ein staatliches Monopol auf den westafrikanischen Sklavenhandel.

Auf den Westindischen Inseln hatten die Spanier im Gefolge von Kolumbus die Urbevölkerung ausgerottet und statt dessen afrikanische Sklaven zur Arbeit auf den Zuckerrohrfeldern herangeschafft. 1515 boten spanische Mönche jedem, der eine Zuckermühle errichten wollte, Gold im Wert von umgerechnet 500 Dollar als Darlehen an. Nach einiger Zeit erschien allerdings die britische Flotte und vertrieb die Spanier. Die Sklaven flohen daraufhin in die Berge und führten von dort aus eine Art Guerillakrieg. Schließlich übernahmen die Briten die Insel vollends auf dem Wege diplomatischer Verhandlungen. Die Monopolgesellschaft der Krone sandte nun Aufseher auf die Zuckerplantagen und sorgte für neue Sklaven. Inzwischen wurde auch gegorener Rohzucker zu Rum verarbeitet. Die ersten Rumschmuggler brachten ihr Feuerwasser nach New York und Neuengland und tauschten es bei der indianischen Urbevölkerung gegen Pelze ein. Für ihren billigen Rum erhielten sie eine so kostbare Tauschware, daß ihnen deren Weiterverkauf in Europa ein kleines Vermögen einbrachte. Binnen kurzer Zeit hatten sich klare Handelswege herausgebildet: die Schiffe der englischen Monopolgesellschaft steuerten auf ihrer Reise in Richtung Westen zuerst die westafrikanische Küste an, um dort Sklaven an Bord zu nehmen. Die Sklaven wurden sodann zu den Westindischen Inseln verschifft und dort an die Besitzer der Zuckerplantagen verkauft, die mit deren Arbeitskraft nun noch mehr Zuckerrohr anbauen, noch mehr Zucker, Melasse und Rum herstellen konnten. Zucker und Pelze für Europa. Rum für die Indianer. Melasse für die nordamerikanischen Siedler. (Dieser dreiseitige Handel gedieh, bis auf Barbados und anderen Inseln unter britischer Hohheit das Land erschöpft, ausgepumpt und abgegrast war. Am Ende war dort keine Form von Getreideanbau mehr möglich.)

Um 1660 brachte der Zuckerhandel soviel Geld ein, daß die Briten sogar bereit waren, ihre Vorherrschaft auf diesem Gebiet mit kriegerischen Mitteln zu verteidigen. Mit den Navigation Acts von 1660 wollten sie verhindern, daß Häfen außerhalb Englands, Irlands und anderer Besitztümer der britischen Krone mit Zucker, Tabak oder anderen Produkten ihrer amerikanischen Kolonien beliefert wurden. Denn die nordamerikanischen Siedler nahmen sich mittlerweile die Freiheit heraus, mit allen europäischen Mächten Handel zu treiben. Sie mußten allerdings schnell feststellen, daß ihr Mutterland alles daransetzte, die Quellen seines Reichtums und sein unbezahlbares Schiffahrtsmonopol zu verteidigen. Immerhin verfügte England über die Royal Navy. Und da den Siedlern keine Kriegsschiffe zur Verfügung standen, blieb Britannia auch weiterhin die Herrscherin über die sieben Meere – und kontrollierte das Geschäft mit dem Zucker. Um 1860 herum wurde das Wort »Sugar« in der englischen Sprache sogar zu einem Synonym für »Geld«.

Einige amerikanische Historiker behaupten nach wie vor, der amerikanische Unabhängigkeitskrieg sei durch den Streit um die britischen Teesteuern ausgelöst worden. Andere jedoch sehen den Grund für diesen Krieg im Molasses Act* von 1733. Mit diesem Erlaß erhob die britische Krone hohe Steuern auf Zucker und Melasse, die nicht von den britischen Zuckerinseln in der Karibik stammten. Sie schmälerte damit

* Molasses Act: eins der Handelsgesetze, die das britische Parlament zwischen 1600 und 1764 erließ, um Steuern auf Agrarprodukte aus den Kolonien zu erheben.

die Profite der Schiffseigner Neuenglands, die sich schon seit geraumer Zeit am gewinnträchtigen Handel mit Sklaven, Melasse und Rum beteiligten: Sie fuhren mit einer Ladung Rum an die Sklavenküste Afrikas und tauschten ihn gegen Schwarze ein, die sie dann zu den Westindischen Inseln brachten. Dort verkauften sie die Sklaven umgehend an die britischen Plantagenbesitzer und nahmen statt dessen eine Ladung Melasse an Bord, die sie in ihren Destillerien so schnell wie möglich zu Rum für ihre trinkfreudige heimische Kundschaft weiterverarbeiteten. Der jährliche Rumverbrauch der amerikanischen Kolonien wurde schon lange vor der Boston Tea Party auf fast sechzehn Liter pro Mann, Frau und Kind geschätzt. Deshalb bedeutete der Molasses Act von 1733 nicht nur eine Gefahr für den amerikanischen Handelskreislauf, sondern auch für die Gier der amerikanischen Kolonisten nach dem Dämon Rum.

»Es kommt kein Faß Zucker nach Europa, an dem kein Blut klebt. Angesichts des Elends dieser Sklaven sollte jeder Mensch mit einem Funken Gefühl diese Waren zurückweisen und ein Vergnügen ablehnen, das mit den Tränen und dem Schweiß unzähliger unglücklicher Menschen erkauft wurde.«

Dies schrieb der französische Philosoph Claude Adrien Helvetius um die Mitte des achtzehnten Jahrhunderts – auch Frankreich hatte sich inzwischen zu einer bedeutenden Rolle im Zuckerhandel emporgearbeitet. Aufgrund dieser Äußerungen erklärte die Sorbonne den Gelehrten zur persona non grata; die Geistlichkeit trat vor Gericht heftig gegen seine umstürzlerischen Ideen auf, und am Ende mußte Helvetius widerrufen, nur um seine Haut zu retten. Das Buch, in dem er offen ausgesprochen hatte, was viele Menschen insgeheim dachten, wurde von ihm persönlich auf dem Scheiterhaufen verbrannt. Aber die Leidenschaftlichkeit seines Kampfes gegen die Sklaverei hatte bereits in ganz Europa Aufsehen erregt und seine Ideen weiterverbreitet.

Der Zuckerhandel war mit dem Schandfleck der Sklaverei behaftet. In erster Linie galt dies für Großbritannien, aber auch die anderen europäischen Nationen waren davon betroffen. Zucker bildete überall die Grundlage für Wohlstand und nationale Größe. Durch die Steuern und Zölle auf Zucker war die Regierung an diesem organisierten Verbrechen beteiligt. Plantagenbesitzer, Pflanzer, Händler und Schiffseigner hatten sagenhafte Vermögen angehäuft und die europäischen Königshäuser waren einzig darauf bedacht, sich selbst ein möglichst großes Stück vom Kuchen zu sichern.

Die Probleme waren nicht mehr zu übersehen. Drei Jahrhunderte nach dem Beginn des Geschäfts mit dem Zucker war das europäische Bewußtsein so geschärft, daß 1792 die erste Gesellschaft gegründet wurde, die dem Zuckerhandel den Kampf ansagte. Die britische Propaganda gegen den Zuckerhandel verbreitete sich in kurzer Zeit über ganz Europa, und die britische Ostindische Gesellschaft – die mittlerweile bis über beide Ohren in den Opiumhandel verwickelt war – nutzte die Auseinandersetzung um die Sklaverei sogar für ihre Werbekampagnen. Der Zuckerboykott in Britannien kam ihr gerade recht, um ihre moralische Überlegenheit zu demonstrieren.

»Ostindischer Zucker wird nicht von Sklaven geerntet«, hieß im achtzehnten Jahrhundert einer ihrer Werbesprüche. Der Porzellan-Großhändler B. Henderson – Rye Lane Peckham – erlaubte sich in einer Anzeige, »die Freunde Afrikas darüber zu informieren, daß er in seinem Angebot ein Sortiment Zuckerschalen hat, auf denen in goldenen Lettern steht: ›Ostindischer Zucker, nicht von Sklaven geerntet‹.« Im Kleingedruckten unter der Anzeige wird erklärt: »Eine Familie, die in der Woche fünf Pfund Zucker verbraucht, verhindert die Versklavung oder die Ermordung eines Mitmenschen, wenn sie 21 Monate lang statt des westindischen Zuckers ostindischen Zucker benutzt. Acht solcher Familien verhindern in 19½ Jahren die Versklavung oder Ermordung von 100 Menschen.«

Die Regierung Seiner Majestät, die sowohl an der Sklaverei als auch am Zucker ein ausgeprägtes Interesse hatte, fand erhabene Worte für ihr Empire. Schließlich war Großbritannien das weltweit bedeutendste Zentrum der Zuckerindustrie. »Die Freude, der Ruhm und die Größe Englands wurden vom Zucker stärker gefördert als von jeder anderen Handelsware, einschließlich der Wolle«, behauptete Sir Dalby Thomas. Und ein weiterer bedeutender Mann im politischen Leben der damaligen Zeit beteuerte: »Die Unmöglichkeit, auf den Westindischen Inseln ohne Sklaven auszukommen, wird stets verhindern, daß der Sklavenhandel ein Ende nimmt. Die Notwendigkeit, die absolute Notwendigkeit, die Sklaverei weiterzubetreiben, muß, da es sonst keine gibt, die Entschuldigung für sie sein.«[5]

Das Britische Empire war in kürzester Zeit völlig vom Zucker abhängig geworden. In anderen Reichen hatte sich der Zucker von einem seltenen Medikament zu einem kostbaren Luxusartikel entwickelt, doch in Großbritannien gewann er noch größere Bedeutung. Aus dem Verlangen nach Zucker wurde ein Notwendigkeit, aus der Gier wurde Sucht. Es war absolut unmöglich, ohne Zucker auszukommen. Und weil Zucker und Sklaverei untrennbar zusammenhingen, wurden sie auch gemeinsam verteidigt.

Als es auf den britischen Westindischen Inseln zu Sklavenrevolten kam, ersuchten die zu Tode erschrockenen Siedler die britische Krone um Schutz, denn sie waren ihren Sklaven zahlenmäßig weit unterlegen. »Wir können den Kolonien nicht erlauben, den freien Handel, der sich als so segensreich für unsere Nation erwiesen hat, in irgendeiner Weise zu hemmen oder zu behindern«, verkündete ein Redner im Parlament. Eine andere Stütze des Britischen Empire beteuerte: »Der Negerhandel und seine natürlichen Konsequenzen müssen gerechterweise als unerschöpfliche Quelle des Reichtums und der Seemacht unserer Nation bezeichnet werden.«

Als der Zucker in Großbritannien eingeführt wurde, war er zunächst sehr teuer und galt deshalb als königlicher Luxus. Sein Preis lag etwa bei dem der heute teuersten Drogen: Mit umgerechnet 50 Dollar pro Kilo entsprach er dem Jahreseinkommen eines Arbeiters. Zeitzeugen berichteten, daß sich um das Jahr 1300 für den Gegenwert einer Handvoll Zucker ein opulenter Leichenschmaus ausrichten ließ. In der Regierungszeit Elizabeths I. war der Zuckerpreis schon um die Hälfte gesunken und 1662 importierte Großbritannien bereits 16 Millionen Pfund Zucker pro Jahr. Der Zuckerpreis lag mittlerweile bei einem Shilling pro Pfund, was dem damaligen Preis für drei Dutzend Eier entsprach. Im Verlauf eines einzigen Jahres stieg der Zuckerkonsum um das Achtfache an. Hundert Jahre später konsumierte die britische Bevölkerung dann genausoviel Zucker wie Brot: zweiundsiebzig Pfund pro Person und Jahr. Und der Verbrauch sollte weiterhin steigen.

Auch Napoleon Bonaparte spielte eine wichtige Rolle in der Geschichte des Zuckers – und zwar sowohl als Produzent wie als Konsument. Da die Franzosen sich noch gut daran erinnern konnten, wie sie früher von den venezianischen Händlern ausgeplündert worden waren, stiegen sie gleich in großem Maßstab ins Zuckergeschäft ein. Um 1700 war raffinierter Zucker bereits Frankreichs wichtigster Exportartikel. Die französische Zuckerindustrie florierte. Als Großbritannien jedoch im Verlauf der napoleonischen Kriege mit einer Seeblockade gegen Frankreich vorging, waren die französischen Raffinerien von ihren Rohstoffquellen abgeschnitten. Der Zuckerpreis schnellte nun dermaßen in die Höhe, daß sich nur noch Mitglieder des Hofes Zuckerwaren leisten konnten. Jetzt hungerten die Armeen Napoleons während ihres Eroberungsfeldzuges durch ganz Europa nach Süßigkeiten – wie ehedem die Bataillone des Islam. Doch dann schlug Napoleon zurück. Schon 1774 hatte der deutsche Wissenschaftler Franz Carl Archard in Berlin mit finanzieller Unterstützung des

Preußenkönigs Friedrich Wilhelm III. Experimente mit »einer Art Pastinake angestellt, die uns kürzlich aus Italien erreichte«. Von dieser Rübensorte hieß es, sie sei ursprünglich in Babylonien beheimatet gewesen. Unter dem Druck der Blockade und des Kaisers forschten nun auch französische Wissenschaftler intensiv nach neuen Möglichkeiten zur Herstellung von Zucker.

Den Anstrengungen war schließlich Erfolg beschieden: 1812 fand Benjamin Delessert in Plassie heraus, wie sich die simple babylonische Rübe in eine neue Art Zuckerhut verwandeln ließ; für diese Erkenntnisse wurde er von Napoleon mit dem Orden der Ehrenlegion ausgezeichnet. Gleichzeitig ordnete der Kaiser an, daß die Bauern überall in Frankreich Zuckerrüben anzupflanzen hätten, und ließ eine kaiserliche Fabrik errichten, in der diese Rüben zu Zucker verarbeitet wurden. Schulen, die Kurse über Zuckerrübenanbau einrichteten, bekamen reichhaltige finanzielle Zuwendungen, und 500 Zukkerraffinerien erhielten die staatliche Erlaubnis zur Zuckerherstellung. Auf diese Weise wurden in Frankreich jährlich acht Millionen Pfund Zucker aus einheimischen Zuckerrüben hergestellt – womit Napoleon wahrlich eine gewaltige Leistung vollbracht hatte. Als die napoleonischen Armeen auf Moskau marschierten, war ihr Zuckernachschub gesichert, aber es erging ihnen nicht besser als vor ihnen den Mauren: sie wurden bei ihrem Marsch in Richtung Osten aufgehalten. Die mächtige französische Armee stieß in dem ungewohnten Klima Rußlands an ihre Grenzen. Sie scheiterte an der Armee eines rückständigen Volkes, das seinen Tee noch ohne Zucker trank.

Nachdem Napoleon die Zuckerblockade Großbritanniens durchbrochen hatte, setzten sich die britischen Quäker verstärkt für den Anbau der Zuckerrübe ein, um auf diese Weise die Sklaverei zu bekämpfen. Die Zuckerrohrproduzenten legten ihnen dieses Verhalten als umstürzlerische Aktivität aus und riefen ihrerseits zur Bekämpfung der Quäker auf. Der Großteil der britischen Zuckerrübenernte wurde folglich an die Kühe verfüttert. Die Produktion von Rübenzucker kam in England erst in Schwung, als die britische Zuckerindustrie im nächsten Weltkrieg von ihrem Nachschub aus Übersee abgeschnitten war.

1807 wurde in Frankreich das erste Gesetz gegen den Sklavenhandel erlassen. Es sollte noch ein Vierteljahrhundert vergehen, bis man 1833 auch in den britischen Kolonien die Befreiung der Sklaven verkündete. Damit gab es die Sklaverei offiziell nur noch in einem einzigen Land: in den Vereinigten Staaten von Amerika, der Wiege der Freiheit, dem Land der Tapferen und der Freien. Nach der Abschaffung der Sklaverei im Britischen Empire erhielten die ehemaligen Sklavenhalter von der Regierung zwar eine Entschädigung zwischen 75 und 399 Dollar pro Sklave, aber der Ruin der britischen Zuckerpflanzer auf Barbados war trotzdem unausweichlich. Als dann 1846 auch noch die Schutzzölle fielen, erhoben sich die nun vollkommen perspektivlos gewordenen Schwarzen gegen ihre ehemaligen Herren; daraufhin wurden ostindische Einwanderer herangeschafft, die retten sollten, was von dem einst so mächtigen Zuckergeschäft noch übriggeblieben war. Doch bald schon ermöglichte die neue amerikanische Technologie den Zuckerhändlern die Weiterführung ihrer Geschäfte unter anderen Bedingungen. Drei Erfindungen bereiteten zu Beginn des neunzehnten Jahrhunderts den großangelegten Einstieg der USA ins Zuckergeschäft vor: James Watt hatte seine Dampfmaschine verbessert, Figuier ein Verfahren entwickelt, um aus Tierknochen Kohle herzustellen, und Howard die Vakuumpfanne erfunden. Aber wenn die Sklaverei in der Zuckerindustrie inzwischen auch formell abgeschafft war, so bestand sie dennoch verdeckt weiter. Zuckerrüben mußten immer noch per Hand gepflanzt, ausgelichtet und gestutzt werden. Zuckerrohr wurde weiterhin unter Arbeitsbedingungen angebaut, die den Rücken stark belasteten. Außerdem mußte diese Arbeit in sengender Sonne getan werden, weil das Zuckerrohr in einem solchen Klima nun einmal am besten gedeiht. Pflege und Ernte des Zuckerrohrs ließen sich eben nicht mechanisieren; diese Arbeit blieb Handarbeit. Und die Hände, die diese Arbeit verrichteten, waren nahezu allesamt schwarz.

Kaum hatten die Amerikaner sich von der kolonialen Vorherrschaft Großbritanniens befreit, da betätigten sie sich schon selbst als Kolonialisten: Kuba wurde zum Musterbeispiel eines armen Landes, das in die totale ökonomische Abhängigkeit von einem reichen Land gerät. Nachdem der Boden auf den britischen Karibikinseln ausgelaugt war, mußten nun die besten kubanischen Länderein dazu herhalten, Amerika mit Rohstoffen für die riesigen und technisch höchst komplizierten Raffinerien zu versorgen. Bis zum Zeitalter der Vakuumpfanne, Dampfmaschine und Knochenkohle gab es nichts, was dem heutigen weißen Zucker glich, denn mit den ursprünglichen Raffinademethoden wurde roher, hellbrauner Zucker hergestellt. Erst mit Tierknochen und gigantischen Raffinerien verwandelte sich der Saft der Zuckerrübe oder des Zuckerrohrs in reine weiße Kristalle.

In den Gründertagen der USA hatte die Zuckerindustrie absolut freie Hand. Keine Regierung machte ihr Vorschriften; Lebensmittel- und Reinheitsgesetze waren noch in weiter Ferne; von einem Landwirtschaftsministerium wagte niemand zu träumen. Vor dem Bürgerkrieg wurden alle landwirtschaftlichen Angelegenheiten von einer Abteilung im Büro des Leiters der amerikanischen Patentbehörde bearbeitet. Das Zukkerrohr zählte zu den letzten landwirtschaftlich genutzten Pflanzen, die in Nordamerika eingeführt wurden: Es wurde – wenn auch in unbedeutender Menge – in Louisiana mit Sklavenarbeit angebaut. Die amerikanischen Gründerväter waren schließlich niemals sonderlich an heimischem Zucker interessiert. Zucker war zwar eine wichtige Quelle für Steuereinnahmen, aber das galt nur für Importzucker. Und die Einfuhrsteuern (einer dieser Zölle sollte später den Whisky-Aufstand auslösen) machten einen ganz erheblichen Teil des ohnehin schmalen Budgets der Bundesregierung aus. Folglich hatten sie nichts dagegen einzuwenden, daß 90 Prozent des amerikanischen Zuckers aus Kuba importiert wurden – aus der Zuckerkolonie an der Hintertür Amerikas. Da auf jedes Pfund importierten kubanischen Rohzuckers nahezu 2 Cents Steuern erhoben wurden, erhielt die Bundesregierung auf diese Weise 20 Prozent ihrer Einnahmen aus Einfuhrsteuern.

In ihrer Liebe zum Zucker überflügelten die Amerikaner allerdings bald nicht nur die Briten, sondern auch nahezu jede andere Nation: Die USA konsumierte seit dem Bürgerkrieg jährlich (mit einer Ausnahme) ein Fünftel der gesamten Weltzuckerproduktion. 1893 verbrauchten die Amerikaner schon mehr Zucker, als noch 1865 auf der ganzen Welt produziert worden war. Als 1920 in den USA die Alkoholprohibition verhängt wurde, verdoppelte sich der Zuckerverbrauch der Amerikaner erneut. Auch in den Jahren davor hatte er beständig zugenommen; ob die amerikanische Bevölkerung nun Zeiten des Krieges oder des Friedens erlebte, ob Depression oder wirtschaftlicher Aufschwung ihr Leben bestimmte, ob sie unter Trockenheit oder Überschwemmungen litt – ihr Zuckerkonsum war kontinuierlich angestiegen. Wir müssen uns ernsthaft die Frage stellen, ob es in der Geschichte der Menschheit jemals eine größere Bedrohung der Gesundheit gab.

Der Weg des Schlafmohns ähnelt auf seltsame Weise dem des Zuckerrohrs. Sowohl der Opiumhandel wie der Zuckerhandel dürften ihren Anfang in Persien genommen haben; sowohl Opium wie Zucker wurden später durch das arabische Königreich entdeckt und verbreitet. Die ersten Geschäftsleute der alten Welt, die sowohl aus Opium wie aus Zucker Kapital schlugen, waren die Portugiesen; abgelöst wurden sie in beiden Bereichen von den Briten. Beide Stoffe galten zunächst ausschließlich als Arznei und entwickelten sich innerhalb weniger Jahrhunderte zu reinen Genußmitteln.

Ein früher Kaiser Chinas sah nach der Entdeckung des Alkohols voraus, daß diese Substanz schwere Schäden unter seinen Untertanen anrichten würde, aber er verbot ihn nicht. Als sich das Opiumrauchen allerdings seit dem 17. Jahrhundert in China mehr und mehr verbreitete, sahen sich die kaiserlichen Autoritäten gezwungen, 1760 mit Verboten gegen den Opiumhandel und -konsum vorzugehen. Aber wie jede Prohibition verschlimmerten auch diese Verbote die Lage nur noch mehr. Die Briten brachen lieber Opiumkriege gegen China vom Zaun, als einen Eingriff in ihren lukrativen Opiumhandel zu dulden. Die Royal East India Company verteidigte ihr Monopol auf den Opiumanbau in Ostindien auf genau die Weise, auf die sich die Royal West India Company ihr Zuckermonopol auf den Westindischen Inseln gesichert hatte. Einige der legendären amerikanischen und britischen Finanzimperien wurden gleichermaßen auf einem Fundament aus Opium und Zucker errichtet. Der Preis dafür war in beiden Fällen Sklaverei und Ausbeutung. Die Opiumkriege endeten 1842 mit dem Vertrag von Nanking, doch schon 1858 war es auf Drängen Britanniens wieder erlaubt, Opium nach China einzuführen.

Zu dieser Zeit war die chemische Industrie bereits in der Lage, die Ausgangsstoffe Zucker und Rohopium zu verfeinerten Produkten weiterzuverarbeiten: im Falle des Rohopiums kam diese verfeinerte Substanz unter dem Namen »Morphium« auf den Markt. Dieselbe industrielle Revolution brachte nicht nur die Dampfmaschine und die Verdampfungspfanne hervor, sondern auch die Injektionsspritze. Morphiuminjektionen galten bald als Wundermittel, denn sie schienen gegen alle möglichen Beschwerden zu helfen – unter anderem auch gegen eine neue Krankheit, die in Ländern mit hohem Zuckerkonsum nun vermehrt auftrat: die Zuckerkrankheit oder der Diabetes. Nach dem amerikanischen Bürgerkrieg galt die Morphiumsucht in den USA als »Armeekrankheit«, weil der Morphiummißbrauch in der Armee der Nordstaaten so stark verbreitet war, daß Tausende von Veteranen diesem Stoff hoffnungslos verfallen waren. Und gleichzeitig entwickelten viele Soldaten während der Jahre des Sezessionskrieges ein geradezu unstillbares Verlangen nach Dosenmilch, die mit großen Mengen Zucker konserviert wurde.

Als die Ärzte schließlich die vom Morphium ausgehende Suchtgefahr anerkennen mußten, machten sich die Chemiker erneut an die Arbeit. Schon bald war eine Weiterentwicklung des Morphiums zur Hand, die von der Medizin als nicht suchtbildendes Schmerzmittel angepriesen wurde. Anstelle der exakten, aber unaussprechbaren Bezeichnung »Diacetylmorphin« setzte sich schnell ein anderer Name durch: Heroin. Nun wurde das Heroin zur allseits begehrten Wunderdroge und verdrängte binnen kurzem bei der Behandlung der Zuckerkrankheit das Morphium.

Um die Jahrhundertwende wurden in den USA die Verbrauchssteuern auf Zucker wieder abgeschafft. Wenig später versuchte die Regierung mit steuerlichen Maßnahmen gegen den inzwischen weit verbreiteten Mißbrauch von Opium, Morphium und Heroin vorzugehen. In den späten 30er Jahren dehnte sie diese Maßnahmen auch auf ein Kraut aus, das schon lange vor Zucker und Opium überall in der Welt in Gebrauch war: Canabis Sativa, besser bekannt als Hanf, Haschisch oder Marihuana. Die allgemeine Haltung der Öffentlichkeit gegenüber Opiaten war dagegen zu Anfang des zwanzigsten Jahrhunderts relativ milde – in einigen Gebieten der USA hielten manche Menschen sogar den Zucker für das stärkste aller suchterzeugenden Übel.

So schrieb etwa im Jahre 1912 Dr. Robert Boesler, ein Dentist aus New Jersey:

> Die moderne Fabrikherstellung von Zucker hat uns völlig neue Krankheiten beschert. Fabrikzucker ist aber nichts anderes als

> eine konzentrierte, kristallisierte Säure. Da der Zucker in früheren Zeiten so kostspielig war, daß sich ihn nur die Reichen leisten konnten, blieb er – vom Standpunkt der Nationalökonomie aus gesehen – ohne Auswirkungen. Heute jedoch ist der Zucker dermaßen billig, daß durch seinen Verzehr eine allgemeine Verschlechterung des Gesundheitszustandes der Bevölkerung eingetreten ist. Deshalb müssen wir auf einer umfassenden Aufklärung beharren. Im Verlauf des vergangenen Jahrhunderts und des ersten Jahrzehnts dieses Jahrhunderts hat die Menschheit durch den Konsum von Zucker einen Energieverlust erlitten, der nie wieder gutgemacht werden kann, denn er hat der Rasse bereits seinen Stempel aufgedrückt. Alkohol wurde Tausende von Jahren getrunken und hat nie zur Degeneration einer ganzen Rasse geführt. Was durch den Zucker zerstört wurde, ist verloren und kann nie wieder zurückgewonnen werden.

Die Warnung des guten Doktors an die Adresse der amerikanischen Nation gemahnt an Rauwolfs – über dreihundert Jahre zuvor verfaßten – Bericht über den Zustand der Mauren. In der elften Ausgabe der *Encyclopaedia Britannica* von 1911 fand sich eine vollständige Anleitung für den Erwerb, die Handhabung und die Pflege der Opiumpfeife. Das renommierte Lexikon konnte sich dabei auf Dutzende offizieller Aussagen von Pharmakolgen sowie die Berichte der internationalen Opiumkommission beziehen und schrieb:

> Soweit aus den widersprüchlichen Stellungnahmen hervorgeht, die zu diesem Thema veröffentlicht wurden, kann das Rauchen von Opium weitgehend in derselben Weise beurteilt werden wie der Alkoholgenuß zum Zwecke der Anregung. Auf die große Mehrzahl der Raucher, die es in geringem Umfang verwenden, scheint das Opium anregend zu wirken, und es befähigt sie, große Müdigkeit zu vermeiden und eine gewisse Zeit mit wenig oder gar keiner Nahrung auszukommen. Einschlägigen Berichten zufolge scheint das Opiumrauchen nicht gefährlicher als das Tabakrauchen zu sein, sofern der Raucher sich gleichzeitig körperlich betätigt. Bei übermäßigem Opiumgenuß besteht allerdings Suchtgefahr, doch dies gilt nur für Menschen mit schwach

ausgeprägter Willenskraft, die ebensogut Opfer eines unmäßigen Alkoholgenusses werden könnten; dererlei Subjekte verfallen häufig auch anderen Formen der Lasterhaftigkeit.

Die chinesischen Einwände gegen das Opiumrauchen wischte die *Britannica* als rein ökonomische Argumente vom Tisch. »Es kann kein Zweifel daran bestehen, daß der Gebrauch der Droge alle nachdenklichen Chinesen stört, sofern sie nicht finanziell am Opiumhandel oder -anbau interessiert sind. Das hat verschiedene Gründe. Hierunter ist der Abfluß von Gold aus dem Land zu nennen, die Abnahme der Bevölkerung, die Vergrößerung der Hungersnot durch den Anbau von Opium anstelle von Getreide, sowie die Bestechlichkeit von Staatsbeamten.«

Jeder Blick in die Vergangenheit belehrt uns, daß alles stets in Veränderung begriffen ist. Dies gilt auch für gesellschaftliche Urteile und Vorurteile, für die Anerkennung und Ablehnung der Eigenarten anderer Menschen, ihrer Vorlieben, Schwächen und selbst ihrer Süchte. Der Unterschied zwischen der Zuckersucht und der Drogensucht ist gradueller Natur: Schon kleine Mengen einer Droge können das physische und psychische Verhalten eines Menschen ausgesprochen schnell verändern. Die Auswirkungen von Zucker hingegen zeigen sich möglicherweise erst nach etwas längerer Zeit – der Wirkungszeitraum variiert hier von wenigen Minuten (etwa bei der Zuckerabart Alkohol) bis hin zu mehreren Jahren im Falle anderer Zuckerzubereitungen.

Die amerikanische Vorstellung vom menschenverachtenden Drogenhändler hat sich deutlich in bestimmten Gesetzen und Mythen niedergeschlagen: Nach der Ansicht der meisten Amerikaner ist ein Dealer ein schleimiger, verkommener Kerl, der sich auf Schulhöfen herumtreibt und unschuldigen Kindern kostenlose Briefchen mit teuren Suchtmitteln aufdrängt. Dieses Zerrbild von einem Ausbund an Schlechtigkeit entstand um die Jahrhundertwende in einem Land, dessen Bevölkerung mehrheitlich von der Sucht nach Schnaps und nach Zucker befallen war. In nostalgischer Verklärung der eigenen – als durchaus normal akzeptierten Abhängigkeit – erschufen sich diese Menschen ein Gegenstück zu dem freundlichen Besitzer des Dorfladens, der sie einst auf den Weg *ihrer* Sucht gebracht hatte.

Mark Twain erzählt uns in seiner Autobiographie, daß es in dem Städtchen Florida in Missouri – einem Ort, der vornehmlich vom Sklavenhandel lebte – 1848 nur zwei Kaufmannsläden gab. Einer davon gehörte seinem Onkel.

> Es war ein sehr bescheidenes Unternehmen ... mit ein paar Fässern Salzheringen, Kaffee und New-Orleans-Zucker hinterm Ladentisch und mit Stapeln von Besen, Schaufeln, Äxten, Hacken, Rechen und dergleichen. Viele billige Hüte und Hauben und eine Menge Blechgeschirr hingen an Schnüren aufgereiht von den Wänden herab. Auf der anderen Seite des Raumes stand ein zweiter Ladentisch, auf dem sich Tüten mit Schrot, ein oder zwei Käselaibe und ein Pulverfäßchen befanden. Davor standen Fässer mit Nägeln und ein paar Bleimulden, dahinter ein oder zwei Fässer mit New-Orleans-Sirup und amerikanischem Maiswhisky. Wenn ein Junge für fünf oder zehn Cent einkaufte, bekam er eine Handvoll Zucker vom Faß gratis, ... wenn ein Mann eine Kleinigkeit kaufte, durfte er sich einen beliebig großen Schluck Whisky abzapfen.
> Alles war billig: Äpfel, Pfirsiche, süße Kartoffeln und Mais – alles kostete zehn Cent pro Scheffel. Ein Huhn kostete zehn Cent; das Pfund Butter fünf; ein Dutzend Eier drei; das Pfund Kaffee oder das Pfund Zucker fünf; die Gallone Whisky zehn Cent.[6]

Zucker war damals viel teurer als Whisky und andere Güter. Aber die Händler waren zur Stelle und brachten die Kinder mit Gratisproben schnell auf den verhängnisvollen Geschmack. Mark Twain – der wie die meisten Kinder einen Onkel mit einem Zuckerfaß hatte – war ein »kränkliches, anfälliges, lästiges und unstetes Kind«, das, so schreibt er, »hauptsächlich von allopathischen Medikamenten lebte«.

Um 1840 waren die Zuckerdealer und das »Diseasestablishment«* endgültig dicke Geschäftspartner. Und noch fünfzig Jahre lang sollten von den fünf Cent für das Pfund Zucker zwei Cent in die Kassen Washingtons fließen. Es war eben eine Zeit, in der von staatlicher Hilfe für Suchtkranke kaum die Rede war. Im Gegenteil: Das Geschäft mit der Sucht finanzierte die Geschäfte der Regierung.

*Diseasestablishment: Wortspiel aus *Disestablishment* (Anti-Establishment) und *Disease* (Krankheit). Der Teil des Establishments, der – früher weniger, heute mehr – direkt und indirekt, legal und illegal von menschlichem Leid und menschlichen Krankheiten profitiert.

Wie konnte es so weit kommen?

> Ich kaufe mir ein großes Stück Fleisch, brate es mir zum Mittagessen, und wenn es fast fertig ist, klappe ich zusammen. Dann greife ich zu dem, was ich eigentlich schon die ganze Zeit über essen wollte – Brot mit Marmelade ... alles, was ich wirklich haben will, ist *Zucker.*
>
> *Andy Warhol,* New York Magazine, *31. März 1975*

So viele von uns sind heute so stark zuckersüchtig, daß wir uns kaum noch die Reaktion eines – gezwungenermaßen zuckerabstinenten – Kreuzritters vorstellen können, der im Land der Ungläubigen zum ersten Mal das Reich der Süße betritt.

In *Beyond the Chindwin* berichtet Bernard Fergusson, was geschah, nachdem man Männern, die so entkräftet waren, daß sie kaum noch sprechen konnten, etwas Zucker verabreicht hatte: »... das unmittelbare Ergebnis war erstaunlich. Am ehesten läßt es sich mit einem Erweckungsfest vergleichen. Unsere Zungen lösten sich und sprachen wie von selbst.«[1] Was bei kräftigen Männern zu derart heftigen Reaktionen führen kann, eignet sich bestimmt nicht als Weihnachtsnascherei für Kinder. Dieser Stoff mußte giftiger sein als Wein oder Bier; er mußte stärker sein als die Mehrzahl der Drogen und Arzneien, die der Menschheit bis dato bekannt waren. Angesichts dieser Wirkung ist es kein Wunder, daß arabische und jüdische Ärzte raffinierten Zucker nur in kleinen Mengen verwendeten und ihn nur mit größter Vorsicht verschrieben. Zucker ist der reinste Sprengstoff für das Gehirn. Er kann einen Menschen geistig und körperlich im Handumdrehen aus der totalen Erschöpfung in einen überwachen, halluzinierenden Zustand katapultieren.

Wie das im einzelnen geschieht, kann uns die Endokrinologie mittlerweile recht genau erklären.

Der Unterschied zwischen Leben und Tod ist in chemischer Hinsicht geringer als der Unterschied zwischen destilliertem Wasser und dem Wasser, das bei uns daheim aus dem Wasserhahn tropft. Das Gehirn ist sicherlich das empfindlichste Organ unseres Körpers. Es kann auch auf kleinste Veränderungen extrem reagieren. Ob wir uns rundum wohl oder niedergeschlagen fühlen, ob wir einen klaren Kopf haben oder durchdrehen, ob wir gelassen oder nervös, inspiriert oder depressiv sind, hängt in hohem Grade davon ab, was wir essen. Höchstleistungen kann unser Körper – zu dem das Gehirn ja nun einmal gehört – nur dann erbringen, wenn in unserem Blut ein ausgewogenes Verhältnis zwischen Glucose- und Sauerstoffgehalt besteht. Dr. E. M. Abrahamson und A. W. Pezet schreiben zu diesem Thema in ihrem Buch *Body, Mind and Sugar*: »... bei einem relativ niedrigen Blutzuckerspiegel besteht die Gefahr, daß unser Zellmaterial regelrecht verhungert. Betroffen sind hier in erster Linie die Gehirnzellen. Mit einer geeigneten Diät können wir dem entgegenwirken. ... Was geschieht nun mit uns, wenn unser Körper, das Zellmaterial unseres Körpers und vor allem unseres Gehirns chronisch unterernährt ist? Unter einem solchen Zustand *leiden die schwächsten, verletzlichsten Zellen ... zuerst.*« (Hervorhebung d. Verf.) Wenn der Stoffwechsel richtig funktioniert, stimmt auch das Verhältnis zwischen Glucose- und Sauerstoffgehalt des Blutes. Dafür sorgen in erster Linie die Nebennierendrüsen. Wenn wir nun raffinierten Zucker zu uns nehmen, kann unsere auf Glucose eingestellte Körperchemie mit dieser Substanz zunächst nichts anfangen. Erst im Darm wird die Sucrose in »vorverdaute« Glucose umgewandelt, die dort wiederum absorbiert wird und ins Blut gelangt. Weil sich auf diese Weise die Glucosemenge im Blut drastisch erhöht, *ist das präzise Gleichgewicht zwischen Glucosespiegel und*

Sauerstoff nun empfindlich gestört. Der Körper gerät in eine Krise.

Auf diese Krisensituation reagiert zuerst das Gehirn. Dann ergießen sich Hormone aus den Vorratslagern der Nebennieren und stellen die chemischen Stoffe für die Verarbeitung des Zuckers bereit. Das Insulin aus den endokrinen »Inseln« der Bauchspeicheldrüse wirkt den Nebennierenhormonen entgegen; es hat die Funktion, den Glucosespiegel im Blut niedrig zu halten. All dies geschieht in Alarmgeschwindigkeit. Die Ergebnisse sind vorhersagbar. Läuft der Prozeß zu schnell ab, dann schießt er über das Ziel hinaus: der Glucosespiegel sinkt zu sehr ab, und die erste Krise schlägt in ihr Gegenteil um. Die Bauchspeicheldrüse muß ihre Produktion nun unverzüglich einstellen. Auch die Produktion bestimmter Nebennierenhormone wird gestoppt, während gleichzeitig andere Nebennierenhormone erneut ausgeschüttet werden, um die chemischen Prozesse umzukehren und den Glucosespiegel wieder ansteigen zu lassen.[2]

Dieser ganze Vorgang drückt sich unmittelbar in unserem Gemütszustand aus. Wenn die Glucose vom Blut aufgenommen wird, stellt sich schnell und zuverlässig ein Gefühl der Hochstimmung ein. Doch sobald der Glucosespiegel unter einen bestimmten Punkt sinkt, folgt dieser Welle trügerischer Energie ein Absturz: Wir sind lustlos, müde. Bis der Glucosespiegel wieder angestiegen ist, fällt uns jede Bewegung oder auch nur das Denken schwer, und unser armes Gehirn produziert ängstliche Gedanken und Halluzinationen. Wir sind verwirrt, beunruhigt und ruhelos. Wie schwer die Krise ausfällt, hängt von der jeweiligen Glucose-Überdosis ab – essen wir weiterhin Zucker, dann schliddert unser Körper in einen neuen Krisenzyklus, noch ehe der alte ausgestanden ist. Was sich so im Laufe eines einzigen Tages an Krisen aufhäufen kann, ist schon beachtlich.

Wiederholen sich solche Krisentage über Jahre hin, dann

nehmen unsere Nebennieren irgendwann Schaden. Sie sind erschöpft. Und das nicht, weil sie zuviel arbeiten mußten, sondern weil wir sie ständig zu Höchstleistungen aufgepeitscht haben. Normalerweise gibt es bei der Hormonproduktion kaum Spitzenzeiten, denn insgesamt produziert unser Körper nur geringe Hormonmengen. Wenn die Körperabläufe gestört und damit aus dem Gleichgewicht geraten sind, führt das zu Beeinträchtigungen im endokrinen Kreislauf, dem Kreislauf der inneren Sekretion: das Gehirn kann Wirklichkeit und Phantasie nicht mehr klar auseinanderhalten; wir neigen möglicherweise zu überstürzten Handlungen. Wenn wir jetzt in Streßsituationen geraten, ist unser beschädigter Hormonkreislauf dem nicht mehr gewachsen. Wir brechen zusammen. Unsere Leistungsfähigkeit sinkt von Tag zu Tag; wir sind dauernd müde; nichts will uns mehr gelingen. Das ist der Zuckerblues.

Von Vertretern der ärztlichen Zunft heißt es in diesem Zusammenhang: »Da die Ernährung der Gehirnzellen völlig von der momentanen Blutzuckerversorgung abhängt, sind sie vielleicht am störanfälligsten. Die beunruhigend hohe und noch weiter steigende Zahl von Neurotikern in unserer Bevölkerung macht das nur allzu deutlich.«[3] Vielleicht trifft das in dieser extremen Form nicht auf alle Menschen zu. Einige von uns sind von Geburt an mit besonders leistungsfähigen Nebennieren ausgestattet. Bei anderen – etwa bei dem verstorbenen Präsidenten Kennedy – ist das nicht der Fall.[4] Deshalb wirkt sich Zuckermißbrauch bei verschiedenen Menschen unterschiedlich stark aus. Aber der Körper lügt nicht. Wenn Sie Zucker zu sich nehmen, werden Sie über kurz oder lang die Auswirkungen spüren.

Der Endokrinologe John W. Tintera äußerte sich jedoch recht optimistisch über die Heilungschancen des Zuckerblues: »Wir können unsere Stimmung verbessern, unsere Leistungsfähigkeit steigern und unsere Persönlichkeit positiv verändern, wenn wir Rohrzucker und Rübenzucker in jeder Form und jeder Verkleidung meiden.«[5]

Die Avantgarde der Endokrinologie muß mittlerweile eingestehen, daß die zauberkundigen Frauen im sogenannten finsteren Mittelalter viele Zusammenhänge offenbar instinktiv erfaßten und außerdem auf einen reichen Erfahrungsschatz zurückgreifen konnten. Jahrhundertelang waren die Menschen nahezu ausschließlich auf ihr naturheilkundliches Wissen angewiesen. Für Kaiser, Könige, Päpste und den Hochadel gab es zwar die »Ärzte aus Salerno«, die maurischen oder jüdischen Mediziner, aber das gemeine Volk wandte sich über viele Generationen hin stets an die Naturheilkundigen: an die *Saga*, die Weise Frau, die Gute Frau, die Schöne Dame – als *Belladonna* zog nicht nur dieser Name, sondern auch eins der alten Naturheilmittel in die moderne Medizin ein. Die heilkundigen Frauen hatten bereits anatomische, alchimistische und pharmakologische Kenntnisse, bevor sich diese Wissenschaften im modernen Sinne herausbildeten. Sie waren zugleich Ärztin und Priesterin, Freundin und gute Nachbarin. Sie glaubten, das Universum werde von einer Ordnung bestimmt, die sich in jedem Blütenblatt einer jeden Pflanze manifestiere. Zu einer Zeit, in der die wenigen Ärzte sich noch ihren wilden männlichen Ritualen wie Aderlaß und Amputation hingaben, vermochten die heilkundigen Frauen den Menschen bereits wirksam zu helfen. Die Wirkungen ihrer Heilpflanzen unterstützten sie dabei durch Praktiken wie Handauflegen und Gebet, aber auch durch Fastenkuren und Ratschläge zur Ernährung. Die zauberkundige Frau war nicht selten auch Hebamme und Krankenpflegerin; sie stand den Menschen bei Geburt und Tod bei. Kam ein Kind verkrüppelt zur Welt, dann löschte sie mitunter sein Leben durch einen sanften Druck mit dem Kissen aus. Zog sich der Tod einer alten Seele qualvoll und schmerzhaft in die Länge, dann tat sie wohl auch hier gelegentlich ihr barmherziges Werk mit dem Kissen.

Philippus Aureolus Paracelsus (1493–1541, eigentlich hieß er Theophrastus Bombastus von Hohenheim) war ein großer Arzt seiner Zeit; selbst Gelehrte wie Goethe und Darwin lernten noch viel von ihm. Paracelsus verbrannte das offizielle Arzneimittelbuch von 1527 und erklärte, daß er sein gesamtes medizinisches Wissen den zauberkundigen Frauen verdanke.[6]

Die Naturheilkundigen wußten um die heilenden Kräfte vieler Pflanzen und Nahrungsmittel und konnten sie zum Nutzen der Menschen einsetzen. Um heilsame und eßbare Nahrung von giftigen Substanzen zu unterscheiden, benutzten sie häufig Gerätschaften, die in vielen alten Zivilisationen bekannt waren: Wünschelrute und Pendel. Der Wünschelrute wird die Fähigkeit zugeschrieben, die Nähe von Wasser oder Mineralien anzuzeigen. Auch heute wird die Kunst des Rutengehens noch an vielen Orten ausgeübt. Mein irischer Großvater etwa ließ einen Wünschelrutengänger nach der geeigneten Stelle für einen Brunnen suchen.

In jüngster Zeit ist die Wünschelrute zu neuen Ehren gekommen: in aller Welt wurde sie von Ingenieuren und Wissenschaftlern wiederentdeckt und unter anderem auch dazu verwendet, die Vitalkräfte von Nahrungsmitteln zu messen. Bei derartigen Messungen stellte sich heraus, daß frischer Zuckerrübensaft 8500 Einheiten heilsamer Strahlungsenergie abgibt, während sich in raffiniertem Zucker keine einzige verbirgt, obwohl der Kaloriengehalt beider Stoffe annähernd gleich ist.[7]

Raffinierter Zucker hatte in den Augen der Naturheilkundigen einen wesentlichen Mangel – er war kein ganzheitliches, unversehrtes Nahrungsmittel. Dieser Gedankengang hat selbst in der Sprache seine Spuren hinterlassen: die englischen Wörter »holy« (heilig), »whole« (heil, ganz), »heal« (heilen) und »healthy« (gesund) haben sich aus ein- und derselben Wurzel entwickelt. Ein heiles, gesundes Nahrungsmittel galt eben auch als heilig. Es war von den Geistern der Natur gesegnet und dazu geschaffen, die Gesundheit des Menschen zu bewahren. Anders als grüne Pflanzen und das gelbe Getreide zählte der Zucker ganz offenkundig nicht zu diesen Nahrungsmitteln. Zuckerrohr wächst ausschließlich in tropischen und warmen Gebieten, und der durchschnittliche europäische Bauer stellte Zucker – im Gegensatz zu Brot, Wein, Käse und Bier – nicht im eigenen Haus her. Zucker war ein fremder Stoff, kam von weither und wurde von unbekannten Händen aus einer tropischen Pflanze gewonnen. Die heimischen zauberkundigen Frauen hatten natürlich nie die Gelegenheit, diese Pflanze mit ihrer Wünschelrute zu beurteilen. Wenn der Zucker überhaupt eine Geschichte hatte, so war es eine fremde Geschichte. Eine zauberkundige Frau aus Cheltenham konnte sich kaum mit einer zauberkundigen Frau aus Barbados über die Kräfte dieser Pflanze beraten. Außerdem war der Zucker mit einem weiteren Mangel belastet: Schließlich hatten ihn die Lakaien der Kirche und des Staates ins Land geschafft. Und genau diese Leute standen bei den Naturheilerinnen in dem Ansehen, nichts als Tod und Steuern, Unruhen und Kriege, Plagen und Seuchen gebracht zu haben.

Welche Haltung viele nachdenkliche Menschen jener Zeit gegenüber solchen Leuten einnahmen, wird in der Geschichte über die Narren von Gotham deutlich: Als der König seine Absicht bekanntgab, das Städtchen Gotham mit seinem allerhöchsten Besuch zu beehren, drückten die Dorfältesten offiziell ihre Freude und ihre Genugtuung darüber aus. Da sie aber wußten, daß dieser Besuch eine empfindliche Störung ihres Lebens bedeuten würde, daß der König wahrscheinlich ihre Eier (und die Hühner gleich dazu) für seinen Hofstaat konfiszieren würde, erkundigten sie sich bei der Dorf-Hexe, ob sich das Unheil nicht doch noch irgendwie abwenden ließe. Kurz darauf wurden alle Einwohner von Gotham geheimnisvollerweise vorübergehend vom Wahnsinn befallen – eben so lange, bis ihr geliebter Monarch seine Pläne aufgegeben hatte. Den guten Menschen war nichts anderes übrig geblieben, als den Narren zu spielen.

Die Naturheilkundigen standen allerorten in hohem Ansehen. Überall hatten die Menschen großen Respekt vor ihrer lebensnahen, erdverbundenen Weisheit. Deshalb stellten diese Frauen für die korrupten geistlichen und weltlichen Würdenträger natürlich eine beständige Bedrohung dar. So sollte es nicht lange dauern, bis Kirche und Staat sich zur systematischen Vernichtung der Naturheilkundigen zusammenschlossen.

Der Feldzug gegen die Träger dieses uralten Wissens begann, als die Kreuzritter aus dem Land der Ungläubigen zurückkehrten und über ihre Erlebnisse berichteten. Sie hatten viele neue Dinge kennengelernt. So hatten sie etwa von den Heiden gelernt, wie man Windmühlen baute, die das Getreide auch ohne die Wasserkraft des guten alten Mühlbachs mahlen konnten. Und sie hatten ihnen den Kniff abgeschaut, die Gärung von Wein und Bier durch den Zusatz von Zucker zu beschleunigen. Dieser Prozeß wurde als »Verfälschung« bezeichnet. Bier wurde »verfälscht«, wenn man es durch die Zugabe einer unpassenden oder minderwertigen Substanz verschlechterte oder verdarb. Und Zucker war solch eine minderwertige Substanz, die natürlichem Malz und natürlichem Hopfen weit unterlegen war.

Der Begriff »verfälschen« kam schnell aus der Mode; statt dessen sprach man nun von »zusetzen«. Was ehedem als unpassend und minderwertig galt, wurde nun verharmlosend als »Zusatz« bezeichnet. Heute sind wir selbst dermaßen »verfälscht«, unsere Nahrung ist so schlecht geworden, daß wir den Lebensmittel-Verfälschern ihre doppeldeutigen Worte arglos abnehmen. Muß unsere Nahrung denn »verfeinert« oder »angereichert« werden«? Warum wird Mehl erst raffiniert und dann angereichert? Bei der Raffinierung werden dem Getreide viele lebenswichtige Elemente entzogen, mit denen es dann später wieder angereichert wird. Und das nennt sich nun Fortschritt.

In den guten alten Zeiten, als Bier noch Bier war, wurde die »Verfälschung« angeprangert. Ernsthafte Liebhaber der Braukunst legten strenge Maßstäbe an die Bierherstellung an, um sicherzustellen, daß ihr Getränk außer Getreide, Hopfen und Malz keine weiteren Zutaten enthielt. Erregte ein Gebräu Verdacht, so wurde ein wenig davon auf eine hölzerne Bank geschüttet, und ein mit Lederhosen bekleideter Bierprüfer nahm in der Pfütze Platz. Wenn die ganze Angelegenheit ein wenig eingetrocknet war, erhob er sich wieder. Klebte die Lederhose jetzt an der Bank fest, dann standen dem Brauer einige Schwierigkeiten bevor, weil er seinem Bier nachweislich Zucker zugesetzt hatte. Mit reinem Malz eingebrautes Bier enthielt keine klebrigen Substanzen.

In diesen Zeiten gab es zwar nur wenige gesetzliche Vorschriften für die Herstellung und den Verkauf von Lebensmitteln, doch Regelverstöße wurden prompt und streng bestraft: Brauer, die man beim Panschen mit Zucker erwischte, kamen an den Pranger oder wurden aus der Stadt gejagt. Aus Großbritannien wird aus der Regierungszeit Eduards des Bekenners im 11. Jahrhundert berichtet, daß »ein schurkischer Brauer aus Chester auf dem Gefährt durch die Stadt gekarrt wurde, mit dem man sonst das aus der Stadt zu schaffen pflegte, was sich unter den Aborten angesammelt hatte«. Nehmt Euch also in acht, Bierpanscher!

Die Magna Charta ist den meisten Schülern noch aus dem Geschichtsunterricht bekannt. Diese früheste Formulierung von Menschenrechten wurde 1215 von dem englischen König John erlassen. Viel weniger bekannt ist, daß in jenen Zeiten Menschen, die Brot, Fleisch, Bier oder Wein verfälschten, zur Strafe und als abschreckendes Beispiel an den Pranger oder auf den Schinderkarren kamen. So wurde 1482 in Deutschland ein Weinpanscher dazu verurteilt, sechs Liter seines eigenen

Weins zu trinken. Er starb, noch bevor diese Prozedur beendet war.

In dieser Zeit vertrauten die meisten Menschen auf erprobte, überlieferte Verfahren. Neumodische, unbekannte »Kniffe« stießen bei ihnen auf Mißtrauen. »Nachdem die Menschen den Blick für die natürliche Lebensart verloren hatten«, schrieb Lao Tse, »entstanden Regeln zur Verteidigung der guten Sitten und der Ehrbarkeit.«

Dieser Punkt war in Großbritannien 1816 erreicht. In diesem Jahr wurde ein Gesetz erlassen, nach dem sich Brauer allein schon durch den Besitz von Zucker oder Melasse strafbar machten. Wie in unserem zwanzigsten Jahrhundert schon der Besitz von Drogen als strafbar gilt, ging man im neunzehnten Jahrhundert davon aus, daß ein Brauer, der Zucker besaß, sein Bier verfälschen wollte und folglich bestraft gehörte. Aber an die Stelle von Pranger und Schinderkarren waren inzwischen Gefängnisse und Geldbußen getreten. Das Risiko für kriminelle Bierbrauer war also erheblich gesunken.

In den alten Zeiten war Bier noch etwas anderes als die Mixtur aus Farbstoff, Kohlensäure und Schäumungshilfe, die uns im Plastikzeitalter als Bier verkauft wird. [In Deutschland konnten die Reinheitsgesetze eine solche Entwicklung bislang allerdings weitgehend verhindern]. Bier war ein Naturprodukt – flüssiges Brot, das stillende Mütter zum Frühstück tranken. Ein Brauer, der sein Bier mit Zucker verpanschte, bedrohte das Überleben der Art. Wurde er in einem Schinderkarren herumgefahren, so verkündete man damit eine klare Botschaft: Zucker ist Gift für den menschlichen Körper und das menschliche Gehirn. Unsere Vorfahren wußten eben Bescheid.

Die Menschen lernten von den Naturheilkundigen oder aus eigener Erfahrung, daß Zucker einfach viel zu süß war, um gut für sie zu sein. Aber wie einst Eva im Garten Eden unterlagen sie am Ende doch der Verführung. Dabei hofften sie, ohne Schaden davonzukommen. Einigen Leuten schien der Zucker tatsächlich nicht zu schaden. Zumindest waren sie fest davon überzeugt. Sie blieben ihrer Überzeugung so lange treu, bis sie Monate oder Jahre später eines Besseren belehrt wurden. Vor allem die Reichen und Mächtigen waren davon betroffen. Früher oder später gab es unübersehbare Anzeichen. Erste Warnsignale. Ihr Körper versuchte, ihnen etwas mitzuteilen.

Soldaten und Seeleute, die auf ihren Schiffen kostbare Ladungen des teuren Zuckers über das Meer heranschafften, konnten beobachten, wie hartnäckig das Zeug an ihren Fingern klebte. Außerdem bekamen sie plötzlich schlechte Zähne. In den Häusern der Reichen, in denen der kostbare Zucker wohlverschlossen aufbewahrt wurde, bemerkten die Dienstboten, daß der Urin in den Nachttöpfen ihrer Herrschaft außergewöhnlich süß roch. Über solche Beobachtungen konnten sie allein mit den heilkundigen Frauen reden. Seeleute, die mit einem Zuckertransport Schiffbruch erlitten, versuchten sich mit einer Nahrung aus Zucker und Rum durchzuschlagen. Viele von ihnen wurden verrückt; manche starben sogar. Menschen, die in den neu entstandenen Städten in Zuckerlagern und -raffinerien arbeiteten, erkrankten besonders häufig an der galoppierenden Schwindsucht. Auch darüber wurde gelegentlich geredet. Doch wer hier und da ein Stückchen Zucker stibitzt hatte, schwieg lieber.

In den alten Kulturen des Orients glaubten die Menschen, daß alle Störungen des Körpers und des Geistes von der Ernährung herrührten. Die orientalischen Weisen sagten: Körper und Geist sind eins. Die Naturheilkundigen, die weisen Frauen und Zauberinnen waren derselben Auffassung. Doch mit der Zeit gab es überall in Europa Zucker, und die Naturheilkundigen wurden sozusagen über Nacht zu Feinden von Kirche und Staat erklärt. Wer sie trotzdem noch aufsuchte, begab sich in höchste Gefahr. Und während die Menschen buchstäblich Leib und Leben riskierten, wenn sie weiterhin hier Rat suchten, gingen die Naturheilkundigen das gleiche Risiko ein, wenn sie Hilfe gaben.

Die Kirche erklärte im vierzehnten Jahrhundert, daß »eine Frau, die es wagt zu heilen, ohne studiert zu haben, eine Hexe ist und sterben muß«. Katholische und später auch protestantische Kirchenmänner verboten diesen Frauen unter Androhung der Todesstrafe, ihre Heilkunst auszuüben und ihre mit gesundem Menschenverstand gewonnenen Erfahrungen an ihre Mitmenschen weiterzugeben.[8] Es zählte jetzt nichts mehr, daß sie ihr ganzes Leben lang von der Natur gelernt hatten.

Sie hatten die Ordnung des Universums im kleinsten wie im größten, im Saatkorn wie in den Sternen beobachtet; sie hatten die Tiere und Pflanzen in ihrer natürlichen Umgebung studiert. Was sie wußten, hatten sie der Natur abgeschaut und aus der Überlieferung gelernt. Das Buchwissen, die Auslegung der Schriften durch den Klerus spielte für sie keine Rolle. Was vor der Erfindung der Druckpresse außerhalb der allmächtigen und schriftkundigen Priesterschaft an Wissen existierte, mußte von Angesicht zu Angesicht weitergegeben werden.

Wer wegen eines verdorbenen Magens eine heilkundige Frau aufsuchte, wurde von ihr gefragt, was er gegessen hatte. Dann half ihm die Heilerin mit einem guten Rat und gab ihm vielleicht zur Beruhigung des Magens einen Kräutertee mit auf den Weg. Wer unter Melancholie, Migräne oder Reizbarkeit litt und sich an eine heilkundige Frau wandte, konnte von ihr erfahren, daß solche Beschwerden häufig mit der Ernährung zusammenhängen. Lag es vielleicht am Zucker? Auch hier bestand die Therapie wieder aus strengen Verhaltensmaßregeln und möglicherweise einem Arzneitrank oder Tee, der Abhilfe schaffte.

Doch diese Zeiten waren unwiderruflich vorüber. Die Naturheilkunde war als Hexenwerk abgestempelt. Wurde es ruchbar, daß eine Heilerin Halluzinationen auf Zucker zurückführte, dann fiel der Verdacht nun auf sie selbst zurück. Es hieß ganz einfach, die betreffende Person habe Halluzinationen, weil sie verhext sei. Und die Hexe setze Lügen über den Zucker in die Welt, um einen neuen Geschäftszweig zu verunglimpfen, der unter dem Segen der Kirche stehe und dem Staat gute Profite bringe! Zaubern durften nur Exorzisten und Priester. Wer »verhext« war, bekam den Rat, die Naturheilkundigen als Hexen oder Zauberer zu denunzieren, die das Übel mit einem unheiligen Zauberspruch auf ihn herabbeschworen hatten. Die Strafe für Hexen und Zauberer war der Scheiterhaufen.

Die Inquisitoren beklagten sich bitter darüber, daß verhexte Personen zu den Naturheilkundigen gingen und von ihnen mit natürlichen Mitteln geheilt wurden. »Es ist ein verbreitetes Übel«, so schrieben sie, »daß verhexte Personen weise Frauen aufsuchen, von denen sie oft geheilt werden. Sie gehen nicht zu Priestern oder Teufelsaustreibern. ... Solche Heilungen werden durch die Hilfe des Teufels ermöglicht, und es verstößt gegen das Gesetz, Heilung auf diesem Weg zu suchen. Es kann deshalb nicht rechtens sein, die Verhexung solcherart zu heilen, sondern sie muß geduldig ertragen werden.«[9]

Im Zeitalter der Hexenjagd wurden Krankheiten, rätselhafte Beschwerden und sonstige Leiden in zwei verschiedene Kategorien eingeteilt: in die (physischen) Krankheiten, die angeblich auf eigenes Fehlverhalten zurückgingen und in die (psychischen) Krankheiten, die als Werk des Teufels galten. Die Milchkrankheit der Tiere, Magenschmerzen, die galoppierende Schwindsucht und vergleichbare Erkrankungen mit offensichtlichen Symptomen waren eindeutig physisch. Ging eine Krankheit nicht mit sichtbaren Anzeichen einher – wie etwa Melancholie, Migräne oder geistige Verwirrung –, so mußte sie das Werk des Teufels sein.

Gegen Ende des Mittelalters erlangte die Kirche mit der Unterstützung des Adels die völlige Kontrolle über die medizinische Ausbildung und Praxis. Im *Malleus Maleficarum* (»Hexenhammer«), dem berüchtigten Handbuch für Hexenjäger aus dem Jahre 1486, wurde der Begriff »Hexe« folgendermaßen definiert: Hexen sind Frauen, »die andere zu verleiten trachten, böse Wunder zu vollbringen«. Und solch ein »böses Wunder« war auch die Heilkunst. Ketzerei wurde dort als »Unglaube bei solchen, die getauft sind« beschrieben, und Hebammen galten als Menschen, die »alle anderen an Gottlosigkeit übertreffen«. Der übelste männliche Chauvinismus drückt sich jedoch in der Erklärung der Inquisitoren aus: »Jede Zauberei entsteht aus der Fleischeslust, die bei Frauen unersättlich ist.«[10] Zu einer Zeit, in der (männliche) Ärzte noch von der Anwesenheit bei Geburten ausgeschlossen waren, hatte sich einmal ein Arzt als Hebamme verkleidet und bei einer Entbindung eingeschlichen. Er wurde enttarnt und auf dem Scheiterhaufen verbrannt. Inzwischen war das Pendel zur anderen Seite ausgeschlagen.[11]

Jeder plötzliche Ausbruch einer Krankheit – oder einer vermeintlichen Krankheit – deutete auf Hexerei hin. Um die Diagnose »Hexerei« treffen zu können, stützten sich die Inquisitoren auf die Ärzte. Mit ihrer Hilfe konnten sie herausfinden, welche Krankheiten natürliche Ursachen hatten und welche auf Hexerei zurückgingen. Eine Methode zur Unterscheidung zwischen natürlichen (physischen) und übernatürlichen (psychischen) Krankheiten war eine Art mittelalterlicher Rorschach-Test*, bei dem geschmolzenes Blei über den Körper der Patienten gehalten und dann in Wasser gegossen wurde. Formte sich das Blei zu einer erkennbaren Figur, so war eine Verurteilung unvermeidlich. Wie das Blei aber auch immer aussah: die Inquisitoren fanden so oder so Beweise dafür, daß die Patienten genau an der Krankheit litten, die sie von Anfang an diagnostiziert hatten.

* Ein von dem schweizerischen Psychiater Rorschach (1884–1922) entwikkelter Persönlichkeitstest, bei dem die Prüflinge (sinnfreie) klecksartige Figuren deuten müssen.

Die Sprache der Ärzte und Priester war das Latein. Deshalb benutzten die Ärzte anstelle des alten Wortes »Zeichen« nun das griechisch-lateinische Wort *symptoma.* Was für die Naturheilkundige ein Zeichen, eine Warnung der Natur war, nannten die Ärzte nun ein Symptom. Die Ärzte konnten ihren Patienten nur selten etwas mitteilen, was diese nicht bereits in ihren eigenen Knochen spürten. Sie konnten ihre Patienten lediglich untersuchen und sich vielleicht auch deren Klagen anhören. Den Krankheitszeichen, Warnsignalen oder Symptomen gaben sie merkwürdige lateinische oder griechische Namen. Auch dies war Zauberei – nur war diesmal kein Priester daran beteiligt.

Sagte ein Arzt: »Aha, es könnten Magenbeschwerden sein«, wiederholte er nur, was ihm der Patient gerade selber verraten hatte. Meinte er: »Sie haben sich den Magen verdorben«, war der Patient von dieser Weisheit nicht gerade überwältigt. Verkündete er dagegen: »Aha, das sieht nach einem sehr interessanten Fall von Dyspepsie aus«, hatte er etwas höchst Bedeutendes von sich gegeben. Schließlich war der Patient nun der erste in der gesamten Nachbarschaft, der unter dieser neuen Krankheit litt. Und außerdem hatte der Arzt die neue Krankheit mit Hilfe einer vollkommen neuen Sache gefunden – sie stand in einem Buch, dessen Seiten über und über mit lateinischen Wörten beschrieben waren.

Johann Weyer, der Hofarzt des Herzogs Wilhelm von Kleve, zählte zu den wenigen Medizinern seiner Zeit, die sich gegen Hexenjagden aussprachen. Er war voller Zorn über seine Standesgenossen, die mit der Inquisition zusammenarbeiteten, und veröffentlichte ein Buch mit heftigen Angriffen gegen die »unwissenden und unfähigen Ärzte, die ... all die Krankheiten, gegen die sie kein Mittel finden, auf Hexerei zurückführen. Die wirklichen Übeltäter sind somit die Ärzte selbst«.[12]

Das Buch wurde prompt verboten.

Weil sich unwissende und unfähige Ärzte die Anzeichen für

den Zuckerblues nicht erklären konnten, führten sie sie also jahrhundertelang auf Hexerei zurück. Gleichzeitig brachten drei Jahrhunderte ärztlicher Unfähigkeit ein geradezu babylonisches Sprachgewirr griechischer und lateinischer Bezeichnungen hervor: Schizophrenie, Paranoia, Katatonie, Dementia praecox, Neurosen, Psychosen, Psychoneurosen, chronische Urticaria, Neurodermitis, Kephalalgia, Hermicranie, paroxysmale Tachykardie – allesamt Namen, die wahrhaft furchteinflößend klingen.

Die weisen Menschen, die unter anderem eben auch wußten, was es mit dem Zuckerblues auf sich hatte, waren allmählich in den Untergrund gedrängt worden. Mit ihnen ging auch das Wissen über die Zeichen und Warnsignale verloren, aus denen ersichtlich ist, daß der menschliche Körper und Geist Zucker nicht verarbeiten können. Es sollte Jahrhunderte dauern, bis dieses Wissen wiederentdeckt wurde. In der Zwischenzeit verbreiteten die eifernden Missionare der Christenheit im Zeichen des Kreuzes ihre Lehre, den Zuckerwürfel und den Coca-Cola-Automaten über die ganze Welt. Der Sklavenarbeit auf den Zuckerrohrplantagen gab die Kirche ihren Segen, weil diese Arbeit angeblich die schwarzen Seelen der Heiden erlöste. Und in der alten Welt verurteilten die Ärzte und Priester die Naturheilkundigen als Hexen und überantworteten sie der ewigen Verdammnis.

Der Konkurrenzkampf zwischen der Naturheilkunde und dem Christentum war entschieden. Klerus und Ärzteschaft begaben sich mit vereinten Kräften an das übliche Werk der siegreichen Eroberer: sie teilten die Beute unter sich auf. Die Priester und Exorzisten erklärten sich für Geist und Psyche zuständig und überließen den Körper den Ärzten und den Chirurgen. Später übernahmen die Psychologen teilweise das Geschäft der Priester, aber die Zweiteilung zwischen Körper und Geist ist geblieben: die Mayo Brothers behandeln den Körper, die Menninger Brothers den Geist. Das National Institute of Health ist etwas anderes als das National Institute of Mental Health.

Als der römische Kaiser Konstantin zum Christentum übertrat und seine Untertanen zwingen wollte, der neuen römischen Staatskirche beizutreten, setzte sich die ländliche Bevölkerung gegen ihn zur Wehr. Die städtische Priesterschaft beklagte sich darüber, wie hinterwäldlerisch das Landvolk doch sei, und die Inquisitoren wagten es nicht, auf den dunklen Wegen der Heiden zu gehen und an ihre Türen zu klopfen. Sie waren in solchen Gegenden eben hoffnungslos in der Minderheit. Deshalb konnte die Weisheit der Naturheilkundigen dort den staatlichen Angriffen trotzen und – wenn auch im Untergrund – überdauern.

Der tiefe historische Gegensatz zwischen Kirche und Naturheilkunde zeigt sich noch heute in bestimmten Ausdrücken und Symbolen. Die Christen bezeichneten die Naturheilkundigen zuerst als Zauberer oder Magier und benutzten damit das lateinische Wort für Menschen, die mit Hilfe von Losen, Tarotkarten oder Schafgarbenstielen die Zukunft voraussagen. Ihnen galten alle Ungläubigen als Heiden. Die »Heiden« selbst nannten ihre Heilerinnen hingegen »weise Frauen«. Diese weisen Frauen setzten auf die Heilkraft von Kräutern und Arzneitränken – was die Priester wiederum als Zauberei bezeichneten. Und für Wunder und Zauberei war allein die Priesterschaft zuständig. Die heilkundigen Frauen mußten folglich Hexen oder Teufelsbündnerinnen sein. Sie gehörten in jedem Fall auf den Scheiterhaufen. Nach Jahrzehnten des Schreckens hatte die Kirche ihr Werk vollbracht. Aus der heilkundigen Frau war die fratzenhafte Hexe geworden.

Im Sommer 1973 begleitete ich einen Naturheiler durch die uralten Wälder, die sich in einem abgelegenen Gebiet Südwestfrankreichs noch finden. Dabei konnte ich ihn bei seiner Tätigkeit beobachten, die in seiner Familie eine mehr als vierhundert Jahre alte, ungebrochene Tradition aufwies. Mir war, als würde ich auf dem Zeitpfeil in die Vergangenheit reisen. Dieser abgelegene Wald in Frankreich ähnelt unseren Vorstellungen vom Garten Eden. Wir bewegten uns mit äußerster Vorsicht, stets darauf bedacht, mit unseren Füßen nicht die heilige Ordnung des Universums zu zerstören. Der Heiler kniete sich hin, um den Tau des frühen Morgens zu kosten, ging an Dutzenden Pflanzen vorbei und blieb schließlich vor einer stehen, die er so vorsichtig pflückte, wie man ein Neugeborenes aus dem Schoß der Mutter nimmt. Er hielt sie vor sein Gesicht und atmete ihren Duft ein - eine Geste, die mir wie ein Gebet vorkam. Schließlich kamen wir zu einem alten Holzschuppen, in dem Pflanzen auf Sieben zum Trocknen ausgelegt waren. Jede dieser Pflanzen hatte der Heiler zu einer ganz bestimmten Zeit gepflückt, die sowohl durch den Reifegrad der Pflanze wie auch von der Stellung des Mondes und der Sterne abhängig war. Dann mußten die Pflanzen tage-, stunden- oder wochenlang trocknen. Jede Pflanze hat ihre eigene Zeit. Alles reift zu seiner Jahreszeit. Der Heiler achtet darauf, daß niemand gewaltsam in den Wald eingreift, denn dieser Wald ist eine unerschöpfliche Quelle für Naturheilmittel, die teils einzeln, teils in bestimmten Kombinationen benutzt werden. Aus einigen Pflanzen werden Tees hergestellt, die man vor den Mahlzeiten trinkt, andere werden als feuchtwarme Umschläge um schmerzende Glieder gewickelt.

All das hatte der Heiler von seinem Vater gelernt. Der wiederum hatte - wie auch Darwin, Goethe und Paracelsus - auf Feldern und Wiesen die Insekten, die Vögel, die Bienen und andere Tiere studiert. Dann hatte er seine Erkenntnisse anhand alter Schriften überprüft. Durch die Jahrhunderte währende Überlieferung, durch die stetige Anwendung des Prinzips von Versuch und Irrtum, durch Erkenntnis und Erprobung wurden diese altehrwürdigen Schriften beständig verbessert. Diese fortwährende Suche und Beobachtung, die kritische Ehrfurcht vor der Überlieferung, ist typisch für die Naturheilkunde. Außerdem hatte der Heiler seinen Vater beim Kräutersammeln überall im Land begleitet, in der Morgendämmerung ebenso wie beim Schein des Mondes. Von weither kamen Menschen, um sich mit seinem Vater über ihre Krankheiten zu beraten. Manchen gab er einen Kräutertrank mit nach Hause; andere erhielten von ihm ausgewählte getrocknete Zweige, mit denen sie daheim ein Bad zubereiten konnten, das ihre Schmerzen ausschwemmte. Aber mit welchen Beschwerden die Menschen ihn auch aufsuchen mochten – immer erkundigte er sich auch nach ihren Eß- und Trinkgewohnheiten. Stets gab er den Rat, auf die Qualität des Brotes und des Weins zu achten; stets riet er seinen Patienten vom Zucker ab.

Wer den Vater des Heilers aufsuchte, erschien normalerweise am Morgen oder des Nachmittags. Aber einmal tauchte ein ganz besonderer Patient im Schutz der Dunkelheit auf. Der alte Herr behandelte ihn mit höchster Diskretion. Die Vorhänge wurden zugezogen, die Tür wurde verriegelt, andere Patienten wurden nicht eingelassen. Unter solchen Umständen mußte der Heiler sogar das heiße Wasser und die erforderlichen Kräuter selbst vorbereiten. Diesen Patienten vor den Augen anderer über seine Eßgewohnheiten zu befragen wäre ihm unangemessen erschienen. Schließlich handelte es sich um den Arzt aus dem Nachbardorf. Trotz seiner »wissenschaftlichen« Kenntnisse, die er auf den staatlich zugelassenen medizinischen Universitäten erworben hatte, war der Mann nicht in der Lage, sich selbst zu heilen. Und wie schon sein Vater und Großvater vor ihm mußte der gute Doktor sich nun an den schlecht beleumdeten Kräuterheiler wenden – an den Zauberer.

Ein Psychiater unserer Zeit, Dr. Thomas S. Szasz, wies in seinem Buch *Die Fabrikation des Wahnsinns* darauf hin, welchen Preis diese Heuchelei hatte:

> ... Der moderne Arzt, und insbesondere der Psychiater, verleumdet seinen mittelalterlichen Vorfahren, den niedrigstehen-

den und schlecht beleumdeten Zauberer und Hexer. Er zieht es vor, seine Abstammung direkt auf die hippokratischen Ärzte des alten Griechenlands zurückzuführen, und er übergeht die Verbrechen des Mittelalters mit Stillschweigen ... Der medizinische Berufsstand mußte den teuren Preis bezahlen, den solch ein betrügerisches Geschäft zwangsläufig nach sich zieht. Indem er seine Ursprünge verleugnet – und sich sogar mit denjenigen identifiziert, durch die seine Vorfahren besiegt wurden – verliert der moderne Arzt seine Identität als bescheidener, unabhängiger Heiler, der eine skeptische Haltung gegenüber der herrschenden Gesellschaftsordnung einnimmt. Er wird statt dessen zu einem unterwürfigen Vasallen des Staates. ... Die Verleugnung der Zauberin und Hexe als Heilerin zählt in der aktuellen Geschichte der zeitgenössischen Medizin zu den wichtigen Kettengliedern in der verhängnisvollen Verwandlung des Arztes von einem eigenständigen Unternehmer in einen Bediensteten des Staates.[13]

Der Inquisition war es nicht gelungen, im Mittelalter bis in die abgelegene Ecke der Gascogne vorzudringen, in der ich den Kräuterheiler Maurice Mességué besuchte. Aber vor den Übeln des Zweiten Weltkrieges – der Eroberung Frankreichs, der Besetzung durch die Nazis – war das Dorf des Heilers nicht verschont geblieben. Der junge Adept der Naturheilkunde verließ also sein Heimatdorf und reiste in die Welt. Als er in der Fremde die einfachen Naturverfahren anwandte, die sein Vater, Großvater und Urgroßvater täglich benutzt hatten, galt er dort entweder als Quacksalber oder als Wunderheiler – das Urteil hing jeweils von der Richtung des Aberglaubens ab, mit der er es gerade zu tun hatte. Mességué behandelte erfolgreich Persönlichkeiten wie Admiral Darlan, die Chansonette Mistinguette und Jean Cocteau, und er heilte auch den ehemaligen französischen Ministerpräsidenten Edouard Herriot. Die einfachen Heilmethoden Mességués wirkten teilweise so spektakulär, daß seine berühmten Patienten etwas zuviel Aufhebens darum machten. Aus diesem Grunde wurde er mit der Zeit zu einer ernsthaften Bedrohung für die etablierten medizinischen

Autoritäten, die seine Erfolge nicht länger ignorieren konnten. Plötzlich waren in ganz Frankreich Gerichtsverfahren gegen ihn anhängig, weil er sich in mehr als vierzig Fällen ohne einen medizinischen Abschluß ärztliche Kompetenz angemaßt hatte. Wie einst die Hexen hatte er es gewagt, sich ohne ein Studium an den staatlich abgesegneten Einrichtungen der Heilkunst zu widmen.

Diese Gerichtsverfahren entwickelten sich zu unglaublichen Werbeveranstaltungen für die Kräutermedizin – das orthodoxe Diseasestablishment Frankreichs sorgte dafür, daß Maurice Mességué berühmt wurde. Ein Richter nach dem anderen sprach ihn pflichtgemäß schuldig und verurteilte ihn zu einer Geldbuße von einem oder zwei Francs. Und nach dem Verfahren nahm er ihn dann beiseite und bat ihn, seiner leidenden Frau oder Geliebten zu helfen. In späteren Jahren verfaßte der Heiler drei Bücher über seine Erlebnisse und seine Naturheilverfahren. Alle drei wurden in Europa zu Bestsellern; in allen drei Büchern wiederholt er das einfache Rezept für eine gesunde Ernährung, das er von seinen Vorvätern lernte – die natürlich angebaute Vollkornnahrung. Was die Avantgarde der modernen Medizin erst seit kurzem wiederentdeckt, haben seine Vorfahren schon seit mehr als vierhundert Jahren gepredigt: halte dich von raffiniertem Zucker in jeder Form und Verkleidung fern. Mességué kehrte im Triumph in die Gascogne zurück, wo er zum Bürgermeister der Stadt Fleurance gewählt wurde. Heute lebt er in einem wunderschönen Château, in dem seine Mutter einst als Dienstmädchen arbeitete, und besitzt einen großen, alten Wald, in dem er morgens seine Pflanzen sammelt. Dieses ausgedehnte Landstück verwaltet er treuhänderisch als unerschöpfliche Quelle von Kräutern und Pflanzen, die er einer verschmutzten und chemisch verpesteten Welt zur Verfügung stellt.

1964 habe ich die ersten von ungefähr fünfzig Büchern eines japanischen Naturheilers übersetzt. In meiner Einleitung zu

Sakurazawas Buch *You are All Sanpaku* gehe ich Punkt für Punkt auf die Erfahrungen ein, die ich bei meiner Selbstheilung mit seinen Lehren gemacht habe.

Es gibt in dem Buch ein Kapitel über Zucker, in dem es unter anderem heißt:

> Die westliche Wissenschaft und Medizin hat gerade erst begonnen, die Auswirkungen der unglaublichen Steigerung des Pro-Kopf-Verbrauchs an Zucker anzuprangern, der vor allem in den Vereinigten Staaten zu beobachten ist. Ihre Forschungen und Warnungen kommen, fürchte ich, viele Jahre zu spät. ... Ich bin sicher, daß die westliche Medizin eines Tages zugeben wird, was man im Orient schon früher erkannt hat: Zucker ist eindeutig der Mörder Nummer eins in der Geschichte der Menschheit – er wirkt weit tödlicher als Opium oder der radioaktive Fallout. Das trifft besonders auf diejenigen Völker zu, die als Hauptnahrungsmittel Reis zu sich nehmen. Zucker ist das größte Übel, das die moderne Industriegesellschaft über die Länder des Fernen Ostens und Afrikas gebracht hat. ... Unwissende Menschen, die kleinen Kindern Süßigkeiten geben oder verkaufen, werden eines Tages mit Schrecken erkennen, was sie zu verantworten haben.

Naturheilkundige der heutigen Zeit sind sich nicht immer in allen Fragen einig, doch eines betonen sie alle: Der menschliche Körper kann raffinierten Zucker nicht verkraften.

Unseren täglichen Zucker gib uns heute . . .

Im Mittelalter wurden gestörte Seelen nur selten wegen ihrer Verrücktheit eingesperrt. Irrenanstalten gibt es erst seit dem Zeitalter der Aufklärung; seit der Zeit also, in der der Zucker von den Regalen der Apotheke in die Regale der Konfiserie umzog. »Die große Gefangenschaft der Geisteskranken« – so nennt es der französische Historiker Michel Foucault – begann gegen Ende des siebzehnten Jahrhunderts.[1] Zu diesem Zeitpunkt war der Zuckerkonsum in Großbritannien innerhalb von zweihundert Jahren bereits von einer minimalen Menge auf mehr als zwei Millionen Pfund jährlich gestiegen. Und die Ärzteschaft in London begab sich allmählich daran, die körperlichen Warnsignale und Symptome des Zuckerblues zu beobachten und zu dokumentieren.

Wer sich durch seinen Zuckerkonsum Krankheiten zugezogen hatte, bei denen die Ärzte keinen Rat mehr wußten, galt nun nicht mehr als verhext, sondern als verrückt, geisteskrank oder emotional gestört. Schlaffheit, Müdigkeit, Ausschweifungen, Ärger mit den Eltern – jedes dieser Probleme war ein ausreichender Grund, um Menschen unter 25 Jahren in die ersten Pariser Irrenanstalten einzuliefern. Eine Beschwerde aus dem Mund der Eltern, Verwandten oder des allmächtigen Gemeindepriesters war Grund genug für die Einlieferung. Stillende Ammen mit ihren Babies, schwangere junge Mädchen, zurückgebliebene oder behinderte Kinder, Alte, Gelähmte, Epileptiker, Prostituierte oder gewalttätige Mondsüchtige: wer von den Straßen und von der Bildfläche verschwinden sollte, wurde dort in Gewahrsam genommen. Die Irrenanstalt war gleichsam die Nachfolgerin der Hexenjagd und der Ketzerverfolgung; sie war eine aufgeklärtere und humanere Form der gesellschaftlichen Überwachung. Ärzte und Priester säuberten die Straßen, und für ihre schmutzige Arbeit genossen sie im Gegenzug die besondere Gunst des Königs. Nachdem auf Anweisung des Königs in Paris das erste allgemeine Spital eröffnet worden war, wurde dort binnen kürzester Zeit ein Prozent der Stadtbevölkerung eingeliefert. Bis zum zwanzigsten Jahrhundert stieg – besonders in den Städten – der Zuckerkonsum unaufhörlich an; im gleichen Maße nahm auch die Zahl der Insassen dieser Anstalten zu. Und heute? Dreihundert Jahre nach der Gründung der ersten Irrenanstalt haben wir es geschafft, »emotional Gestörte« in menschliche Roboter zu verwandeln, deren Gehirne die Ärzte mit Psychopharmaka kontrollieren.

Pioniere der orthomolekularen Medizin wie Dr. A. Hoffer, Dr. Allan Cott, Dr. A. Cherkin und Dr. Linus Pauling geben inzwischen zu, daß die Geisteskrankheit im Grunde ein Mythos ist. Ihrer Ansicht nach handelt es sich bei geistig-seelischen Störungen nicht selten lediglich um das erste Symptom, mit dem der menschliche Körper anzeigt, daß er den Belastungen der Zuckersucht ganz offenkundig hilflos gegenübersteht.

Dr. Pauling schreibt in »Orthomolecular Psychiatry«:

> Die Funktion des Gehirns und des Nervengewebes ist empfindlicher von einer Reihe bestimmter chemischer Reaktionen abhängig als die Funktion anderer Organe und Gewebeteile. Ich glaube, daß Geisteskrankheiten zum größten Teil auf abnormale Reaktionen und abnormale molekulare Konzentrationen grundlegender Substanzen zurückzuführen sind, die auf eine genetische Veranlagung und die Ernährung zurückgehen. . . . In einer Welt, die massive wissenschaftliche und technologische Veränderungen erlebt, sind die Ernährung und die Medikamente oft nicht so gut, wie sie es sein sollten.
>
> Ein Mangel an Vitamin B_{12} . . . äußert sich noch häufiger in geistiger Krankheit als in körperlichen Beschwerden. Die Geistes-

> krankheit, die mit perniziöser Anämie (einer schweren Blutkrankheit) einhergeht … wird oft mehrere Jahre lang beobachtet, bevor eine der körperlichen Manifestationen der Krankheit auftritt. …
> Andere Forscher berichten, daß eine niedrige B_{12}-Konzentration im Serum geisteskranker Patienten häufiger auftritt als im Serum der Gesamtbevölkerung. Sie äußerten die Vermutung, daß ein B_{12}-Mangel … zu Geisteskrankheit führen kann.
> Nach der Einführung der Therapie mit Nikotinsäure (Niacin) konnten zahlreiche Pellagra-Patienten ebenso von ihren Psychosen wie auch von den körperlichen Symptomen dieser Krankheit geheilt werden. … In neuerer Zeit häufen sich die Forschungsberichte über den Einsatz von Nikotinsäure und Nikotinamiden bei der Behandlung von Geisteskrankheiten. … Ein weiteres Vitamin, das in bestimmtem Umfang zur Behandlung von Geisteskrankheiten eingesetzt wurde, ist die Ascorbinsäure, auch Vitamin C genannt. …
> Bei der Vitamin-C-Mangelkrankheit (Skorbut) treten sowohl geistige Krankheitssymptome (Depression) wie auch körperliche Symptome auf … Ich bin aufgrund des Studiums der einschlägigen Literatur zu der festen Überzeugung gelangt, daß viele Schizophrene einen erhöhten Ascorbinsäure-Umsatz haben, der vermutlich auf eine genetische Veranlagung zurückgeht. Die vermehrte Aufnahme von Ascorbinsäure wirkt sich bei der Behandlung von Geisteskrankheiten positiv aus.
> Es besteht die Möglichkeit, daß manche Menschen an einer Art Gehirn-Skorbut leiden, ohne daß die üblichen Skorbut-Symptome auftreten, oder an einer Art cerebraler Pellagra oder cerebraler perniziöser Anämie. … Das Fehlen jedes Vitamins, jeder essentiellen Aminosäure, jedes anderen wesentlichen Nährstoffs verursacht eine molekulare Störung, die unsere Vorfahren dadurch zu kontrollieren lernten, daß sie sich therapeutisch ernährten. Auf diese Weise vermochten sie die Krankheit unter Kontrolle zu halten.[2]

Dr. A. Hoffer erklärt in *Megavitamin B3 Therapy for Schizophrenia*: »Den Patienten wird außerdem geraten, sich mit weniger Sucrose und sucrosereichen Nahrungsmitteln«[3] zu ernähren.

Klinische Untersuchungen bei hyperaktiven und psychotischen Kindern sowie bei Kindern mit Gehirnverletzungen und Lernschwächen haben ergeben:

> In der Familiengeschichte dieser Kinder sind häufig außergewöhnlich viele Fälle von Diabetes aufgetreten – schon ihre Eltern und Großeltern konnten also keinen Zucker vertragen. Die Kinder selbst litten ungewöhnlich oft an einem niedrigen Blutzuckerspiegel oder funktioneller Hypoglykämie, was darauf hindeutet, daß auch ihr Körper nicht mit Zucker umgehen kann. Gleichzeitig waren diese Kinder an einen hohen Zuckerkonsum gewöhnt.
>
> Die Untersuchung der Ernährungsgeschichte von Patienten, bei denen man Schizophrenie diagnostizierte, hat ergeben, daß ihre Ernährung in hohem Maße aus Süßigkeiten, Kuchen, Kaffee, koffeinierten Getränken und mit Zucker zubereiteter Nahrung bestand. Diese Nahrungsmittel, die die Nebennieren anregen, sollten deshalb bei ihnen gestrichen oder stark eingeschränkt werden.[4]

Die fortschrittlichsten Vertreter der modernen Medizin sind also derzeit im Begriff, ein Wissen wiederzuentdecken, das sich die schlichten Heilerinnen vergangener Zeiten durch ihr gewissenhaftes Studium der Natur angeeignet hatten.

Dr. Thomas Szasz schreibt: »Ich habe in mehr als zwanzig Jahren psychiatrischer Arbeit keinen einzigen klinischen Psychologen kennengelernt, der auf der Grundlage eines Persönlichkeitstests hätte sagen können, ob es sich bei der jeweiligen Person um einen normalen, geistig gesunden Menschen handelt. Einige Hexen mögen zwar die Hexenprobe überlebt haben, aber kein ›Verrückter‹ kommt unerkannt durch die heutigen psychologischen Tests hindurch, . . . es gibt kein Verhalten und keine Person, bei denen ein moderner Psychiater nicht mit plausiblen Argumenten die Diagnose ›abnormal‹ oder ›krank‹ aufstellen kann.«[5]

Im siebzehnten Jahrhundert sah es im Grunde nicht anders aus. Wo der Arzt oder der Exorzist gerufen wurde, mußte er auch etwas leisten. Er stand unter Erfolgsdruck. Mißlang die

Therapie, dann wurde der bemitleidenswerte Patient kurzerhand fortgeschafft. Von den Chirurgen heißt es oft, sie würden ihre Kunstfehler begraben. Praktische Ärzte und Psychiater schaffen ihre Kunstfehler auf andere Weise aus der Welt: sie werden hinter Schloß und Riegel verwahrt.

Die Gewaltexzesse der Inquisitoren und Hexenjäger führten am Ende zur längst erwarteten heftigen Gegenreaktion, die ihrerseits wieder mit Schrecken und Umsturz einherging. Ärzte und Priester, die gemeinsam die Schrecken der Inquisition inszeniert hatten, gerieten nun in eine für sie höchst unangenehme Komplizenschaft, die alle Welt an das Blut gemahnte, mit dem sie einst ihre Hände befleckt hatten. Was gestern noch als Ketzerei gegolten hatte, konnte sich in Form der verschiedenen protestantischen Bekenntnisse fest etablieren. Die Menschen wurden scharenweise der katholischen Kirche abtrünnig. Folglich mußten die königlichen Partner der römischen Kirche in die Bresche springen und harte Strafen gegen diese Abtrünnigen verhängen, die sonntags nicht zum »wahren Gottesdienst« erschienen. Und die Zustände wurden immer ärger. Die Orgien der Hexenverbrennungen und Teufelsaustreibungen hatten die Flut der Verhexung, Besessenheit und Verrücktheit nicht aufhalten können – jetzt mußten Ärzte und Kirchenmänner schleunigst eine neue Erklärung für die Symptome und Anzeichen des Zuckerblues vorlegen, der den Menschen das Gehirn verwirrte und die Gefühlswelt durcheinanderbrachte.

1710 lieferte ein anonymer Arzt und Kirchenmann die ultimative Antwort auf die Frage nach den Gründen für die Geisteskrankheit; eine Antwort, für die man ihm sicherlich – hätte diese Ehrung damals schon existiert – einen Nobelpreis verliehen hätte. Mit seiner einfachen, einleuchtenden Erklärung für die Geisteskrankheit waren Ärzte und Priesterschaft jedenfalls für knapp drei Jahrhunderte zufrieden. So lange gab sie ihnen Arbeit, Brot und Reichtum. Der anonyme Kirchenmann hatte seine Bibel geplündert und die Legende von Onan in eine neue Sünde umgemünzt, für die es weder im alten Griechenland noch im Persischen Reich ein eigenes Wort gegeben hatte. Und dabei hatten die Menschen das, was fortan als »Onanie« gebrandmarkt wurde, seit ewigen Zeiten überall in der Welt schon von Kindesbeinen an praktiziert. Seine neuen Erkenntnisse schrieb er in einem Buch nieder, das den Titel trug: *Onania oder die verruchte Sünde der Selbstbefleckung*. Nun war die Reihe an den Ärzten. Sie plünderten ihrerseits ihre Wörterbücher auf der Suche nach einem lateinischen Begriff, der sich für das neue Krankheitsbild mißbrauchen ließ. Sie einigten sich auf »manusturpatio« (mit der Hand besudeln) – ein Wort, das sich sprachlich recht schnell zu »Masturbation« abschliff und in dieser Form dann im Oxford Dictionary von 1766 auftauchte. *Onania* wurde jedenfalls ein Bestseller. Und von Seiten der Wissenschaft – die sich bekanntlich keine gute Verdienstmöglichkeit entgehen läßt – war das übliche Donnerwetter religiöser Geschmacklosigkeiten zu hören, mit dem pseudowissenschaftliche Beweise gemeinhin geführt werden. Wer wollte schon behaupten, daß die Masturbation *nicht* zum Wahnsinn führte? Eine erfolgreiche Argumentation gegen diese Theorie wäre nur möglich gewesen, wenn jemand zugegeben hätte, daß er über Jahre masturbiert hatte, und dann noch den Beweis antrat, daß er geistig gesund war. Diesen Versuch wagte niemand.

Was aber geschah unterdessen im süßen Land der Freiheit auf dem Gebiet der Geisteskrankheiten? Der Vater der amerikanischen Psychiatrie war ebenfalls einer der Väter der amerikanischen Revolution und einer der Unterzeichner der Unabhängigkeitserklärung: Dr. Benjamin Rush. Er stimmte frühzeitig in die allgemeine Empörung über die Masturbation ein und vertrat den Standpunkt, der Solo-Sex sei ein Ausfluß des Wahnsinns und führe zu »... Impotenz, [soll heißen: schmerzhaftem Urindrang, lokomotorischer Inkoordination,

Tuberkulose], Verdauungsstörungen, Sehstörungen, Schwindelgefühlen, Epilepsie, Hypochondrie, Gedächtnisverlust, Manalgia [was immer das sein mag], Einfältigkeit und Tod«.[6]

Auch der große französische Psychiater Esquirol meldete sich zum Thema Masturbation zu Wort. Er erklärte, daß die Masturbation »in allen Ländern als eine allgemeine Ursache der Geisteskrankheit gilt, ... sofern sie nicht umgehend eingestellt wird. Sie ist ein unüberwindliches Hindernis für den Heilungsprozeß, ... bringt den Patienten in einen Zustand der Einfältigkeit und führt zu Tuberkulose, Marasmus [geistig-körperlichem Kräfteverfall] und Tod. ... Sie könnte ein Vorläufer von Verrücktheit, Schwachsinn sein ... und endet in Melancholie und Selbstmord«. Die Feststellung, daß die Masturbation zum Wahnsinn führt, wurde in der zivilisierten Welt allgemein akzeptiert.[7]

Die Masturbation lieferte den Medizinern ein perfektes Alibi. Wir können dich nur heilen, wenn du *nicht mehr* masturbierst, erklärten sie. Wer als unheilbar galt, wurde deshalb in eine Anstalt gesperrt, in der man ein absolut sicheres Mittel gegen die Masturbation bereithielt: die Zwangsjacke. Wer sich wider Erwarten doch auf dem Weg der Besserung befand, mußte tagsüber einen Keuschheitsgürtel und des Nachts mit spitzen Nägeln besetzte Ringe tragen.

Es war nur eine Frage der Zeit, bis sich die Chirurgen einschalteten. Welchen Beitrag lieferten sie zur Bekämpfung der Masturbation? Sie empfahlen das alttestamentarische Ritual der Beschneidung. Bei Frauen kam freilich nur die Entfernung der Klitoris in Frage.

Dr. Isaac Baker Brown, ein prominenter Londoner Chirurg (und späterer Präsident der Medical Society of London) erfand um 1850 eine chirurgische Prozedur mit dem Namen »Klitoridektomie« – aus Sorge über den »moralischen Aussatz« der Masturbation, der seiner Ansicht nach Hysterie, Epilepsie und Krämpfe jeglicher Art verursachen sollte.

Gleichzeitig veröffentlichte keine geringere Autorität als der Präsident der Königlichen Chirurgenvereinigung eine Schrift, in der die Beschneidung als Therapie und vorbeugende Maßnahme gegen diese »schmähliche Angewohnheit« empfohlen wurde. Und er schlug noch weitere Eingriffe vor: bei Männern sollten die rückwärtigen Penisnerven durchtrennt, bei Frauen die Eierstöcke entfernt werden. Die letzte Antwort der Chirurgie auf Masturbation und Geistesgestörtheit war die Kastration beziehungsweise die Entfernung der Gebärmutter. Im zwanzigsten Jahrhundert hat sie sogar noch einen weiteren gewaltigen Schritt nach vorne gemacht: die Leukotomie, die operative Durchtrennung der Nervenbahnen vom Stirnhirn zu anderen Gehirnteilen.

Der Historiker A. Comfort schreibt: »Um das Jahr 1860 konnte ein Individuum, das aus einem möglicherweise unbewußten Antrieb heraus daran Gefallen fand, sexuell aktive Kinder oder geisteskranke Patienten – also die beiden am leichtesten verfügbaren Opfergruppen – festzubinden, anzuketten oder einzusperren, in groteske Vorrichtungen zu zwängen, mit Gips-, Leder- oder Gummiverbänden ihrer Bewegungsfreiheit zu berauben, zu schlagen, in Angst und Schrecken zu versetzen oder zu kastrieren, ihnen die Genitalien zu verätzen oder die Genitalnerven zu durchtrennen – ein solches Individuum konnte durchaus angesehene Mediziner finden, die all das in gutem Glauben erledigten. Der Masturbationswahnsinn griff in der Tat um sich; die Medizinerschaft war sein erstes Opfer.«[8]

Die älteste Ärztevereinigung der Vereinigten Staaten existierte schon Jahre vor Gründung der AMA, der American Medical Association. Dabei handelte es sich um einen Zusammenschluß der medizinischen Leiter amerikanischer Irrenhäuser; die Association of Medical Superintendents of American Institutes for the Insane wurde 1844 im gelobten Land der Freiheit gegründet – zu einer Zeit, in der es in den Gemischtwarenläden im ganzen Land für jedes Kind ein Pfund Zucker gratis gab, wenn es für fünf Cent oder mehr eingekauft hatte. Die erste öffentliche Verlautbarung dieser Vereinigung von Psychiatern war eine Erklärung zur Verteidigung der Zwangsjacke: »Die Vereinigung ist einmütig der Auffassung, daß der Versuch, die Verwendung aller Mittel zur Einschränkung der persönlichen Bewegungsfreiheit zu unterbinden, nicht von den wahren Interessen der Geisteskranken ausgeht.«[9]

1855 hieß es in einem Artikel im *New Orleans Medical and Surgical Journal*, daß »weder die Pest, noch ein Krieg, noch die Pocken, noch eine Ansammlung ähnlicher Übel sich verheerender für die Menschheit ausgewirkt haben kann als die Masturbation. Sie ist das zerstörerische Element der zivilisierten Gesellschaft«.[10]

Während die offizielle Medizin der USA gegen die Masturbation zu Felde zog, bezeichnete sie die Vorstellungen von I. P. Semmelweis als Quacksalberei. Semmelweis hatte um die Mitte des 19. Jahrhunderts herausgefunden, daß das Kindbettfieber von Ärzten übertragen wurde und sich durch eine simple Vorsichtsmaßnahme vermeiden ließ: Wer sich vom Seziertisch in den Kreißsaal begab, brauchte sich lediglich gründlich die Hände zu waschen. Obwohl bedeutende Männer wie Wendell und Holmes für Semmelweis eintraten, wurde er als Scharlatan und Quacksalber verfolgt. Er starb 1865 in einer Irrenanstalt.

Wenn es den Ärzten vor hundert Jahren schon dermaßen schwergefallen war, die umstürzlerische Vorstellung zu akzeptieren, daß ihre eigenen schmutzigen Hände unnötige Krankheiten und unnötiges Leid verursachten, dann war von ihnen offenbar erst recht nicht zu erwarten, den Zusammenhang zwischen dem blitzartigen Anstieg des Zuckerkonsums und dem Auftreten neuer Krankheiten zu erkennen.

Gegen Ende des viktorianischen Zeitalters verlor die Masturbationstheorie als Erklärung für Geisteskrankheiten allmählich ihren Reiz. Nun betrat Siegmund Freud die Bühne. Er entschied, daß die Masturbation nicht zwangsläufig in die Geisteskrankheit oder in den Selbstmord führt. Seiner Ansicht nach war die Masturbation nur ein Anzeichen für eine neue Krankheit, die Neurose. Als Mittel gegen diese Krankheit kamen nicht länger der Keuschheitsgürtel oder das Messer des Chirurgen, sondern die Couch des Psychiaters zum Einsatz. Und während ein Keuschheitsgürtel alles in allem vielleicht zehn Dollar kostete, mußte der Psychiater für jede einzelne Behandlungsstunde bezahlt werden – und die Behandlung konnte sich über Wochen, Monate und Jahre hinziehen.

Freud schrieb 1897: ». . . Mir ist klar geworden, daß die Masturbation die grundlegende Verhaltensweise ist, die ›ursprüngliche Sucht‹, und daß es nur ein Ersatz für sie ist, wenn an ihre Stelle andere Süchte wie Alkohol, Morphium, Tabak etc. treten.« Er erwähnte wohlweislich nicht das Kokain und den Zucker, die beiden Stoffe, nach denen er selber süchtig war.[11]

In einem seiner Bücher berichtet Dr. Freud von einem Besuch im Haus einer ängstlichen Wiener Mutter, die ihn gebeten hatte, ihren Sohn zu untersuchen. Der scharfäugige Freud bemerkte einen vielsagenden Fleck auf der Hose des jungen Mannes und erkundigte sich diskret nach dessen Ursache, woraufhin der Junge behauptete, er habe kürzlich ein rohes Ei getrunken und dabei offenbar etwas Eiweiß verschüttet. Mit dieser Ausrede konnte er den guten Doktor natürlich nicht eine Sekunde lang an der Nase herumführen. Freud kam zu dem Ergebnis, daß sein Patient »unter den Beschwerden der Masturbation leide«.[12] Dr. Szasz schrieb dazu sarkastisch in seinem Buch *Fabrikation des Wahnsinns*: »Der junge Mann hatte nicht um Freuds Besuch gebeten, und es gibt keinen Grund zu der Annahme, daß *er* überhaupt an etwas litt. Die Person, die sich Sorgen machte, war seine *Mutter*, die vermutlich über die heranreifende Sexualität ihres Sohnes beunruhigt war.«

Die medizinische und psychiatrische Bruderschaft hat den »Irrsinn durch Masturbation« jahrhundertelang mit merkwürdigen Therapien zu heilen versucht, doch in unseren Darstellungen über die Geschichte der Medizin fehlt dieses denkwürdige Kapitel seltsamerweise. Sie enthalten laut Dr. Szasz zwar jede Menge Selbstbeweihräucherung, aber nicht ein Wort über die Theorie, nach der die Masturbation angeblich Geisteskrankheit verursacht. Die traurige Geschichte dieser Theorie wurde ebenso verschwiegen wie die Tatsache, daß Ärzte an den Schrecken der Hexenjagd beteiligt waren. Dr. Szasz vergleicht diesen Vorgang äußerst zutreffend mit dem Umstand, daß in der Verfassung der Vereinigten Staaten in keiner Weise das Thema der Sklaverei erwähnt wird. Noch heute erweist sich die offizielle Psychiatrie als der rückständigste Teil der medizinischen Bruderschaft und verweigert sich hartnäckig der Erkenntnis, daß der menschliche Körper mit Zucker eben nicht klarkommt. Und diese Rückständigkeit äußert sich nicht zuletzt darin, daß die Psychiater eine ganze Reihe der Symptome des Zuckerblues nach wie vor unter dem Begriff »Geisteskrankheiten« einordnen.

Bis zum Beginn des neunzehnten Jahrhunderts war *Dementia praecox* ein geläufiger Begriff in psychiatrischen Wörterbüchern. Mit dieser Bezeichnung (wörtlich: »vorzeitiger Schwachsinn«) wollte man zum Ausdruck bringen, daß sich die Symptome der Krankheit bereits bei relativ jungen Menschen zeigen. 1911 prägte dann Eugen Bleuler das furchterregende neue Wort, das den alten Begriff bald ersetzte: »Schizophrenie«. Das einzig neue an der Schizophrenie war der Name; die Symptome waren so alt wie der Zucker. Im Mittelalter hatten die Ärzte Patienten mit solchen Symptomen als »verhext« bezeichnet, nun galten sie eben als »schizophren«. War für diese Menschen früher der Exorzist zuständig, so wurden sie jetzt dem Psychiater ausgeliefert. Und der diagnostizierte nun zwar nicht mehr die Masturbation als Ursache für Geistesgestörtheit, aber ihm fielen eine Menge anderer möglicher Ursachen ein: der Versuch der Mutter, die Masturbation zu unterbinden;

eine verfrühte Erziehung zur Sauberkeit; Streit mit dem Vater am Frühstückstisch ... mangelnde Disziplin; zuviel oder zuwenig Liebe – was immer die Patienten von ihrer Familiengeschichte erinnerten, konnte auch als Erklärung herhalten: Armut, Reichtum, Aufregung oder ein angenehmes Leben.

Als die Psychiatrie keine besseren Ergebnisse als der Exorzismus erzielte, griffen einige Psychiater zu drastischeren Methoden: von den unterschiedlichsten Schocktherapien über Drogen und Elektroschocks bis hin zu Insulinspritzen. Die ultimative Antwort auf die Schizophrenie fand schließlich Egas Moniz aus Lissabon: Er führte 1935 die präfontale Leukotomie ein, den chirurgischen Eingriff in das Gehirn. Moniz, der Vorreiter dieses letzten Schreckens, wurde für seine Verdienste 1949 mit dem Nobelpreis ausgezeichnet.

Die traditionelle Medizin des Orients hatte sich stets geweigert, eine Trennung von Geist und Körper anzunehmen. Was wir gemeinhin »Krankheiten« und »Beschwerden« nennen, sind lediglich Anzeichen für die schlichte Tatsache, daß der Körper aus dem Gleichgewicht geraten ist. Bei einem solchen ganzheitlichen Konzept muß jeder Versuch der Heilung bei der Nahrung einsetzen. Der erste Schritt zur Heilung ist also eine vollwertige, ganzheitliche Ernährung. So konnte der führende Neuropsychiater des kommunistischen Chinas darauf beharren: »... bei uns gibt es keine Neurosen und Psychosen, noch nicht einmal Paranoia.«[13]

Der legendäre japanische Arzt/Anti-Arzt Sagen Isiduka hielt zeitlebens an traditionellen Behandlungsmethoden fest, obwohl Japan seit 1800 viele der Praktiken der westlichen Wissenschaft und Medizin übernommen hatte. Er lehrte seine Schüler, daß das, was der Westen Geisteskrankheiten nennt, durch gesunde Ernährung geheilt werden kann.

»So wie Krebs die extreme Yin-Krankheit von Menschen mit starker Konstitution ist, so ist Schizophrenie die extreme Yin-Krankheit von Menschen mit schwacher Konstitution«, sagte

Nyoiti Sakurazawa (der Nachfolger Isidukas), der von den zwanziger Jahren an bis zu seinem Tod im Jahre 1966 in Europa und Amerika lehrte, schrieb und Vorträge hielt.[14]

Wie die Akupunktur beruht die ganze orientalische Medizin auf dem ganzheitlichen Prinzip von Yin und Yang. Dem Zucker als extremem Yin-Nahrungsmittel steht rotes Fleisch (etwa Rindfleisch) als extremes Yang-Nahrungsmittel gegenüber. Und ein Übermaß des Yin-Elements Zucker führt eben zu Yin-Krankheiten wie Krebs und dem Leiden, das wir Schizophrenie nennen.

Die traditionelle medizinische Praxis des Orients deutet die »schwache Konstitution« folgendermaßen: Sie entsteht aus den Erbanlagen, die ihrerseits von der Mutter während der ersten Schwangerschaftsmonate durch die jeweilige Ernährung beeinflußt werden können. Als äußeres Zeichen für eine schwache Konstitution gilt in der orientalischen Medizin ein kleines Ohrläppchen, das ohne natürliche Trennung an der Wange festgewachsen ist. Große, nicht vollständig festgewachsene Ohrläppchen sind ein Zeichen für eine starke Konstitution und ein robustes genetisches Erbe. Westliche Diagnostiker bestätigen diese alte orientalische These, wenn sie sagen, daß so geformte Ohrläppchen auf kräftige Nebennieren schließen lassen.[15]

Nach der Annäherung zwischen den USA und China in den siebziger Jahren hat sich in den USA ein verstärktes Interesse an der orientalischen Medizin herausgebildet. Aber schon lange vor dieser Zeit, als Akupunkteure wie Sakurazawa noch voreilig als Quacksalber bezeichnet wurden, hat sich der New Yorker Endokrinologe Dr. John Tintera mit einigen grundlegenden Lehrsätzen der alten orientalischen Medizin befaßt und ihre Gültigkeit erkannt. So stellte er etwa in den vierziger Jahren fest, daß dem endokrinen System (insbesondere der Nebennierendrüsen) beim »krankhaften Geisteszustand« oder bei der geistigen Verwirrtheit eine bedeutende Funktion zukommt.

Tintera konnte in zweihundert Fällen beobachten, daß die Hauptbeschwerden von Patienten, die auf Hypoadrenocorticismus* behandelt wurden, den Beschwerden von Personen ähnelten, deren Körper keinen Zucker vertrug: Müdigkeit, Nervosität, Depression, Angstzustände, ein übermäßiges Verlangen nach Süßigkeiten, Unfähigkeit, mit Alkohol umzugehen, Konzentrationsschwäche, Allergien und niedriger Blutdruck. Diese Patienten hatten den Zuckerblues!!!

Danach bestand Tintera darauf, daß sich seine Patienten einem vierstündigen Glucose-Toleranztest unterzogen, um herauszufinden, ob sie Zucker verarbeiten konnten oder nicht.

Die Ergebnisse dieses Tests waren so verblüffend, daß die Laboratorien ihre Vorgehensweise noch einmal überprüften und sich vorab für die falschen Ergebnisse entschuldigten.

> Was sie irritierte, waren die niedrigen, flachen Kurven, die bei sehr jungen Menschen mit derartigen Beschwerden auftraten. Entsprechende Laboruntersuchungen waren vorher nur bei Patienten mit Körpersymptomen durchgeführt worden, die auf Diabetes hindeuteten.
> Dorlands Definition der Schizophrenie (Bleulers dementia praecox) beinhaltet die Aussage: »wird häufig während oder kurz nach der Adoleszenz erkannt.« Weiterhin heißt es dort: erscheint in Zusammenhang mit einer Hebephrenie [Jugendirresein] und Katatonie, »die kurz nach dem Beginn der Pubertät auftreten«.
> Diese Krankheiten bilden sich offenbar in der Pubertät heraus oder werden in dieser Zeit verstärkt. Bei einer näheren Betrachtung der Vergangenheit der Patienten stellte man jedoch fest, daß bei ihnen schon während der Geburt und des ersten Lebensjahres sowie während der Vor- und Grundschuljahre gewisse Krankheitsfaktoren vorhanden waren. Jede dieser Perioden besitzt ein bestimmtes charakteristisches klinisches Erscheinungsbild. Es zeigt sich deutlich zur Zeit der Geschlechtsreife und führt dazu, daß sich Schulbedienstete oft über Jugendkriminalität oder unzureichende schulische Leistungen beklagen. Die Durchführung eines *Glucose-Toleranztests in einem dieser Zeitabschnitte*

* Eine unzureichende Produktion der Hormone der Nebennierenrinde oder eine Unausgewogenheit unter diesen Hormonen.

> *könnte Eltern und Ärzte auf ein derartiges Phänomen aufmerksam machen und ihnen unzählige Stunden sowie ein kleines Vermögen ersparen, die sie ansonsten dafür aufwenden würden, die Psyche des Kindes zu erforschen und nach Anzeichen in der häuslichen Umgebung zu suchen, die auf signifikant unzureichende Anpassungsprozesse an die emotionale Entwicklung des normalen Kindes hindeuten.* [Hervorhebung d. Verf.] Ablehnendes Verhalten, Hyperaktivität und die hartnäckige Verweigerung einer gewissen Disziplin sind ausreichende Gründe für mindestens vier minimale Labortests: Urinuntersuchung, vollständiges Blutbild, PBI-Bestimmung und ein fünfstündiger Glucose-Toleranztest. Ein Glucose-Toleranztest läßt sich bei kleinen Kindern mit Hilfe der Mikromethode durchführen, ohne den Patienten unnötig zu beunruhigen. Ich habe bereits darauf gedrängt, daß diese vier Tests bei allen Patienten routinemäßig durchgeführt werden, bevor ihre Krankengeschichte aufgenommen wird oder eine körperliche Untersuchung stattfindet.
>
> In vielen Abhandlungen über Drogensucht, Alkoholismus und Schizophrenie wird behauptet, daß es keinen bestimmten Körpertyp gibt, der dazu prädestiniert ist, diese Krankheiten herauszubilden. Nahezu übereinstimmend wird allerdings festgestellt, daß solche Personen emotional unreif sind. Wir verfolgen seit langem das Ziel, jeden Arzt, ob er sich nun mit der Psyche, der Genetik oder dem Körper befaßt, von der Tatsache zu überzeugen, daß an der Mehrzahl dieser Fälle ein ganz bestimmter Typ des endokrinen Individuums beteiligt ist – der Hypoadrenocortiker.[16]

Tintera veröffentlichte im Laufe der Zeit viele epochemachende medizinische Schriften, in denen er immer wieder betonte, daß jede Verbesserung der Gesundheit und jede vollständige oder teilweise Heilung von Krankheiten von »der Wiederherstellung der Funktionstüchtigkeit des ganzen Organismus abhängt«. Als erstes empfahl er seinen Patienten eine Änderung ihrer Ernährungsgewohnheiten. Er sagte oft: »Die Bedeutung der Ernährung kann gar nicht überschätzt werden« und trat für einen umfassenden und dauerhaften Verzicht auf Zucker in jeder Form und Verkleidung ein.

Der Portugiese Egas Moniz erhielt einen Nobelpreis, weil er

für die Behandlung der Schizophrenie die Leukotomie vorschlug, Tintera dagegen mußte sich mit Belästigungen und Nachstellungen durch die Wortführer der Mediziner-Mafia herumschlagen. Während seine bestechende Folgerung, der Zuckerkonsum sei eine zentrale Ursache der sogenannten »Schizophrenie«, außerhalb medizinischer Fachzeitschriften kaum Beachtung fand, geriet Tintera selbst zunehmend ins Abseits und wurde ignoriert. Solange er sich auf seinen angestammten Bereich, die Endokrinologie, beschränkt hatte, hatte man ihn gerade noch toleriert. Doch als er einen Zusammenhang von Alkoholismus und der Überforderung der Nebennieren durch übermäßigen Zuckerkonsum vermutete, straften ihn die Doctores mit Mißachtung. Schließlich hatten sie sich gerade dazu durchgerungen, das höchst unerquickliche Thema des Alkoholismus mit Freuden den Anonymen Alkoholikern zu überlassen. Doch dann ließen sich Tinteras Ansichten auf einmal nicht länger ignorieren. Er hatte es gewagt, in einer Zeitschrift mit breitem Lesepublikum zu äußern, daß es »absurd ist, von verschiedenen Allergiearten zu reden, wo es im Grunde nur eine einzige Krankheit gibt: durch Zucker geschädigte Nebennieren«.

Die Geschäfte der Allergologen liefen damals wie geschmiert. Unter Allergikern kursierten immer neue Geschichten über die abenteuerlichsten Allergien; von Pferdehaaren bis hin zu Hummerschwänzen – es gab keine unbedenkliche Substanz. Und da kommt jemand daher und behauptet, daß die Sache viel einfacher ist. Laß die Allergiker einfach den Zucker absetzen und halte sie in Zukunft davon fern.

Durch Tinteras frühen Tod (er starb 1969 im Alter von 57 Jahren) mag es dem Medizinerstand etwas leichter gefallen sein, einige der Entdeckungen zu akzeptieren, die bis dato genausoweit außerhalb ihres Vorstellungsvermögens lagen wie die schlichte orientalische Theorie über Vererbung und Ernährung, über Yin und Yang. Zumindest eine Auffassung, die

Tintera schon vor vielen Jahren vertreten hatte, wird heute von Ärzten auf der ganzen Welt bestätigt: Niemand sollte jemals eine psychiatrische Behandlung beginnen, bevor er sich nicht einem Glucose-Toleranztest unterzogen hat, um festzustellen, ob sein Körper mit Zucker umgehen kann.

Die sogenannte Präventivmedizin geht sogar noch weiter. Warum sollten wir uns darauf verlassen – so fragt sie –, daß unsere Nebennieren schon mit dem Zucker klarkommen werden? Warum erst abwarten, bis sie uns deutlich signalisieren, daß sie erschöpft sind? All das können wir uns gut ersparen, wenn wir auf der Stelle den Zucker in jeglicher Form und Verkleidung aus unserer Ernährung verbannen, angefangen mit der Flasche Limonade, die wir vielleicht gerade in der Hand halten.

Es ist mitunter kaum zu fassen, zu welchen Entgleisungen die Medizin im Lauf ihrer Geschichte fähig war. Über die Jahrhunderte hin wurden verwirrte Seelen als Hexen geröstet, als Besessene exorziert, als Masturbations-Idioten gefoltert, als Psychotiker in die Klauen der Psychiatrie gezwungen, als Schizophrene Gehirnoperationen unterworfen.

Wieviele Patienten hätten der Diagnose der Naturheilkundigen Glauben geschenkt, wenn sie schlicht und ergreifend »Zuckerblues« gelautet hätte?

Schiebt es nur immer auf die Bienen!

Um 1662 war der Zuckerverzehr in England in wenig mehr als zwei Jahrhunderten von Null auf ungefähr 16 Millionen Pfund pro Jahr angestiegen. Dann brach 1665 in London die Pest aus. Innerhalb eines einzigen Monats fielen ihr mehr als 30000 Menschen zum Opfer. Da es in der ganzen Stadt lediglich ein Pest-Spital gab, sperrte man die Kranken kurzerhand in ihren Häusern ein und markierte deren Eingangstüren mit einem großen, roten Kreuz. Viele Menschen verließen fluchtartig die Stadt. Während die Quacksalber gleich scharenweise auf der Bildfläche erschienen und mit ihren nutzlosen Elixieren und Pillen gute Geschäfte machten, gingen die ausgebildeten Ärzte mit Skalpellen und Ätzmitteln gegen die Beulen in Achselhöhlen und Lenden vor. Aber es stellte sich schnell heraus, daß diese chirurgischen Maßnahmen mehr schadeten als halfen. Und weil sich nicht wenige Ärzte bei diesen Eingriffen selbst infizierten, verzichtete man nach kurzer Zeit auf diese Behandlungsmethode. Innerhalb eines Jahres hatte die Epidemie ihren Lauf genommen. Sie wurde nach ihrem offenkundigsten Symptom, den beulenartigen Schwellungen, benannt und hieß fortan »Beulenpest«.

Die Landbevölkerung, in deren Leben der Zucker praktisch keine Rolle spielte, schien für die Pest kaum anfällig zu sein. Hätte allerdings jemand (naheliegenderweise) von der »Stadtzuckerpest« gesprochen, so wäre er vermutlich als Bedrohung für Handel und Krone denunziert und womöglich gar am Galgen aufgeknüpft worden.

Die Pestepidemie war gerade erst ausgestanden, als der Anatom und Arzt Thomas Willis ein Haus in der Londoner St. Martin's Lane bezog und dort eine medizinische Praxis eröffnete. Er galt bald als einer der besten Ärzte seiner Zeit, wurde eines der ersten Mitglieder der Royal Society* und nahm einen Ehrenplatz im Royal College of Physicians** ein. In seinen ersten anatomischen Schriften aus dem Jahre 1664 (er war für die Eleganz und Klarheit seines Lateins berühmt) beschrieb er einen Teil des Gehirns als Willis-Kreis – diese Bezeichnung wird heute noch in der Anatomie verwendet. Danach schrieb er, diesmal in englischer Sprache, das Buch *A Plain and Easy Method for Preserving Those that are Well from the Infection of the Plague, and for Curing such as are Infected* [Eine einfache und leichte Methode zum Schutz derjenigen, die sich nicht mit der Pest angesteckt haben, und zur Heilung derjenigen, die sich angesteckt haben].

Willis erwähnte in seinen Schriften als erster eine neue und außergewöhnliche Süße im Urin seiner reichen und berühmten Patienten – wenn er sie nicht sogar als erster Arzt bemerkte. Dieses Symptom bezeichnete er in einer zweiten medizinischen Abhandlung, *Pharmaceutice Rationalis* (1674 in lateinischer Sprache veröffentlicht), als *diabetes mellitus*.

Der griechische Begriff *diabetes* beschreibt lediglich eine ungewöhnlich starke Ausscheidung von Urin (die griechisch-lateinische Bezeichnung dafür lautet *Polyurie*). Das lateinische Wort *mellitus*, das Willis mit dem griechischen Begriff *diabetes* kombinierte, bedeutet Honigentzündung: *Mel* ist das lateinische Wort für Honig, die griechische Nachsilbe *-itis* steht für »Entzündung«.

In London wurde also unmittelbar nach der Pest ein neues Symptom beobachtet: Die Ausscheidung großer Mengen süß riechenden Urins.

* Britische Akademie der Naturwissenschaften.

** Königliches Ärztekolleg.

Dr. Willis' Patientenkreis entstammte ausschließlich der wohlhabenden Bevölkerungsschicht; nur diese Leute konnten seine Honorare zahlen; nur diese Leute konnten sich seit zwei Jahrhunderten einen extrem hohen Zuckerkonsum leisten. Warum nannte Dr. Willis die neue Krankheit nicht einfach *polyuria saccharitis*, Zuckerentzündung? Nun, zum einen galten klare Bezeichnungen damals in medizinischen Kreisen als unschicklich. Zum anderen hatten die Briten gerade einen König geköpft und dessen Sohn auf den Thron gesetzt, und Willis war ein begeisterter Royalist, der gegen die sogenannten Rundköpfe – die Puritaner und Anhänger der Parlamentspartei – kämpfte. Er wurde schließlich sogar zum Leibarzt von Charles II., der (wie alle Mitglieder des Hochadels seit den Zeiten der guten Queen Bess) ein lebhaftes Interesse am lukrativen Zuckerhandel hatte.

Was würden Sie tun, wenn Sie den König und zahlreiche andere hochgestellte Persönlichkeiten, die ihr Geld mit dem Zuckerhandel verdienen, als Patienten hätten? Wenn Willis behauptet hätte, die neue Krankheit würde durch den Verzehr von Zucker verursacht, wäre seine Klientel wahrscheinlich nicht begeistert gewesen. Möglicherweise hätte er seinen Beruf oder gar seinen Kopf riskiert. Also gab er dem Problem einen griechisch-lateinischen Namen und schob damit alle Schuld auf die Bienen. Das war unbedenklich, denn Honig gab es seit Urzeiten, und mit der Imkerei hatte noch niemand Reichtümer erworben. Indem Willis die Angelegenheit auf die Bienen abwälzte und einen geheimnisvollen Namen für die »Honigentzündung« fand, konnte er sein Ansehen als Mediziner vergrößern und sich risikolos einen Platz in der Geschichte der Medizin sichern.

Da Willis mit seiner Namensgebung zur Wissenschaft der Nosologie beitrug – der systematischen Einordnung und Beschreibung von Krankheiten –, ging er mit diesem Beitrag in die Fußnoten der offiziellen Medizingeschichte ein. Willis ging eben auf Nummer sicher. Ein Jahr zuvor hatte sich Galileo Galilei mit der Inquisition angelegt. Wer sich der Wissenschaft widmete, mußte ganz offensichtlich vorsichtig sein. Vor allem, wenn er gute Beziehungen zum Königshaus pflegte. Aber daran hat sich bis auf den heutigen Tag nicht viel geändert. Allerdings sind es heute nicht mehr die Könige, denen die Wissenschaftler nach dem Mund reden, sondern ihre Geldgeber aus der Großindustrie. Nachdem fast die gesamte Bevölkerung eines japanischen Dorfes gestorben war, weil sie mit quecksilberhaltigen Industrieabfällen verseuchten Fisch gegessen hatte, erhielten die vielfältigen Vergiftungssymptome den Namen »Minamata-Krankheit« – nach dem Namen des Ortes, nicht nach dem Quecksilber.

Willis erkannte schon Jahrhunderte vor der Entdeckung der Vitamine intuitiv den Zusammenhang zwischen dem Zuckerkonsum und Skorbut. Bei dem Umwandlungsprozeß von Zukkerrohr oder Zuckerrüben in raffinierten Zucker werden dem Zucker alle Vitamine entzogen. Essen wir dagegen natürlichen Zucker, wie er in rohen Früchten und Gemüse enthalten ist, versorgen wir unseren Körper mit Vitamin C. Im siebzehnten und achtzehnten Jahrhundert bestand ein klassisches französisches Dessert aus frischem Obst, ein britisches Dessert jedoch aus gezuckertem Pudding. Und eine solche Ernährung führt auf die Dauer unweigerlich zu Mangelerscheinungen, im Extremfall sogar zu Skorbut.

(Auch die Krankheit, die die Ärzte heute Tuberkulose nennen und auf einen Bazillus zurückführen, wird möglicherweise durch eine zuckerreiche Ernährung begünstigt: Verschiedene Beweise legen nahe, daß eine solche Ernährung in unserem Körper erst günstige Bedingungen für die Vermehrung des Tuberkelbazillus schafft. Um das Jahr 1700 nahmen auch die Tuberkulosefälle in Britannien dramatisch zu. Laut Naboru Muramoto waren die Arbeiter in Zuckerfabriken und -raffinerien besonders drastisch von dieser Krankheit betroffen. Als

Japan 1910 mit Formosa über eine reiche Quelle für billigen Zucker verfügte, stieg die Zahl der Tuberkulosefälle in Japan ebenfalls stark an.)

1633 veröffentlichte der Arzt James Hurt sein Buch *Klinike or the Diet of Disease*; der zu dieser Zeit übliche lange Untertitel lautete »Plain, Easy and Certain Rules which being Punctually Observed and Followed will infallibly keep Families from Disease and Procure them a Long Life« [Klare, einfache und sichere Regeln, die bei genauer Beachtung und Befolgung eine jede Familie zuverlässig vor Krankheiten schützen und ihr ein langes Leben bescheren]. Dr. Hurt gehörte nicht der Royal Society an, der AMA seiner Zeit. Er befaßte sich mit der Naturheilkunde; Gesundheit und richtige Ernährung waren ihm wichtiger als der Ruhm, als Namensgeber einer neuen Krankheit in die Geschichte einzugehen. Er wandte sich eben in erster Linie an das gemeine Volk und nicht – wie die gelehrten Autoren der lateinischen Abhandlungen – an die Mitglieder der Royal Society. Seine Ansichten über Zucker sind so erfrischend altmodisch, daß sie den Nagel genau auf den Kopf treffen:

> Zucker an sich erweitert und reinigt, doch er kann im Körper auch gefährliche Folgen zeitigen: eine maßlose Verwendung von Zucker wie auch von süßen Konfitüren und anderen Süßspeisen erhitzt das Blut, führt zu Verstopfungen, Kachexie und Schwindsucht, zerstört die Zähne und läßt sie schwarz werden; aus all dem entsteht oftmals ein ekelerregend stinkender Atem. Wir müssen Sorge tragen, daß besonders junge Menschen sich nicht zuviel mit dem Zucker abgeben.[1]

Das Wort Kachexie – ein alter medizinischer Ausdruck – ist eine Ableitung vom griechischen *kakos*, schlecht, und *hexis*, Zustand, und bezeichnete ursprünglich einen Gesundheitszustand, der durch Fehlernährung entsteht. In heutigen medizinischen Wörterbüchern ist zu lesen, daß Kachexie als chronische Krankheit in Form einer fortgeschrittenen Malignität

[Bösartigkeit, z. B. einer Geschwulst], einer fortgeschrittenen Lungentuberkulose usw. auftreten kann. Nach dreihundert qualvollen Jahren entdeckt die medizinische Wissenschaft heute ansatzweise wieder, was offensichtlich auf der Hand liegt: Hinter den unterschiedlichsten Krankheitssymptomen mit unaussprechlichen Namen steht der Zucker.

Ich kann es nicht fassen, wenn ich in medizinischen Geschichtsbüchern und anderen Wälzern lese, daß die grundlegende Ursache des Diabetes mellitus unbekannt sein soll und es sich hier um eine chronische und unheilbare Krankheit handelt. Außerdem findet sich dort regelmäßig noch die Erklärung, der Diabetes entstehe durch die Unfähigkeit der Bauchspeicheldrüse, eine angemessene Menge Insulin zu produzieren. Selbst die besten dieser Nachschlagewerke verschanzen sich hinter ihrem griechisch-lateinischen Kauderwelsch. Und weil sie das Rätsel um diese Krankheit nicht lösen können, biegen sie sprachliche und historische Daten eben so zurecht, daß sie beweisen können: den Diabetes gibt es schon seit Jahrtausenden.

Der Ebers-Papyrus – »eines der ehrwürdigsten medizinhistorischen Dokumente«, das 1872 in Luxor in Ägypten gefunden wurde – enthielt angeblich eine Vielzahl von Rezepten für »Medikamente, um das Ausscheiden von zuviel Urin zu heilen«[2]. Obwohl übermäßige Urinausscheidung nur *ein* Symptom des Diabetes ist, kommen einzelne Medizinhistoriker zu dem Schluß, daß die Menschheit schon seit mehr als dreitausend Jahren am sogenannten Diabetes leidet. Damit ist der raffinierte Zucker natürlich aus dem Schneider. Tatsächlich? Im alten Ägypten gab es gar keine raffinierte Sucrose. Was es dagegen gab, waren Honig und natürlicher Dattelzucker. Die Süßigkeiten der Ägypter bestanden aus einem Teig, der mit Honig und Datteln gesüßt wurde; daraus wurde ein Gebäck zubereitet, das dem türkischen Baklava vergleichbar ist. Einige wohlhabende Schlemmer mochten es vielleicht mit dem Verzehr dieser Süßigkeit übertrieben haben, aber Dattelzucker und Honig sind eben immer noch vollwertige Lebensmittel. Auch Unmengen von Dattelzucker können nicht krank machen. Und der Teil der Menschheit, der außerhalb der Tropen lebte, hatte ohnehin jahrtausendelang keinerlei Zugang zum Dattelzucker.

»Es ist mir ein Rätsel, warum Hippokrates nie einen Fall von Diabetes beschrieben hat«, erklärt der südafrikanische Diabetes-Experte Dr. G. D. Campbell. »Ein derart aufmerksamer Beobachter von Krankheiten konnte schwerlich die vielfältigen Erscheinungsformen des Diabetes übersehen, ob sie nun allein auftraten oder einen der vielen Fälle komplizierten, die Hippokrates peinlich genau beschrieb. Diabetes muß eine seltene und ausgefallene Krankheit gewesen sein, die möglicherweise so häufig (oder besser gesagt: so selten) auftrat, wie es heute noch in ländlichen Gegenden der Fall ist.«[3] Normalerweise beziehen sich die modernen Geschichtsschreiber der Medizin gerne auf die Griechen, wenn sie damit eines der Vorurteile der Ärzteschaft unterstützen können. Aber wenn das nicht möglich ist, übergeht man die an anderer Stelle gern zitierten Griechen eben ganz elegant.

»Während des neunzehnten Jahrhunderts scheint der Diabetes häufiger als in früheren Zeiten aufgetreten zu sein«, heißt es in medizinischen Geschichtsbüchern. Zahlen über das Auftreten dieser Krankheit in alten Zeiten gibt es genausowenig wie Zahlen, die eine Beziehung zwischen dem Zuckerkonsum in der Vergangenheit der USA und der Zahl der Todesfälle durch Diabetes herstellen lassen. Statistiken, die (etwa in Dänemark) zu diesem Thema vorliegen, werden in der medizinischen Geschichtsschreibung der USA nur selten erwähnt.

Um 1880 konsumierte der durchschnittliche dänische Städter jährlich über 29 Pfund raffinierten Zucker. Zu dieser Zeit lag die dokumentierte Todesrate aufgrund von Diabetes bei 1,8 Todesfällen auf 100000 Einwohner. 1911 war der Zuckerkonsum in Dänemark auf mehr als das Doppelte angestiegen: jetzt verzehrten die Dänen jährlich schon um die 82 Pfund Zucker, und die dokumentierte Todesrate aufgrund von Diabetes stieg auf 8 Todesfälle pro 100000 Einwohner. 1934 lag der Verzehr von raffiniertem Zucker schließlich bei ungefähr 113 Pfund pro Person und Jahr. Die dokumentierte Todesrate betrug 18,9 Todesfälle pro 100000 Einwohner.

Vor dem Zweiten Weltkrieg wurde in Dänemark mehr Zukker konsumiert als in jedem anderen europäischen Land – nicht von ungefähr wird in amerikanischen Konditoreien eine wahrhafte Zuckerbombe als »Däne« verkauft. In Dänemark erkrankt jede fünfte Person an Krebs. In Schweden stieg der Zukkerverzehr innerhalb eines halben Jahrhunderts von 12 Pfund pro Person im Jahr 1880 auf über 120 Pfund pro Person im Jahre 1929. Dort erkrankt jede sechste Person an Krebs.[4] In Skandinavien reichen solche Statistiken glücklicherweise bis in eine Zeit zurück, in der noch relativ wenig Zucker konsumiert wurde; in den USA hingegen existiert nichts Vergleichbares. Aber wenn auch alle Welt den skandinavischen Ländern in puncto Gründlichkeit der Buchführung nachsteht, so liegt es doch klar auf der Hand: Wo mehr Zucker verbraucht wird, steigt auch die Zahl tödlicher Krankheiten.

Die Legende vom Fortschritt der medizinischen Wissenschaft wurde mit jeder epochemachenden Entdeckung neu beschworen. Im Kampf gegen die Zuckerkrankheit gab es allerdings nur wenige solcher Entdeckungen, und sie ließen mitunter ausgesprochen lange auf sich warten. Etwas Neues auf diesem Gebiet ergab sich erst, als der Russe Oskar Minkowski und sein Kollege J. von Mering 1889 eine wissenschaftliche Auseinandersetzung mit einem Experiment beilegten. Sie entfernten einem Hund die Bauchspeicheldrüse, um zu sehen, ob das Tier ohne dieses Organ leben könnte. Der Hund starb, und viele andere Versuchstiere mußten in den darauffolgenden Experimenten das gleiche Schicksal erleiden. Doch bevor sie starben, schieden sie durchweg übermäßig viel Urin aus, der zwischen 5 und 10 Prozent Zucker enthielt.[5]

Jetzt kam die Medizin wirklich voran! Die Zuckerkrankheit war also ursächlich mit der Bauchspeicheldrüse verknüpft!

1923 wurde dem kanadischen Arzt Frederick Bantik der Nobelpreis verliehen; er hatte eine Methode zur Gewinnung des Hormons Insulin aus der Bauchspeicheldrüse von Schweinen entwickelt (die gesunde menschliche Bauchspeicheldrüse produziert das Hormon in ausreichenden Mengen). Bantik hatte bewiesen, »daß das Insulin die abnormalen Blutzuckerwerte, die den Diabetes mellitus zu einem schleichenden Mörder machen, unter Kontrolle halten kann«.[6]

Während der vergangenen Jahrzehnte hatten Diabetes-Patienten wahre Höllenqualen erdulden müssen. Die Ärzte ließen sie entweder verhungern, stopften sie mit Fett voll, injizierten ihnen Natriumbikarbonat, amputierten ihnen Zehen und Füße oder verboten ihnen den Genuß von Getreide, weil die Chemiker es (fälschlicherweise) als Kohlenhydrat klassifiziert hatten. Aber all diese Anstrengungen der Mediziner konnten nicht verhindern, daß viele ihrer Patienten am Ende doch an der Zuckerkrankheit starben.

Der folgende Auszug aus der *Encyclopaedia Britannica* von 1911 spiegelt den Stand des Wissens über die Zuckerkrankheit und ihre Behandlung vor der Entdeckung des Insulins wieder:

> Diabetes mellitus ist eine der Krankheiten, die sich auf einen veränderten Stoffwechsel zurückführen lassen. Sie ist oft erblich, tritt in Städten (insbesondere im modernen großstädtischen Leben) häufiger auf als in ländlichen Gemeinden und ist am stärksten unter der jüdischen Bevölkerung verbreitet. Als eine der Ursachen dieser Krankheit gilt der übermäßige Verzehr von Zucker, und man nimmt an, daß Fettleibigkeit ihr Auftreten begünstigt. Viele Beobachter geben allerdings zu bedenken, daß die Fettleibigkeit möglicherweise deshalb so häufig bei Diabetikern auftritt, weil sie den gleichen Gründen geschuldet ist wie ihre Krankheit selbst. Keine Altersgruppe wird von ihr

> verschont, doch meistens tritt sie im fünften Lebensjahrzehnt in Erscheinung. Sie trifft Männer doppelt so häufig wie Frauen; blonde Menschen häufiger als dunkelhaarige. ... Diabetes ist eine Krankheit, die häufig zum Tod führt; eine Heilung erfolgt ausgesprochen selten. ... Es gibt zwei unterschiedliche Arten der Behandlung: zum einen die diätische Ernährung, zum anderen den Einsatz von Medikamenten. Von vorrangiger Bedeutung ist bei der Behandlung des Diabetes die Ernährung, da zweifelsfrei bewiesen wurde, daß bestimmte Nahrungsmittel sich verschlechternd auf den Verlauf der Krankheit auswirken. Das betrifft insbesondere diejenigen Nahrungsmittel, die große Mengen Zucker und Stärke enthalten ... Die unterschiedlichen Behandlungsmethöden zielen durchweg darauf ab, so weit wie möglich auf diese Ernährungsbestandteile zu verzichten ... Die für den einzelnen Patienten am besten geeignete Ernährung läßt sich jeweils nur auf experimentellem Wege herausfinden. Von den zahlreichen medizinischen Substanzen, die bei der Behandlung des Diabetes eingesetzt werden, läßt sich nur mit wenigen eine lindernde Wirkung erzielen. Opium wird oft als sehr nützlich empfunden, seine Verabreichung führt hinsichtlich aller Symptome zu deutlicher Besserung. Morphium und Codein haben eine ähnliche Wirkung. ... Auch Versuche mit Heroin-Hydrochlorid wurden angestellt, das jedoch bei leichteren Fällen bessere Resultate als bei schweren zu zeitigen scheint. ...

Die Entdeckung des Insulins war genau die Art eines modernen medizinischen Wunders, aus der das Diseasestablishment Profit zu schlagen wußte. Die Produktion von Insulin war (und ist) äußerst lukrativ für die pharmazeutische Industrie. Die rund eine Million Diabetiker, die es im frühen zwanzigsten Jahrhundert zu versorgen galt, bildete den Grundstock für einen einträglichen Markt, der in den zwanziger Jahren durch die andauernde Verbreitung der Zuckersucht noch stetig wuchs. Mit den kostspieligen Insulin-Injektionen ließen sich die Symptome des Diabetes zwar relativ unproblematisch lindern; ein preiswertes und wirksames Heilmittel waren diese Spritzen aber eben nicht. Millionen von Menschen waren nun dazu gezwungen, ihr Leben lang Insulin zu kaufen. Dieses Insulin wurde über Drugstores vertrieben; das notwendige Spritzenbesteck lag den Packungen gleich bei. Und dieser Umstand trug ganz wesentlich zu der impfseligen, drogenorientierten Gesellschaft bei, in der wir heute leben. Viele Diabetes-Patienten konnten also dank einer Substanz überleben, die aus den Bauchspeicheldrüsen von Schlachtvieh stammte. Sie überlebten – sofern sie sich das Insulin leisten konnten – und setzten Kinder in die Welt, die ebenfalls zur Zuckerkrankheit neigten. Die Zahl der Diabetes-Abarten nahm sprunghaft zu. Dem Begriff Diabetes mellitus – der Honigentzündung – folgte eine moderne, symptomatische Bezeichnung für die Krankheit: Hypoinsulinismus (Insulinmangel).

Seit der Verleihung des Nobelpreises an den Entdecker des Insulins war gerade ein Jahr vergangen, als ein Medizinprofessor 1924 das Gegenstück zum Hypoinsulinismus beschrieb. Weil Ärzte und Patienten in den frühen Tagen des Insulins noch nicht die jeweils richtige Dosis des Hormons einzustellen wußten, verabreichten sie oft zuviel oder zuwenig Insulin. Die bei einer Überdosis auftretenden Symptome wurden als »Insulinschock« bezeichnet. Dr. Seale Harris von der University of Alabama konnte diesen Insulinschock jedoch auch bei Menschen beobachten, die weder unter Diabetes litten noch Insulin nahmen. Im Blut dieser Menschen stellte er einen besonders niedrigen Glucosespiegel fest. Diabetes dagegen geht mit einem hohen Glucosespiegel einher.

Dr. Harris gab seine Beobachtungen noch im selben Jahr offiziell bekannt; ein niedriger Glucosespiegel galt fortan als Symptom des Hyperinsulinismus. Wer unter Hyperinsulinismus leidet, produziert von sich aus zuviel Insulin. Bis zu diesem Zeitpunkt hatte man Patienten mit solchen Symptomen auf Koronarthrombosen und andere Herzbeschwerden, auf Gehirntumore, Epilepsie, Gallenblasenerkrankungen, Blinddarmentzündung, Hysterie, Asthma, Allergien, Magengeschwüre,

Alkoholismus und verschiedene Geisteskrankheiten behandelt.[7]

Dr. Harris wurde allerdings nicht mit dem Nobelpreis ausgezeichnet, denn für das Diseasestablishment war seine Entdeckung eher eine Bedrohung als eine Wohltat. Das Mittel, das er gegen Hyperinsulinismus und Glucosemangel vorschlug, war keine phantastische neue Wunderdroge, mit der sich Unsummen verdienen ließen. Die Pharmaindustrie sah keine Möglichkeit, mit diesem Heilverfahren ein Millionengeschäft zu machen.

Die Wunderwaffe gegen den Hyperinsulinismus war so einfach, daß niemand - selbst die Mediziner nicht - damit Geld verdienen konnte. Der Körper würde das Problem ganz von selbst in den Griff bekommen. Dr. Harris hatte herausgefunden, daß er seine Patienten mit einem zu niedrigen Glucosespiegel einfach nur dazu anhalten mußte, auf raffinierten Zucker, Süßigkeiten, Kaffee und Limonaden zu verzichten, denn diese Produkte waren für ihre Beschwerden verantwortlich. Es war demnach unmöglich, Hyperinsulinismus-Patienten ihr ganzes Leben lang von irgend jemand oder irgend etwas abhängig zu machen. Sie müssen eben für sich selber sorgen. Ein Arzt kann ihnen dabei lediglich gute Ratschläge geben - bei der Therapie des Hyperinsulinismus bleibt diese Patientengruppe jedoch vollkommen auf sich selbst gestellt.

Es war kaum anders zu erwarten. Die Mediziner-Meute fiel heftig über Dr. Harris her. Wo seine Erkenntnisse nicht diffamiert wurden, wurden sie zumindest totgeschwiegen. Kein Wunder: Wäre etwas davon durchgesickert, dann hätten Chirurgen, Psychoanalytiker und andere Spezialisten wahrscheinlich vor einigen Problemen gestanden. Bis heute sind Hyperinsulinismus und niedriger Glucosespiegel ein Stiefkind des Diseasestablishments; die AMA konnte sich erst nach fünfundzwanzig Jahren dazu durchringen, Dr. Harris doch noch eine Medaille zu verleihen.

Selbst der Entdecker des Insulins, Dr. Frederick Banting, erklärte 1929, daß seine Entdeckung die Krankheit nur lindern, nicht heilen könne, und daß der Weg zur Verhinderung von Diabetes darin besteht, die »gefährliche« Zuckervöllerei einzuschränken.

»Die Diabeteskrankheit hat sich in den USA in dem gleichen Maße verbreitet, wie der Pro-Kopf-Verzehr von Zucker gestiegen ist«, warnte er. »Bei der Erhitzung und Rekristallisation des natürlichen Zuckerrohres kommt es zu Veränderungen, die das raffinierte Produkt zu einem gefährlichen Nahrungsmittel machen.«[8]

Zahlen aus England zeigten, daß das Insulin den Tod durch Diabetes nur hinauszuzögern vermag.[9]

Vor der Einführung des Insulins in Großbritannien gab es aufgrund von Diabetes (jeweils auf eine Million Einwohner):

1920	110 Todesfälle
1922	119 Todesfälle
1925	112 Todesfälle

Nach der Einführung des Insulins waren es:

1926	115 Todesfälle
1928	131 Todesfälle
1929	142 Todesfälle
1931	145 Todesfälle

In den dreißiger Jahren fanden einige brillante Wissenschaftler der US-amerikanischen Forschung heraus, daß es in China und Japan – Ländern, in denen hauptsächlich Reis gegessen wird – kaum Diabetes-Kranke gab. Sie stellten außerdem fest, daß die meisten Diabetesfälle unter Angehörigen der jüdischen und der italienischen Bevölkerungsgruppe der USA auftraten. Dem Umstand, daß zwischen dem Zuckerkonsum in Ost und West Welten lagen, schenkten sie keine weitere Beachtung. So konnten sie zu dem Schluß kommen, daß es einen Zusammenhang zwischen Diabetes und fettreicher Ernährung geben mußte, da die jüdischen Gerichte reich an tierischen Fetten, die italienischen reich an Olivenöl waren.[10]

Andere nordamerikanische Statistiken ergaben allerdings, daß während des Ersten Weltkriegs (als Zucker rationiert war) die Zahl der Diabetes-Erkrankungen merklich zurückging. Aus diesen Statistiken ging ebenfalls hervor, daß die Zahl der Diabetesfälle unter den jüngeren Mitgliedern der Streitkräfte (Soldaten wurden immer mit Zucker versorgt, während er für Zivilisten zeitweise nicht verfügbar war) zwischen den Weltkriegen unvermindert anstieg.

Herbert Spencer sagte einmal: »Wenn ein Mensch mit seinem Wissen nichts anfangen kann, so wird er umso verwirrter sein, je mehr er weiß.« Die Reaktion der westlichen Medizin auf die Zuckerkrankheit war Verwirrung hoch drei.

In Japan gab es erst raffinierten Zucker, als nach dem Amerikanischen Bürgerkrieg christliche Missionare ins Land gekommen waren. Zunächst hatte der Zucker dort allerdings genau die Bedeutung, die ihm auch in Arabien und Persien ursprünglich zugekommen war: er galt als Medizin und wurde so streng besteuert wie gesetzlich geschützte Medikamente. Um 1906 wurden in Japan erst 11 Hektar Zuckerrohr angebaut – im Vergleich mit den 1750 Hektar Reis verschwindend wenig. Im wesentlichen ernährten sich die Japaner zu dieser Zeit noch auf ihre traditionelle Weise, also ohne Zucker. Während des russisch-japanischen Krieges von 1905 sah der Proviant der japanischen Soldaten nicht viel anders aus als der Proviant des Vietkong in den siebziger Jahren: Jeder führte eine Reisration für drei Tage mit sich. Als Beilage gab es gesalzenen Fisch, getrocknetes Seegras und eingelegte Umeboshi-Pflaumen.

Erst nach dem Sieg über Rußland warfen viele Japaner ihre alten Bräuche zugunsten westlicher Vorstellungen von Medizin, Ernährung, Technologie und Religion über Bord. Aber im Kielwasser des allmählich steigenden Zuckerkonsums gelangten auch die Krankheiten der westlichen Welt nach Japan. Eines ihrer Opfer wurde eine japanische Hebamme, die in ihrer Ausbildung nur die westliche Medizin kennengelernt hatte und deshalb wegen ihrer Beschwerden westliche Ärzte zu Rate zog. Diese Ärzte bezeichneten sie als unheilbar krank und gaben sie auf; sie starb, und drei ihrer Kinder ereilte das gleiche Schicksal. Das vierte Kind, Nyoiti Sakurazawa, setzte sich gegen dieses scheinbar unausweichliche Schicksal zur Wehr. Er wollte nicht schon als junger Mensch an Tuberkulose und Magengeschwüren sterben und studierte die alte asiatische Medizin, die in Japan nach der großen Modernisierungswelle verpönt war. Besonders fasziniert war Sakurazawa von der ungewöhnlichen Karriere des berühmten japanischen Arztes Dr. Sagen Isiduka. Isiduka hatte Tausende von Patienten geheilt, die von den Vertretern der neuen westlichen Medizin bereits als unheilbar abgestempelt worden waren. Sein wichtigstes Rezept: Die traditionelle Ernährung.

Dr. Isiduka hatte entdeckt, daß das alte, einzigartige Prinzip von Yin und Yang auch für biochemische Vorgänge gilt, als er auf die komplementäre Beziehung zwischen Natrium (Yin) und Kalium (Yang) gestoßen war. Der junge Sakurazawa wandte sich an Isiduka, wurde sein Schüler und nach dessen Tod sein Nachfolger. Er befaßte sich eingehend mit der Akupunktur, der alten indischen und japanischen Medizin und mit den uralten heiligen Büchern dieser Kulturen. Nach dem Ersten Weltkrieg ging Sakurazawa nach Paris, um an der Sorbonne und am Pasteur-Institut zu studieren, und eröffnete dann in den zwanziger Jahren in Paris eine Privatpraxis für Akupunktur – damals waren die östlichen Heilmethoden in Europa noch so gut wie unbekannt. Später unterstützte er den französischen Arzt de Morant, der sich seit seiner Dienstzeit als Militärarzt in Indochina für die Akupunktur interessierte, bei dessen Arbeiten am ersten Buch, das in einer europäischen Sprache über diese Heilmethode erschien. Unter dem Titel

Yellow Emperor's Classic of Internal Medicine wurde es ins Englische übersetzt und steht heutzutage an verschiedenen medizinischen Ausbildungsstätten der USA im Rang einer medizingeschichtlichen Dokumentation.

Im Laufe seines Lebens verfaßte Sakurazawa auch selbst viele Bücher in japanischer und französischer Sprache über die asiatische Philosophie und die vorbeugende Medizin. Er übersetzte Alexis Carrels Klassiker *Man the Unknown* und machte es in Japan bekannt. Aus seinen persönlichen Erfahrungen in Ost und West zog Sakurazawa die Schlußfolgerung, daß die westliche Medizin viele Jahrzehnte lang die ernsten Warnsignale übersehen hatte, die auf eine Beziehung zwischen dem Zuckerverzehr und den verschiedensten Krankheiten hindeuteten. »Die westliche Medizin wird eines Tages das als wahr einräumen müssen, was in Asien schon seit langer Zeit bekannt ist«, stellte er in *You Are All Sanpaku* fest. »Zucker ist das größte Übel, das die moderne Industriegesellschaft über die Länder des Fernen Ostens und Afrikas gebracht hat.«

Im Mittelpunkt seiner umfassenden Methode der Heilung und Vorbeugung stehen für Sakurazawa die Selbstheilungskräfte des Körpers. Dabei geht er noch weiter als Dr. Seale Harris und empfiehlt diese Methode nicht allein gegen den Hyperinsulinismus. Bei den Vertretern des Diseaseestablishments löste er damit freilich nur weltweites Gelächter aus: Wo man ihn nicht ohnehin ignorierte, suchte man ihn schlicht lächerlich zu machen. Sakurazawas Analyse der Zuckerkrankheit war denkbar einfach:

Wenn wir essen, verwandeln wir im Verdauungsprozeß Nahrung in Glucose (einen einfachen Zucker, eine Yin-Substanz). Diese Glucose gelangt durch das Blut in die Bauchspeicheldrüse, wo der erhöhte Glucosespiegel die Produktion von Insulin (Yang) anregt. Dieses Insulin wird nun mit dem Blut in die Leber transportiert, in der die überschüssige Glucose wiederum in Glycogen (ein komplexer Zucker, ebenfalls eine

Yang-Substanz) umgewandelt wird. Und dieses Glycogen wird in der Leber eingelagert.

Sinkt der Glucosespiegel im Blut, dann werden Nebennierenrinde und Hirnanhangdrüse zur Ausschüttung eines Hormons (des ACTH, einer Yin-Substanz) angeregt. Durch die Umwandlung eines Teils des in der Leber eingelagerten Glycogens in Glucose erhöht dieses Hormon nun wieder den Glucosespiegel. In einem gesunden Körper wird der Glucosespiegel also durch das Zusammenspiel von Insulin (Yang) und ACTH (Yin) auf einer bestimmten Höhe gehalten.

In einem schlecht funktionierenden Organismus hingegen ist der Glucosespiegel starken Schwankungen unterworfen. Sobald die Bauchspeicheldrüse zuviel Insulin zur Verfügung stellt, wird zuviel Glucose in Glycogen umgewandelt; der Glucosespiegel sinkt und bleibt niedrig. Diese Erscheinung wird Hyperinsulinismus oder Hypoglykämie genannt und ist die erste Stufe des Zuckerblues. Die Tätigkeit der Bauchspeicheldrüse wird immer dann sehr stark angeregt, wenn der Körper große Mengen an Einfachzucker, wie er etwa in raffinierter Sucrose, Honig und Obst enthalten ist, zu verarbeiten hat. Indirekt haben allerdings auch Drogen (einschließlich Marihuana) die gleiche Wirkung.

Bei einer ungenügenden Versorgung mit Insulin kann die Leber dagegen nicht in ausreichendem Maße Glucose in Glycogen umwandeln. Das nennt man Diabetes. Da die Bauchspeicheldrüse bei Diabeteskranken nicht genügend Insulin produziert, um starke Yin-Nahrungsmittel wie Zucker, Honig, Obst (und eben auch Drogen) zu neutralisieren – oder am Ende sogar völlig erschöpft ist –, verbleibt der überschüssige Zucker im Blut. Der Glucosespiegel steigt und bleibt hoch. Eine übermäßige Anregung der Bauchspeicheldrüse durch zuviel Zucker, Honig oder Früchte führt also zunächst zu Hyperinsulinismus und Hypoglykämie und dann zu Diabetes – der nächsten Stufe des Zuckerblues.

Der Nachweis eines übermäßig hohen Glucosespiegels, den Dr. Thomas Willis im Jahre 1674 Diabetes nannte, gelang schon recht früh. Man benötigte nur eine Urinprobe und eine gute Nase. Die technischen Mittel zur Ermittlung eines niedrigen Glucosespiegels – der ersten Stufe des Zuckerblues – standen jedoch erst nach der Wende zum zwanzigsten Jahrhundert zur Verfügung.

Sakurazawa sagt: Ist die Krankheit Yin, so muß die Behandlung Yang sein. Der entscheidende Punkt ist also eine ausgewogene Ernährung, die weder zu yin- noch zu yang-lastig ist. Eine solche Ernährung besteht seiner Ansicht nach aus vollwertigem, ungeschältem Reis, japanischen Azukibohnen und Hokkaido-Kürbis (allerdings erfüllt jede andere Kürbisart diesen Zweck genausogut). In Belgien und Frankreich unternahm man auf Anregung Sakurazawas hin erstmals Versuche mit dem Anbau dieser natürlichen Kohlenhydratquellen. In den USA wurde die Sojabohne (die Kuh des Fernen Ostens) seit den zwanziger Jahren als billiges Pflanzenprotein angebaut. Weil sie sich als ein sehr brauchbares Futter für die Rindermast erwiesen hatte und die Nachfrage nach Rindfleisch ständig stieg, konnte sich der Sojaanbau dort ausgesprochen schnell verbreiten. Nicht ganz so schnell setzten sich in den USA der Kürbis, die Azukibohne, Vollkornreis und die anderen traditionellen Sojaprodukte wie Miso, Tofu und Tamari durch. Aber Sakurazawa sagte auch hier eine baldige Änderung voraus. Er sollte recht behalten. Falls sich die Nahrungsmittel- und Energiekrise der siebziger Jahre weiter verschärft, könnte sich diese Entwicklung noch beschleunigen.

Die Autoritäten der westlichen Medizin bezeichneten Sakurazawa natürlich als Scharlatan und Quacksalber, denn er hatte es noch vor der Annäherung zwischen den USA und der Volksrepublik China gewagt, ohne Harvard-Abschluß eine so ausgefallene Therapieform wie die Akupunktur zu praktizieren. Daß er Diabetikern eine Ernährung empfahl, die in der westlichen

Medizin fälschlicherweise als zu reich an Kohlenhydraten galt, bezeichneten viele der Kapazitäten als reinsten Wahnsinn. Schließlich war doch allgemein bekannt, daß Kohlenhydrate den Glucosespiegel in gefährliche Höhen treiben können, weil sie durch den Verdauungsprozeß in Einfachzucker zerlegt werden.

Sakurazawa war nicht nur eine Bedrohung für das Zuckergeschäft, sondern auch für dessen Ableger, die Insulinindustrie. Er selbst sah das als Kompliment an. 1960 stellte er fest:

> Kein Arzt des Westens kann die Diabeteskrankheit heilen, und daran hat sich auch dreißig Jahre nach der Entdeckung des Insulins nichts geändert. Die Ärzte empfehlen ihren Patienten weiterhin Insulin und verurteilen damit die Diabetiker dazu, ihr Leben lang mit einer Insulin-Krücke herumzulaufen, obwohl die Wirkungslosigkeit des Insulins als Behandlungs- oder Heilmittel für Diabetes am fünfundzwanzigsten Jahrestag seiner Entdeckung sogar öffentlich eingestanden wurde. Mittlerweile geben Millionen von Diabetikern weltweit Millionen von Dollars für dieses untaugliche Medikament aus – und die Zahl der Diabetiker nimmt täglich zu. Sobald sie Insulin nehmen, müssen sie damit rechnen, daß sie ihr Leben lang die Geldbörsen der Ärzte und der Pharmaunternehmen füllen.

Sakurazawa ließ sich nicht in seiner Meinung beirren. Er betrachtete auch weiterhin die sogenannten »kohlenhydratarmen« Diäten, die den Diabetikern im Westen verschrieben wurden, als äußerst gefährlich. Er setzte sich dafür ein, daß die westliche Ernährungswissenschaft auch die Qualität der Nahrungsmittel berücksichtigen sollte, die sie rein mechanisch zu den Kohlenhydraten rechnete: Er bat inständig darum, vollwertiges, unbehandeltes Getreide nicht mit Kartoffeln, Weißbrot, geschältem Reis und raffiniertem Haushaltszucker – also den Nahrungsmitteln, mit denen die typische amerikanische Familie ihren Bedarf an Kohlenhydraten deckt – in einen Topf zu werfen.

Wie wenig die ärztliche Zunft der USA über die Zuckerkrankheit weiß, zeigt sich an der Zahl der Ärzte – und ihrer Gattinnen –, die selber zuckerkrank sind. Daß die Ärzte sich selbst offensichtlich genausowenig zu helfen wissen wie ihren Patienten, wird an der Geschichte von Dr. Stephen Gyland aus Tampa in Florida deutlich.[11] Dr. Gyland litt an einer Vielzahl physischer und psychischer Symptome. Seine Konzentrationsfähigkeit und sein Gedächtnis ließen nach; er fühlte sich schwach und benommen und litt ohne besondere Veranlassung an Herzrasen, Angstzuständen und plötzlichem Zittern. In seiner Not wandte er sich an einen der besten ihm bekannten Spezialisten. Der gab ihm aber lediglich den kollegialen Rat, er sei neurotisch und solle sich zur Ruhe setzen. Das würde dem Berufsstand nur gut tun. Daraufhin zog Gyland einen Arzt nach dem anderen zu Rate, bis er am Ende vierzehn Ärzte und drei der berühmtesten Diagnosekliniken der USA konsultiert hatte.

Immanuel Kant sagte einmal: Ärzte glauben oft, sie hätten schon viel für ihre Patienten getan, wenn sie ihren Krankheiten einen Namen geben. Dr. Gyland hörte mehr als einen Namen für seine Krankheit. Er hatte die freie Wahl zwischen Neurose, Gehirntumor, Diabetes und cerebraler Arteriosklerose (im Klartext: Hirnverkalkung). Er hatte mittlerweile schon ein Vermögen ausgegeben, aber über seine Krankheit wußte er nicht mehr als zuvor: er war krank, arbeitsunfähig, und der Kopf schwirrte ihm von dem widersprüchlichen Jargon seiner Fachkollegen. Als er mit seinem Latein fast am Ende war, stolperte er über den Artikel von Dr. Harris, der 1924 in der Zeitschrift der AMA erschienen war.

Daraufhin unterzog Gyland sich einem fünfstündigen Glucose-Toleranztest (GTT) und stellte fest, daß er einen sehr niedrigen Glucosespiegel hatte. Er litt unter Hypoglykämie ... Zuckerblues. Voller Hoffnung befolgte er Dr. Harris' Rat und strich raffinierten Zucker und weißes Mehl von seinem Ernährungsplan. Und siehe da: Gylands Symptome, seine Angstzustände und Neurosen, sein Zittern, sein Schwindel und seine cerebrale Arteriosklerose verschwanden. Nachdem er wieder gesund war, erinnerte er sich daran, daß einer der Diagnostiker seine Krankheit richtig erkannt, aber das falsche Rezept dagegen verschrieben hatte! Dieser Arzt hatte seine Krankheit als »niedrigen Blutzuckerspiegel« bezeichnet und ihm den Verzehr von Süßigkeiten empfohlen, um die Werte zu erhöhen. Das hieß natürlich: den Teufel mit dem Beelzebub austreiben; Gylands Beschwerden hatten sich dadurch nur noch verschlimmert.

Wer – wie ich und Millionen anderer Menschen – jemals das medizinische Fachkauderwelsch über sich ergehen lassen mußte, ist häufig verbittert und fest entschlossen, seine eigenen Erfahrungen weiterzugeben. Dr. Gyland war sehr verbittert und machte seiner Wut in einem Brief an das *Journal of the American Medical Association* (Vol. 152, 18. Juli 1953) Luft. Er warf darin seinen Kollegen vor, die Pionierarbeit von Dr. Seale Harris nicht hoch genug eingeschätzt oder sogar übersehen zu haben. Und er versprach, seine schmerzhaft gewonnenen Erkenntnisse für eine bessere Diagnose und Behandlung der am Zuckerblues leidenden Menschen einzusetzen. Zu oft hatte er erfahren müssen, wie diese Menschen den Rat bekamen, ihre Beschwerden mit genau der Substanz zu bekämpfen, die sie ursprünglich ausgelöst hatte: mit raffiniertem Zucker.

Dr. Gyland hielt Wort. Er behandelte mehr als sechshundert Patienten, die an genau den gleichen Symptomen litten, wie er sie am eigenen Leibe erfahren hatte. Er fertigte eine ausführliche Studie über diese Patienten an und beschrieb in allen Einzelheiten, welche diagnostischen Verfahren er angewandt hatte, welche Symptome er feststellen konnte und wie die Patienten auf die Behandlung angesprochen hatten. Die Behandlung begann stets mit einem strikten Verbot sämtlicher raffinierten Kohlenhydrate – im wesentlichen von Zucker und

Weißmehl. Obwohl Gyland für die AMA ein ausgesprochen lästiger Zeitgenosse war, gestattete sie ihm schließlich, seine Arbeit auf einer Tagung vorzustellen. Anschließend wartete er gespannt darauf, daß seine Studie in einer der Zeitschriften der AMA erscheinen würde. Nichts geschah – woran man ermessen kann, wieviel der AMA daran lag, ihre Mitglieder über die Bedeutung des Glucose-Toleranztests bei ärztlichen Routineuntersuchungen zu informieren! (Es gibt drei solcher Tests, die jeweils unterschiedlich lange dauern.) Der Bericht über Dr. Gylands wichtige Arbeit erschien schließlich (auf portugiesisch) in einer medizinischen Fachzeitschrift in Brasilien.

Während Dr. Gyland unter dem Zuckerblues litt und deprimiert und verwirrt von einem Spezialisten zum anderen zog, absolvierte auch ein Wissenschaftsautor nach seiner Ausbildung in Harvard und auf dem MIT gerade eine ähnlich entmutigende Pilgerfahrt. Er saß in zahllosen Sprechzimmern und überlebte zehn Jahre lang Fehldiagnosen und falsche Therapien. Erst dann fand er doch noch einen Arzt, der sein Leiden erkannte, seine Vermutung durch den GTT erhärten konnte und ihm den Zucker rigoros verbot. A.W. Pezet konnte nun regelrecht zuschauen, wie seine Symptome verschwanden. Er fragte seinen Arzt Dr. E. M. Abrahamson: »Warum wissen so viele Ärzte wenig oder nichts über eine Krankheit, unter der Millionen Menschen leiden? Was liegt mit der Medizinerausbildung im argen, wenn die Ärzte eine so leicht zu diagnostizierende und zu heilende Krankheit nicht erkennen?«

Als Pezets Gattin unter den gleichen Beschwerden litt und auch ihr der Verzicht auf Zucker half, verspürte Pezet immer stärker das Bedürfnis, auch andere Menschen an seinen Erfahrungen und Erkenntnissen teilhaben zu lassen. Gemeinsam mit seinem Arzt verfaßte er das bahnbrechende Buch *Body, Mind and Sugar*, das 1951 veröffentlicht wurde. Wie stark sich die Öffentlichkeit für dieses Thema interessierte, zeigte sich nicht zuletzt daran, daß die gebundene Ausgabe des Buches 200000mal verkauft wurde. Pezet und Abrahamson mußten nicht wie Harris und Gyland auf eine Veröffentlichung in medizinischen Fachzeitschriften warten – ihr Buch, das sie Dr. Seale Harris widmeten, gelangte über die Köpfe der AMA-Autoritäten hinweg zu den Menschen, die seit langem am Zuckerblues litten und mit falschen Diagnosen leben mußten. Die Ärzte bekamen immer öfter die Frage nach einem GTT zu hören; das Wort Hypoglykämie ging in den allgemeinen Wortschatz ein. Einige Verwirrung entstand allerdings wieder durch die später veröffentlichte Taschenbuchausgabe, in der leider Begriffe wie »niedriger Blutzucker« und »Zuckerhunger« verwendet wurden. So konnten schlecht informierte Ärzte ihren Patienten weiterhin erzählen, die beste Antwort auf den »Zuckerhunger« seien ein paar Süßigkeiten zwischen den Mahlzeiten.

1969 veröffentlichte der Ernährungswissenschaftler Carlton Fredericks gemeinsam mit Dr. Herman Goodman das Buch *Low Blood Sugar and You*, das überaus populär wurde.

Ungeachtet all dieser medizinischen wie populärwissenschaftlichen Bücher und Artikel, versichert die AMA nach wie vor, sie wisse schließlich am besten, was uns schade und was nicht. Das *Journal of the American Medical Association* verkündete 1973:

> Eine Welle populärwissenschaftlicher Veröffentlichungen hat die Öffentlichkeit unlängst glauben gemacht, daß die Hypoglykämie in unserem Land weit verbreitet ist und daß viele Symptome, von denen die amerikanische Bevölkerung betroffen ist, nicht als Folgen der Hypoglykämie erkannt werden. Für diese Behauptungen gibt es keinerlei medizinische Beweise. ...
> Der Begriff Hypoglykämie bezeichnet einen niedrigen Blutzuckerspiegel. Er wird häufig von Symptomen wie Schwitzen, Zittern, Übelkeit, Angstzuständen, Herzrasen, Kopfschmerzen, Hungergefühlen, kurzen Schwindelanfällen und gelegentlich auch Ohnmachtsanfällen und Koma begleitet. Die *Mehrheit der Menschen, die an solchen Symptomen leiden, ist jedoch nicht hypoglykämisch* (Hervorheb. d. Verf.).

Woher zum Teufel wollen die Herrschaften das eigentlich so genau wissen? Und was erzählen sie uns da? Nur eine *Minderheit* – vielleicht sind es ja *nur* 49,2 Prozent der Bevölkerung der USA – leidet an Hypoglykämie!

Zu den Leuten, die sich über die Aussagen der AMA sehr wunderten, zählte auch Marilyn Hamilton Light, die Direktorin der Adrenal Metabolic Research Society of the Hypoglycemia Foundation. (Sie hatte den gleichen Alptraum wie Dr. Gyland durchmachen müssen.) Aus den Unterlagen der Foundation ging hervor, daß die Opfer des Zuckerblues durchschnittlich *zwanzig Ärzte und vier Psychiater* aufgesucht hatten, ohne daß man ihre Krankheit erkannt hatte. Erst dann erfuhren sie (vom Hörensagen oder per Zufall) von der Krankheit Hypoglykämie – und bekamen später durch einen GTT die Bestätigung, daß sie an genau dieser Krankheit litten.

Marilyn Light schrieb an die Abteilung Erziehung und Wohlfahrt des Gesundheitsministeriums und bat um Zahlen über die Verbreitung der Hypoglykämie in den Vereinigten Staaten.[12] Sie bekam folgende Antwort: ». . . *unveröffentlichte* Daten aus der Umfrage über den Gesundheitszustand der Bevölkerung zeigen, daß im Finanzjahr 1966/67 von ungefähr 60000 Fällen berichtet wurde. Die Interviews erfaßten ausschließlich Privathaushalte; die Insassen öffentlicher Einrichtungen blieben unberücksichtigt. (Hervorhebung d. Verf.).

Von 134000 befragten Personen litten 66000 an Hypoglykämie. Das entspricht 49,2 Prozent der Befragten.«

Das ist natürlich weit von der Mehrheit entfernt. Es sind ja nur schlappe 49,2 Prozent!

Weitere Nachforschungen ergaben:

1. Die US-Regierung verwendet diesen Fragenkatalog, um Daten über alle Arten von Gesundheitsproblemen zu erheben und frühzeitig eventuelle Trends zu erkennen.

2. Die befragten Personen wurden in keiner Weise beeinflußt. In dem Fragenkatalog, mit dem sie nach chronischen

Krankheiten befragt wurden, erschien weder das Wort »Hypoglykämie« noch der Begriff »niedriger Blutzuckerspiegel«.

3. Die Interviewer waren gehalten, ihre Fragen stets allgemein zu formulieren – etwa: »Können Sie sonst noch etwas über Ihr Befinden sagen?«.

4. Die Befragten mußten sich bei ihren Antworten über ihren Gesundheitszustand im klaren sein. Sie mußten ihn präzise beschreiben können, und sie sollten sich freiwillig äußern. Nur unter diesen Bedingungen wurden ihre Antworten erfaßt.

5. Obwohl der alarmierend hohe Wert von 49,2 Prozent bereits vor zehn Jahren eine ausgesprochen weite – geradezu epidemische – Ausbreitung des Zuckerblues nahelegte, hat das Gesundheitsministerium den Begriff Hypoglykämie niemals in seinen Fragenkatalog aufgenommen und »hat auch nicht vor, dies in naher Zukunft zu tun«.

Alles klar???

Können Sie sich vorstellen, daß das Gesundheitsministerium und die AMA eine Kampagne gegen den Krebs oder den Herzinfarkt abblasen, weil diese Krankheiten noch nicht die *Mehrheit* der Bevölkerung, sondern erst das verschwindend geringe Häuflein von 49,2 Prozent betreffen?

Der Unterschied zwischen so kostspieligen Krankheiten wie Krebs und so billigen wie dem Zuckerblues liegt auf der Hand. Die gegenwärtige schulmedizinische Krebstherapie verschlingt Unsummen. Während sich die Patienten finanziell ruinieren, können sich die Ärzte eben eine neue Yacht leisten. Die Therapie des Zuckerblues oder der Hypoglykämie dagegen kann jeder von uns getrost selbst in die Hand nehmen. Streichen Sie den raffinierten Zucker von Ihrer Einkaufsliste – dann fallen auch die Arzt- und Krankenhausrechnungen weg. Der Nachteil einer solchen Methode ist freilich, daß dabei weder Nerzmäntel für Arztgattinnen noch fidele Medizinerseminare auf den Bahamas herausspringen.

Seit Anfang der siebziger Jahre ist in den USA viel von

»präventiver Medizin« die Rede. Damit meint das Diseaseestablishment regelmäßige und kostspielige Arzt- oder Krankenhausbesuche, bei denen teure Tests durchgeführt werden. Und sofern der gute Doktor es fertigbringt, seinen Bauch unter dem weißen Kittel zu verbergen und eine Viertelstunde auf den Tabak zu verzichten, hält er ganz nebenbei vielleicht sogar noch einen kostenlosen Vortrag über das Cholesterin oder die Gefahren des Rauchens. Mit dieser Art vorbeugender Medizin läßt sich jede Menge Geld an Menschen verdienen, die Angst vor Krebs oder Herzkrankheiten haben. Gegen den Zuckerblues hilft allerdings nur ein einziges Mittel: eine vorbeugende Ernährung. Essen Sie keinen Zucker mehr. Hören Sie damit auf, bevor Ihre Nebennieren kaputt sind. Hören Sie damit auf, *bevor* sich die Symptome des Zuckerblues, der Hypoglykämie oder des prädiabetischen Zustands – am Ende ist es egal, wie Sie diese Sache nennen – unwiderruflich einstellen.

Wieviel Geld kann Ihnen Ihr Arzt für einen dermaßen einfachen Rat abknöpfen?

Die Daten über den Zuckerblues, die das Gesundheitsministerium 1967 erfaßt hat, sind noch nicht veröffentlicht. Weil dem so ist, kann die AMA weiterhin behaupten, nichts von ihnen zu wissen. Und weil dem so ist, kann sie – wie etwa 1973 geschehen – mit Unschuldsmiene verkünden, es gebe »keinerlei *medizinische* Beweise für die Behauptung, daß die Hypoglykämie in den USA weit verbreitet ist«. Außerdem handelt es sich bei den Daten des Gesundheitsministeriums ja auch nur um eine epidemologische Erhebung. Und weil diese Daten nicht von den Ärzten selbst stammen, sondern lediglich von ihren ehemaligen Patienten (die das Glück hatten, Fehldiagnosen und falsche Therapien zu überleben), sind sie eben *medizinisch* nicht aussagekräftig. Das liegt doch auf der Hand.

Der Statistik fehlt auch nicht zuletzt deshalb die medizinische Beweiskraft, weil 66000 befragte Menschen keinerlei ärztliche Unterlagen besitzen, mit denen sie ihre Auffassungen belegen könnten. Sie sind nicht im Besitz dieser Unterlagen, weil die meisten Ärzte und Krankenhäuser es nach wie vor ablehnen, ihren Patienten Kopien von Diagnosen und Testergebnissen auszuhändigen.

Die Glaubwürdigkeit der AMA steht und fällt also mit dem Grad unserer Desinformiertheit.

Wo liegt der Unterschied zwischen Beweisen und medizinischen Beweisen, zwischen Tatsachen und wissenschaftlichen Tatsachen? Die Sache ist so: Wenn ich Kopfschmerzen oder Fieber habe, dann ist das nur für mich persönlich eine Tatsache. Erzähle ich einem Arzt von meinen Kopfschmerzen, dann handelt es sich für ihn zunächst lediglich um eine einfache, anekdotische Erkenntnis. Wenn der Arzt aber meine Temperatur mißt und sie notiert, dann ist der wissenschaftliche Beweis für meine Kopfschmerzen erbracht. Erhält jetzt auch noch ein weiterer Arzt eine Kopie dieser Aufzeichnungen, dann ist endlich eine wissenschaftliche Tatsache daraus geworden. Wenn ich jetzt allerdings aus irgendeinem Grund nachweisen muß, daß ich am letzten Dienstag 41 Grad Fieber hatte und meinen Arzt um meine Unterlagen bitte, wird er sie aller Wahrscheinlichkeit nach nicht herausrücken. Die einfache Erkenntnis, daß ich Fieber hatte, ist schließlich mittlerweile zum Rang einer wissenschaftlichen Tatsache aufgestiegen. Und die steht nur einem anderen Arzt zur Verfügung. Wenn ich mich zu guter Letzt darüber beschwere, daß mir der Arzt nicht die wissenschaftlichen Fakten über meinen Zustand am letzten Dienstag mitteilen will, und er sie mir dann doch verrät, handelt es sich auf einmal wieder um eine anekdotische Erkenntnis. Womit wir wieder am Anfang angekommen wären.

Nachdem die moderne Medizin den Diabetikern dreißig Jahre lang eine kohlenhydratarme Kost zwingend vorgeschrieben hatte, wurde sie durch eine neue Entdeckung widerlegt. 1971 berichtete eine Forschungsgruppe unter der Leitung von Dr. Edwin L. Bireman im *New England Journal of Medicine*, daß eine kohlenhydratreiche Ernährung sowohl bei Nicht-Diabetikern wie auch bei Patienten mit einer leichten Diabetes den Glucosespiegel sinken läßt. »Eine kohlenhydratreiche Ernährung erhöht den Blutzuckerspiegel nicht«, erklärte Dr. Bireman. »Die meisten Ärzte haben während der letzten dreißig Jahre einer falschen Theorie geglaubt.«

Die *American Diabetes Society* forderte daraufhin die Medizinerschaft der USA auf, eine völlige Kehrtwende zu vollziehen. Die Ärzte sollten Diabetes-Kranken in Zukunft eine Ernährung empfehlen, die in ihrem Kohlenhydratanteil der Kost von Nicht-Diabetikern zumindest entspricht. Diese Empfehlung der ADA berücksichtigte dabei auch die Erfahrung, daß nicht wenige Diabetiker durch die Behandlung mit Insulin und vergleichbaren Therapien, die lediglich die Symptome der Krankheit lindern können, schließlich an Arteriosklerose erkrankten und Herzinfarkte oder Schlaganfälle erlitten. Als Ursache derartiger Erkrankungen gilt ein ausgesprochen hoher Fettanteil in der Ernährung. Und gerade dazu hatten Ärzte den Diabetes-Patienten immer wieder geraten.

Fünfzig Jahre nach der epochemachenden Entdeckung des Insulins hat die Zahl der Diabetiker ungeahnte Höhen erreicht. Die gleichfalls beständig steigenden Zahlen der zwischen dem Ersten Weltkrieg und dem Vietnamkrieg wegen Diabetes ausgemusterten Wehrpflichtigen sprechen eine deutliche Sprache. In den frühen siebziger Jahren mußten immerhin 12 Prozent der Wehrpflichtigen allein aus diesem Grund für nicht diensttauglich erklärt werden. Die Diabetes-Krankheit ist die Hauptursache von Blindheit und auch ein wesentlicher Grund für Invalidität und für Sterbefälle aufgrund von Herz- und Nierenbeschwerden. Die Zahl der Diabetiker in den USA wird auf vier bis zwölf Millionen geschätzt, und noch größer soll die Zahl der Prädiabetiker sein, also der Menschen, die an Hypoglykämie, Hyperinsulinismus oder einem niedrigen Glucosespiegel leiden (dem Gegenstück und zuweilen auch Vorboten der Diabetes-Krankheit).

Die Appelle, die Zuckerkrankheit durch den Verzicht auf Zucker unter Kontrolle zu halten, werden von dem Geschrei derjenigen übertönt, die mehr staatliche Fördermittel für die Suche nach einer Arznei, einer Pille, einer Spritze oder vielleicht einem magischen atomaren Bauchspeicheldrüsen-Schrittmacher fordern – um die Krankheit eines Tages auf wundersame Weise zu besiegen.

Wir wollen beides: gute Gesundheit und unseren Zuckerkuchen.

Vom Nuckel an die Nadel

Zwölf Uhr mittags an einem heißen Julitag in Manhattan. Ein Mann taumelt die Treppen der U-Bahn-Station hinunter, umklammert das Geländer, stürzt zu den Süßigkeitenautomaten. Keine Süßigkeiten. Keine Pepsi-Cola. Nur Kaugummi. Er schwitzt. Er murmelt unverständliches Zeugs vor sich hin. Er lehnt sich gegen eine Stahlsäule, sieht aus wie ein Betrunkener. Endlich kommt der Zug. Der Mann taumelt in den Wagen, hält sich mit einer Hand am Haltegriff fest. Schweißflecken erscheinen auf seinem Hemd. Er zieht unbeholfen seine Jacke aus, erst einen Arm, dann den anderen, umklammert weiterhin den Haltegriff. Die Jacke fällt herunter, er schafft es nicht, sie aufzuheben. In der nächsten Station kommt die Bahn kreischend zu stehen. Der Mann hängt an seinem Haltegriff; er versucht verzweifelt, nicht zu stürzen. Zwei Passagiere greifen ihm unter die Arme; eine gut gekleidete ältere Frau und ein stämmiger Arbeiter. Zwei weitere Passagiere machen ihre Plätze frei, legen ihn auf die Sitzbank. Sie lockern ihm die Krawatte.

»Haben Sie Herzbeschwerden?«, fragt die ältere Frau. »Haben Sie Nitroglycerin oder etwas anderes dabei, das ich Ihnen geben kann?« Der Kranke stöhnt, kann aber nicht sprechen. Der Arbeiter gibt ihm rechts und links eine Ohrfeige. Der Schock bringt den Mann wieder zu sich. Mit schwerer Zunge stammelt er, daß er Diabetiker sei und wieder in Ohnmacht fallen werde, wenn er nicht unverzüglich etwas Süßes zu essen bekomme. Seine Worte machen blitzschnell im ganzen Wagen die Runde. Zwei Kinder befördern aus ihren Frühstückspaketen Orangenlimonade zu Tage. Der Fahrer ruft per Funk einen Krankenwagen. Eine dicke Frau aus der gegenüberliegenden Sitzreihe reicht dem Mann einen klebrigen Napfkuchen. Allmählich kommt sein Stoffwechsel wieder ins Gleichgewicht. Am Times Square steigt er aus. Er ist einer der Topreporter von der politischen Redaktion der *New York Times*. Schon seit 23 Jahren leidet er an Diabetes; heute hatte er seine Notration Süßigkeiten zu Hause vergessen und erlitt einen Insulinschock. Eine hypoglykämische Reaktion. Einen niedrigen Glucosespiegel im Blut. Der Mann hatte den Zuckerblues.

Einige Monate später, am 6. März 1974, stirbt er an »Diabetes-Komplikationen«. Nach seinem Tod war am 25. März im *New York Magazine* die Geschichte dieses Vorfalls in der U-Bahn zu lesen, und es hieß dort: »Entgegen allen Geschichten, die man immer wieder über die gefühllosen New Yorker hört, kümmerten sich die Menschen sehr gut um ihn. Dieser Vorfall zeigt sehr schön, wie sich einer der vielen Mythen über unsere Stadt bei näherer Betrachtung in Luft auflösen kann.«

Ein Mythos löst sich auf, ein neuer bildet sich. Und so geht es immer weiter.

Haben Sie schon einmal irgendwo gelesen, daß ein Drogenabhängiger an »Stoffwechsel-Komplikationen« gestorben ist? Natürlich nicht. Heroin ist eine tödliche Droge. Drogenabhängige sterben an Drogen. Selbst wenn ein Betrunkener stirbt, wird das auf seinen übermäßigen Alkoholgenuß zurückgeführt. Stirbt aber ein Mensch am Zuckerblues, wird den Trauernden nicht selten sogar Zucker beim Leichenschmaus aufgetischt. »Zuckervergiftung« ist ein Wort, das wir so gut wie nie zu lesen bekommen.

Die gleiche Doppelmoral begegnet uns in der Welt der Unterhaltung. In diversen Fernsehserien sterben die Junkies wie die Fliegen. Und viele dieser erbaulichen Geschichten werden von denselben wunderbaren Leuten finanziert, die in jedem

Werbespot Zucker und andere zuckerhaltige Produkte anpreisen.

Die Kameliendame stirbt an Schwindsucht. Dem Publikum kommen die Tränen, wenn die Heldin der »Love Story« an Leukämie erkrankt. Verrückte aller Art streifen über unsere Bühnen und Bildschirme. Festgefahrene Handlungsstränge werden mit Herzanfällen wieder in Gang gebracht. Auch Schlangengruben, Gefängnisse und die Couch des Psychiaters sind dem Zuschauer ohne weiteres vertraut. Autobiographische Bekenntnisse und Fernsehdramen wimmeln nur so von Alkoholikern und Opiumessern. Wo aber bleiben die Geschichten der Zuckersüchtigen?

Für die zeitgenössische Literatur ist offenbar genau das bezeichnend, was in ihr nicht erwähnt wird. Oder haben Sie jemals ein Buch gelesen, ein Bühnenstück, einen Film oder einen Fernsehbericht gesehen, der sich mit der Zuckerpest des zwanzigsten Jahrhunderts befaßte? Wer hat uns jemals etwas von den Tiefen des Zuckerblues erzählt und wurde dabei auch von der Öffentlichkeit wahrgenommen?

Zwei Ausnahmen bestätigen auch hier die Regel. Die erste ereignete sich Ende 1973 in Merv Griffins Talk-Show. Griffin berichtete davon, daß er selbst an einem niedrigen Blutzuckerspiegel, an einer Hypoglykämie gelitten hatte. Er hatte Probleme mit dem Übergewicht, und sein Alkoholkonsum machte ihm zu schaffen. Seine Erfahrungen veranlaßten ihn dazu, sich in mehreren Sendungen mit dem Problem des raffinierten Zuckers in unserer Ernährung zu befassen – er wollte zeigen, wie der Zucker Menschen krank macht und wie einfach es ist, durch die richtige Ernährung wieder gesund zu werden. Die zweite Ausnahme findet sich in dem 1975 veröffentlichten Buch *The Philosophy of Andy Warhol*. Der Künstler gibt darin offen zu, daß er von einem geradezu unstillbaren Verlangen nach Zucker befallen ist. »Du kannst keine Prinzessin zum Dinner ausführen und dann einen süßen Keks als Vorspeise bestellen, auch wenn du dich noch so sehr danach sehnst. Die Leute erwarten von dir, daß du Proteine ißt, und das machst du dann auch, damit sie nicht über dich reden.« Und er erklärt weiter: »Wenn du es schaffst, am Leben zu bleiben, besteht die nächste schwere Aufgabe darin, Sex zu haben... Ich habe die Erfahrung gemacht, daß mir das alles einfach viel zu anstrengend ist.« In seiner Kindheit hatte ihm seine Mutter oft einen Schokoriegel zugesteckt, wenn – so Warhol – »ich eine Seite in meinem Malbuch fertig hatte«.

Als das Insulin noch nicht lang auf dem Markt war, verfaßte Sidney Kingsley das Broadway-Stück *Men In White*, das wegen seines Erfolgs später auch mit Clark Gable verfilmt wurde. Das Stück handelt von einem Streit, den zwei Ärzte am Bett eines schwerkranken Mädchens austragen. Der jüngere diagnostiziert (richtig), daß die Patientin unter einem Insulinschock leidet (also Glucose braucht), der ältere Arzt beharrt darauf, sie liege im Diabetes-Koma (also Insulin braucht).

Glücklicherweise kann sich der Doktor mit der richtigen Diagnose durchsetzen: das Kind erholt sich und lächelt ihn an. Schnitt.

An diesem Bühnenstück – es wurde 1940 aufgeführt – zeigt sich deutlich die Spaltung und Verwirrung über die Zuckerkrankheit, die sich vor einigen Jahrzehnten quer durch den medizinischen Berufsstand zog. Heute kennen wir millionenfach die Berichte über persönliche Katastrophen, die vom Zucker verursacht wurden. Wir können die betroffenen Menschen täglich um uns herum beobachten; ihr Drama ereignet sich im wirklichen Leben, nicht in Büchern und Zeitschriften. Wenn es im Theater auch nicht auf der Bühne aufgeführt wird, so ist es doch hinter der Bühne sattsam bekannt. Und wenn es auch nicht über Film- und Fernsehbildschirme flimmert, so weiß man in den Studios doch ein trauriges Lied davon zu singen.

»Flaschenkinder geraten am Ende nicht selten dahin, ihre Flasche zu lieben und ihre Mutter zu hassen«, sagte der Black-

Muslim-Prophet Elijah Muhammed. Dieser Satz paßt hervorragend auf George, einen großen, weißen, gutaussehenden jungen Mann. George war so ein Flaschenkind. Seinen ersten Zucker saugte er aus einem Gumminuckel. Als er die ersten Zähne bekommen hatte, nahm er Zucker mit seiner allmorgendlichen Schüssel Cornflakes und seinem Orangensaft, mit dem Ketchup, den er sich über sein Spiegelei kippte, zu sich. Vermutlich hatten seine Eltern – wie auch Millionen anderer Elternpaare – nicht die geringste Ahnung, daß Ketchup Zucker enthält. (Selbst in den siebziger Jahren ist nur den wenigsten Konsumenten bekannt, daß auf den Nahrungsmittelpackungen die Inhaltsstoffe ihren Gewichtsanteilen nach in absteigender Folge aufgeführt werden. Und für zusätzliche Verwirrung sorgen dort noch die unterschiedlichen Bezeichnungen für raffinierten Zucker: Wenn wir auf der Ketchup-Flasche die Angabe »Tomaten, Zucker, Dextrose, Essig, Salz, Zwiebeln und Gewürze« finden, dann enthält das Produkt zwei Arten von raffiniertem Zucker – bei Dextrose handelt es sich nämlich ebenfalls um Zucker.) Abends kamen bei George zu Hause Fleisch und Kartoffeln mit Tiefkühlerbsen auf den Tisch, danach gab es zuckersüßen selbstgebackenen Kuchen oder Dosenpfirsiche, die in gezuckertem Fruchtsaft schwammen. Wenn George artig gewesen war, wurde er vor dem Zubettgehen mit einem Schokoriegel, einer Flasche Seven-Up oder Schokoladenpudding belohnt. Seine Zähne hatten beim ersten Zahnarztbesuch schon Löcher; seine Mandeln waren so häufig entzündet, daß sie ihm im Alter von fünf Jahren herausgenommen werden mußten. Von den typischen Kinderkrankheiten wie Masern oder Mumps ließ er keine aus und litt außerdem noch unter seltsamen Allergieschüben, die ihn etwa im Sommer des Jahres 1954 die halbe Zeit ans Bett fesselten.

Das Haus seiner Großmutter (sie war Polin) war stets von ganz bestimmten Gerüchen durchzogen: Sauerkraut und Eisbein, Karbolseife, Fliederduft und Eau de Cologne. Großmutter redete oft von ihrer besonderen Diät, aber sie aß genauso viele Süßigkeiten wie alle anderen. George erinnert sich noch daran, wie sie immer ihren geblümten Kittel hochhob, um sich eine Nadel ins Bein zu stechen. Daran war für ihn nichts Besonderes. Vielleicht hatten ja alle 52jährigen Frauen diese komische Sache, die sie Diabetes nannten. Als der Junge einmal auf der Straße eine Injektionsspritze fand, brachte er sie seiner Großmutter. Ein kleiner Vorrat von diesen Dingern konnte ja nie schaden. Großmutter starb im Alter von neunundfünfzig Jahren, als George gerade dreizehn war. Sie war eben nie mit dem Zucker klargekommen und hatte es doch immer wieder versucht. Offenbar hatte niemand in der Familie aus ihrem Leiden eine Lehre gezogen. Als George später seine Tante in die Kirche begleitete, naschten die beiden während der Predigt Kandiszucker. Seine Mutter hatte Großmutters Vorliebe für Süßigkeiten geerbt. George konnte sich fest darauf verlassen, daß sie ihm etwas zum Naschen zustecken würde – solange er ein »guter« Junge war.

Drei Jahre nach Großmutters Tod gab es in der Familie wieder einen Diabetiker: den kleinen George. Er kann sich noch genau an den Tag erinnern, weil er gerade in die Tennis-Auswahlmannschaft seiner Highschool aufgestiegen war. Nun durfte er endlich auch den dunkelblauen Pullover mit den Initialen der Highschool tragen. Einem altehrwürdigen Highschool-Ritual zufolge versuchten die älteren Schüler den Neuling zu packen und an den Buchstaben herumzuzerren, die in freundlichem Orange auf dem Sweater prangten. Dabei kam es natürlich auch zu ein paar Rangeleien. Um die Mittagszeit hatte George ein so seltsames Gefühl im Bauch, daß er kaum seinen Hamburger und den Nachtisch herunterbekommen konnte. Nach dem Unterricht rannte er zum Wasserspender, weil er einen unbändigen Durst hatte. Nur eine Stunde später mußte er die gesamte Flüssigkeit wieder auspinkeln.

In kürzester Zeit fiel sein Gewicht von 165 auf 140 Pfund.

Seine Mutter wußte, was das bedeutete. Die Eltern gingen mit ihm zum Arzt. Zwei Minuten, nachdem George seine Urinprobe abgegeben hatte, teilte der Arzt ihm mit, daß er in Zukunft ein »normales« Leben führen könnte, wenn er sich jeden Tag Insulin ins Bein spritzte. Genauso wie seine Großmutter. Aufgewühlt und schwer atmend fragte er sich: Wie lange muß ich das machen? Lieber Gott, wie lange? Von sechzehn bis wann? An diesem Abend gönnte seine Mutter ihm einen allerletzten Schokoriegel. »Warum konnte mir das nicht passieren?« schluchzte sie.

George mußte für eine Woche ins Krankenhaus, um das Spritzen zu lernen – erst an einer Orange, dann am eigenen Bein. Außerdem lernte er dort, genau auf seine Diät zu achten. Kein Zucker mehr. Alles andere nur noch nach Plan. Jeden Tag unglaubliche 4000 Kalorien, zum Ausgleich dann noch 45 Einheiten Insulin. Nur auf die Kalorien kam es an. Jedes Nahrungsmittel bekam eine Zahl, selbst Bier. Die Qualität spielte keine Rolle. Davon redete niemand. Nur von Kalorien. Zwischen einem Vollkornbrot mit seinen natürlichen, vollwertigen Kohlenhydraten und dem schwammigen, gezuckerten Supermarkt-Weißbrot wurde kein Unterschied gemacht. George sollte zwar auf Zucker verzichten, aber niemand gab seiner Mutter einen Tip, wie sie um all den Zucker herumkommen sollte, der in den Lebensmitteln aus dem Supermarkt steckte. »Vielleicht macht die Frau vom Doktor ja die Einkäufe«, sagte George. »Es macht jedenfalls nicht den Eindruck, als ob er sich jemals ein Etikett genauer angeschaut hätte. Er weiß offenbar gar nicht, was hier los ist. Aber mir ist es bisher schließlich nicht anders gegangen.«

George mußte jetzt ständig seine komplette Diabetiker-Ausrüstung mit sich herumschleppen: Spritzen, Nadeln, Alkohol, Tupfer, Teststreifen, Insulin und Zuckerwürfel. Jeder Heroin-Junkie reist mit weniger Gepäck. Beim Pinkeln hatte er nun grundsätzlich den Teststreifen zur Hand. Verfärbte sich der rot, dann war zuviel Glucose im Blut. Schnell, mehr Insulin. Aber der Teststreifen nützte ihm gar nichts, wenn er *zuwenig* Glucose im Blut hatte. Das konnte passieren, wenn er zuviel Insulin genommen hatte, eine Mahlzeit ausgelassen hatte oder überarbeitet war. Dann wird das Gehirn nicht ausreichend mit Glucose versorgt; der Insulinschock droht. George konnte sich einfach nur darauf verlassen, daß sein Gehirn ihm die Gefahr noch kurz vorher signalisierte. Schnell, die Zuckerwürfel. Es ging hin und her. Er trug eine Kette mit einem Anhänger, auf dem eine Notrufnummer eingraviert war – für den Fall, daß man ihn einmal ohnmächtig auffinden sollte. Auf dem Diabetikerausweis in seiner Brieftasche war zu lesen: *Ich bin Diabetiker. Ich bin nicht betrunken. Wenn ich nicht bei Bewußtsein sein sollte oder mich seltsam verhalte, befolgen Sie bitte die umseitigen Hinweise zur Ersten Hilfe.* Und auf der Rückseite stand: *Verhalten in Notfällen: Sollte der Patient ohnmächtig sein, verabreichen Sie ihm bitte Zucker in irgendeiner Form – Orangensaft, Coca-Cola oder ein anderes süßes Getränk –, und rufen Sie einen Arzt.*

Wenn George sich auf ein Basketballspiel vorbereitete, nahm er etwas weniger Insulin. Manchmal konnte er nach einer Anstrengung beobachten, daß seine Nase sich feucht und kalt anfühlte, daß Arme und Beine kribbelten und daß der Kopf merkwürdig leicht und leer wurde. Das bedeutete, daß ein Insulinschock bevorstand. Mehr Zuckerwürfel, und es ging wieder.

Als er als Aushilfe in einem Supermarkt jobbte, fiel ihm eines Tages seine Plastikdose mit den Zuckerwürfeln auf den Boden. Ein alter Mann, der gerade vorbeikam, als er die Zuckerwürfel wieder aufsammelte, sagte vertraulich zu ihm: »Diabetiker, was?« Die Worte eines Betroffenen zum anderen. Eine geheime Bruderschaft. George fühlte sich wie eine herrenlose Seele, die in den Körper eines jungen Mannes gesperrt war.

Einmal gingen seine Kumpels nach einem Spiel noch ein Eis essen – ein absolutes Tabu für ihn. Er wußte, daß er es eigentlich besser bleiben lassen sollte, aber er wollte nicht die Aufmerksamkeit seiner Freunde auf die Krankheit lenken. Also hielt er mit. Der Rest des Nachmittags war dann wie ausgewischt. Er erinnert sich noch daran, wie das Auto vor seinem Haus anhielt, wie ihm jemand seinen Basketball in die Hand drückte. Dann machte er einen Schritt Richtung Vorgarten und kam im Krankenhaus an einem Insulin-Tropf wieder zu sich. Mit sechzehn hatte er täglich 45 Insulineinheiten gebraucht. Als er den Highschool-Abschluß machte, war er schon bei 55 angekommen.

Während seines zweiten Jahrs auf dem College kam Marihuana groß in Mode. Vietnam und Gras. Wenn sie dich mit Gras geschnappt hatten, wollten sie dich in der Army nicht mehr haben. Als Diabetiker wurde George ausgemustert. Der Army war er zwar entgangen, aber das Gras probierte er trotzdem aus. 1967 nahm er seinen ersten LSD-Trip. Als er kurz vor dem College-Abschluß stand, hatte er ein Dutzend Trips hinter sich und rauchte täglich Gras – das Examen schaffte er, indem er als Semesterabschlußarbeiten mystische Aufsätze abgab. Um diese Zeit hielt Richard Alpert einen Gastvortrag über halluzinogene Drogen und erklärte, daß der Glucosespiegel im Blut durch Gras sinken und durch LSD steigen würde. Für George war das eine echte Offenbarung. Wenn sein Verstand es auch noch nicht recht begriffen haben mochte, so sagte ihm doch sein Körper, daß Alpert recht haben mußte.

Wenn George Gras geraucht hatte, kam er regelmäßig auf den »Freßtrip«. Dann hatte er das unausweichliche Bedürfnis, sich mit Süßem vollzustopfen – mit Apfelscheiben, mit Erdnußbutter oder Broten mit Süßstoffmarmelade. LSD hatte die umgekehrte Wirkung. War er auf einem LSD-Trip, mußte er ständig pinkeln und brauchte nach dem Trip zusätzliches Insulin. Um allen Eventualitäten gewachsen zu sein, erweiterte er also seine Diabetiker-Notration. Als die LSD-Freaks dann die fernöstlichen Religionen entdeckten, war George auch mit dabei. Ein Studienkollege stieß auf ein japanisches Buch, in dem behauptet wurde, daß man Diabetes mit einer Ernährung aus natürlichen Kohlenhydraten wie braunem Reis, Azukibohnen und Kürbis verhindern und kontrollieren konnte. Das war für George völlig unverständlich, denn die Ärzte hatten ihm jahrelang erzählt, daß Kohlenhydrate eben nichts anderes als Kohlenhydrate wären. Den Erkenntnissen der westlichen Medizin zufolge war Reis ein Kohlenhydrat und für ihn damit absolut tabu. Jetzt beschäftigte er sich mit dem Thema Ernährung. Er begriff allmählich: Was in deinem Kopf vor sich geht, hat auch etwas mit dem zu tun, was du zu dir nimmst – ob du nun Marihuana rauchst, LSD nimmst oder Reis ißt. George experimentierte mit Eßstäbchen und Naturkost herum. Statt Hamburgern gab es nun Fisch, statt weißem Reis braunen Vollkornreis mit ein wenig japanischem Seegras und grünem Salat. Aber er spritzte sich weiterhin jeden Tag 55 Einheiten Insulin – 45 morgens und 10 abends.

Einige Zeit später wachte er mitten in der Nacht auf und warf sich in seinem Bett hin und her wie ein Fisch auf dem Trockenen. Sein Zimmergenosse rief einen Krankenwagen und brachte ihn zur Krankenstation des Colleges. Der Arzt dort sagte George, daß 55 Einheiten Insulin zuviel seien, und er wurde auf 45 gesetzt. Vielleicht hatte der orientalische Guru recht! Ein paar Wochen Reis und Seegras hatten sein Leben verändert. Zur Feier des Tages warf er seinen Diabetes-Anhänger weg.

Nach dem Examen ging George nach San Francisco und zog in eine Hippie-Kommune. Eines Nachmittags saß er dort friedlich auf dem Boden, rauchte ein wenig Gras, schlief ein – und wachte wieder einmal im Krankenhaus auf. Wieder hing er am Glucose-Tropf. Die Krankenhäuser pumpten ihn jedesmal derart mit Glucose voll, daß er nach seiner Entlassung die

Insulindosis steigern mußte. George begriff allmählich, daß das Glucosegleichgewicht offenbar eine kitzlige Angelegenheit war. Als er diesmal im Krankenhaus gelandet war, schaute am nächsten Tag ein Psychologe bei ihm vorbei und erkundigte sich, ob er einen Selbstmordversuch gemacht habe.

George war es leid, auf Insulin angewiesen zu sein und die Stunden zwischen den Mahlzeiten genau zählen zu müssen. Er war es leid, Diabetiker zu sein. Was zum Teufel war er außer einem Diabetiker eigentlich noch? Er hatte keine andere Identität mehr. Krankheiten können ein verlockender Ausweg, eine gute Entschuldigung für Fehlschläge sein. Mit Insulin, Gras, LSD entscheidet man sich für genau die Abhängigkeit, die einem gerade paßt. Aber was wäre, wenn Eli Lilly plötzlich die Insulinproduktion einstellt?

Im Spätsommer – es war auf einem Rockkonzert – bekam George wieder einmal schrecklichen Appetit auf etwas Süßes. Er hatte zwar seinen Würfelzucker dabei, aber er hatte Lust auf etwas Leichteres. Vielleicht ein Glas Orangensaft. George ging zum Getränkestand hinüber, aber die lange Schlange dort bewegte sich nur langsam vorwärts. George wurde es schummerig. Erschöpft wankte er hinter eine Hecke am Rand des Gehsteigs; dort ließ er sich zu Boden fallen und versuchte, das Gummiband von seiner Zuckerschachtel herunterzubekommen. Nun war in den frühen siebziger Jahren in allen Zeitschriften soviel über Drogen zu lesen, daß gut der Eindruck entstehen konnte, in Kalifornien sei jeder zweite Zuckerwürfel mit LSD getränkt. George lag hinter einer Hecke und benahm sich wie ein Drogensüchtiger. Dabei war er gar nicht auf der Flucht vor der Polizei – im Gegenteil: er brauchte Hilfe. Hilfe!!! Ein Passant sah ihn dort liegen, hörte ihn stammeln und wechselte prompt auf die andere Straßenseite. Schließlich hatte er genug gesehen und wußte, wann er es mit einem Drogenfreak zu tun hatte. George verlor das Bewußtsein. Glücklicherweise hatte ein Freund den Hilferuf gehört. Er kam herbei und gab

George Zucker zu essen. Der Mord auf die sanfte Tour. George versackte immer tiefer im Zuckersumpf.

Als nächstes nahm George einen Job auf einer Ranch in Kalifornien an. Gleich am ersten Tag kamen ein paar Mokelume-Indianer vorbei und boten ihm eine Haschischpfeife an. Aber das war auch das einzige Dope, das er während seines Aufenthalts auf der Ranch zu sich nahm – abgesehen natürlich von der täglichen Insulindosis. Seine Ernährung bestand aus Vollkornbrot, Hafergrütze, Käse, frisch gepflückten Äpfeln, Brunnenkresse vom Bach und Erdbeeren aus dem Garten. Er hatte ein Pferd, ritt viel aus, hackte Holz und tötete eine Schlange. An Tagen, an denen George hart arbeitete, konnte er seine Insulinmenge auf 25 Einheiten reduzieren. Wenn das immer noch zuviel war und er den Sturm des Insulinschocks herannahen fühlte, aß er einfach etwas Honig und ging zurück an die Arbeit. Zuviel Glucose im Blut zeigt ihren üblen Effekt erst nach einiger Zeit. Vorläufig bleibt man bei vollem *Bewußtsein* und hat sich unter Kontrolle. *Zuwenig* Glucose im Blut, also die Krankheit, die als Hypoglykämie bezeichnet wird, ist weit schlimmer. Dann kann es passieren, daß man als träge Masse irgendwo auf dem Waldboden liegenbleibt. Diabetiker lernen eben auf die harte Tour, welche Schrecken der Zuckerblues für sie bereithält.

Wenn George am Tag zuvor zuviel gegessen hatte, wachte er mit einer prallvollen Blase auf, hielt einen Teststreifen in den Urin und mußte ärgerlich beobachten, wie der Streifen sich rot färbte. Dann stand er da, schaute sich die wunderschöne Morgendämmerung an und haßte seine Mutter dafür, daß sie ihn zu einem Krüppel gemacht hatte. Manchmal sind wir gerade dann auf andere Menschen wütend, wenn wir wissen, daß wir selbst im Unrecht sind. George wußte, daß es sein eigener Fehler war. *Er* hatte schließlich zuviel gegessen. Aber warum sollte er sich seine Angst vor einem Insulinschock oder der Hypoglykämie selbst zum Vorwurf machen? George sprach sich lieber von jeglicher Schuld frei und schimpfte auf seine Mutter. Er schimpfte auf sie, weil sie ihn mit dem Gumminuckel des Kinderfläschchens geradewegs in die Abhängigkeit von Insulinspritzen getrieben hatte. Vom Nuckel an die Nadel – das war die Geschichte seines Lebens!

Schließlich kehrte er nach Berkeley und zum LSD zurück. Er hatte aus seinen Erfahrungen gelernt, daß er immer dann gut klarkam, wenn er auf sein Essen achtete, und er wußte, daß er vom Gras genauso loskommen mußte wie vom Insulin. George ernährte sich nun zwar von Vollkorngetreide und Gemüse, wie es der japanische Prophet empfohlen hatte, aber er war kein guter Koch und hatte auf diesem Gebiet auch keinerlei Ambitionen. Seine Mutter sollte für ihn kochen. Sie hatte ihm die Suppe eingebrockt; jetzt sollte sie sie auch wieder auslöffeln. Er verzichtete auf Fleisch. Wenn er Gras geraucht hatte, überkam ihn jedesmal das dringende Verlangen nach klebrigem Süßkram. Aber trotz dieser gelegentlichen Ausrutscher gelang es ihm, seine Insulindosis auf 25 Einheiten zu reduzieren. Die wirklich schweren Schocks konnte er so vermeiden, mit den kleineren mußte er weiterhin leben.

George erinnert sich an seinen allerletzten Tango in Sacramento. Er hatte einen Annäherungsversuch gewagt, die Dame hatte Lust und war zu allem bereit ... und er konnte nicht. Beim ersten Anzeichen von Streß schrumpfte sein Penis zusammen – ein sicheres Zeichen für einen bevorstehenden Insulinschock. Seine Gefährtin beobachtete erstaunt, wie George eilig einen Honigriegel auspackte und herunterschlang.

Diese Episode verschärfte die Lage beträchtlich. Auf der Suche nach seiner Männlichkeit griff George nun zu drastischen und schlicht närrischen Maßnahmen. Als erstes setzte er das Insulin einfach ab und aß statt dessen nur noch Vollkornreis, Azukibohnen und Kürbis. Dieser Versuch warf ihn wieder auf den Punkt zurück, an dem er mit sechzehn Jahren schon einmal gestanden hatte: er mußte Unmengen Wasser trinken und schied Unmengen farblosen Urins aus. Also gab er nach und setzte sich wieder eine Spritze. Als nächstes versuchte er, gar nichts zu essen. Wieder ein Fehlschlag. Er fiel von einem Extrem ins andere. Er wollte auf der Stelle gesund werden. Er hatte nicht die Geduld, sich langsam und Schritt für Schritt vom Insulin zu entwöhnen und es nach und nach durch Vollkorngetreide und Gemüse zu ersetzen. »Ob es wohl daran liegt, daß meine Mutter mich nie wirklich von der Brust entwöhnt hat?« fragte er sich. »Ich weiß es nicht.«

Im Sommer 1969 nahm er 40 LSD-Trips. »Im Grunde ein Selbstmordversuch«, gab er später zu. Genauer gesagt: er wollte sein altes Selbst umbringen. In Berkeley tobten die Studentenunruhen; er schlenderte über den Campus, rauchte Gras und immer mehr Gras. Eines Tages hatte er in einem Badezimmer ein sehr merkwürdiges Erlebnis.

»Ich sah eine große, junge hübsche Frau vor mir, die mir irgendwie bekannt vorkam.« Dann merkte er, daß es sein eigenes Spiegelbild war, das er da anstarrte. Es war genug. George stieg auf der Stelle aus der psychedelischen Szene aus und ließ sich die Haare schneiden. Er verzichtete auf Marihuana und LSD. Jetzt konnte er beobachten, zu welch einem Monster sein Stoffwechsel ihn gemacht hatte. Er brauchte Zucker. Er brauchte seinen Zucker wie ein Säufer seinen Schnaps. In seiner Sucht lief er von einem Geschäft zum anderen und kaufte Schokoriegel. Nach einiger Zeit merkte er, daß er nicht der einzige war, dem es so ging. Genau das passierte regelmäßig, wenn jemand das LSD absetzte. Kein Arzt hatte ihn jemals vor diesem Effekt gewarnt. Ärzte lernen in ihrem Studium eben nichts über LSD. Noch nicht. Und auch nichts über die Hypoglykämie. Und das, obwohl Seale Harris seine Erkenntnisse schon 1924 veröffentlicht hatte.

»Ich war süchtig nach Pudding«, erinnert sich George. »Ich belohnte mich mit Selbstmord.« Nach seinen Zuckerorgien mußte er die Insulindosis auf 60 Einheiten pro Tag erhöhen.

Bei seinen Raubzügen entlang der Süßwaren-Regale beschloß er, sich wieder mit dem Osten und der fernöstlichen Medizin zu beschäftigen, deren Lehren ihn schon so lange faszinierten. Er hatte das Gefühl, hier den richtigen Weg finden zu können. »Eigentlich hatte ich keine Hoffnung mehr – weder in körperlicher noch in spiritueller Hinsicht.«

George zog in eine Kommune in der Nähe von Boston. Dort gab es gute Köche, die traditionelle orientalische Kost zubereiteten – Vollkornreis, Gemüse, ein wenig Fisch, Salate, Bohnen, Meeresfrüchte, Sojasauce, Tofu (weißer Sojabohnenkäse), Miso (eine Paste aus Sojabohnen, Weizen und Salz) und gelegentlich einheimische Früchte. Langsam, Stück für Stück, fand er sein Gleichgewicht wieder. Nach einiger Zeit schmeckte ihm sogar zuckerfreies Essen süß. Sein verrücktes Verlangen nach Zucker hörte auf, und gleichzeitig hatte er kein Verlangen mehr nach Milch, Joghurt oder Käse. Selbst auf Eiscreme konnte er jetzt getrost verzichten.

Nach zwei Jahren hatte er seine tägliche Insulindosis von 60 auf 15 Einheiten gesenkt. Sein Gewicht pendelte sich bei 150 Pfund ein. Mittlerweile muß George keine Zuckerwürfel mehr mit sich herumschleppen; er braucht noch nicht einmal mehr Honig, wenn er das Gefühl hat, daß ein leichter Insulinschock bevorsteht. Er ißt dann einfach ein Stück Vollkornbrot oder einen Happen Vollkornreis. Wenn man diese Nahrungsmittel gut kaut, verwandeln sie sich noch im Mund in Glucose. George kaut sie manchmal bis zu fünfzigmal. Damit kann er seinen Stoffwechselhaushalt genauso wirkungsvoll ausgleichen wie mit Zuckerwürfeln. Und zwar ohne diesen – wie er es nennt – »fürchterlichen Anschlag auf mein Verdauungssystem«.

Zusätzlich läßt sich George jede Woche von einem chassidischen Akupunkteur behandeln; einem Kommilitonen, den er auf dem College kennengelernt hatte. »Durch die Akupunktur bin ich viel geduldiger geworden«, sagt er. »Mein Freund hat mir erzählt, daß meine Leber überlastet war – vielleicht durch unterdrückten Ärger oder durch die Unmengen an Zucker, die ich als Kind gegessen habe. Nach der Theorie der Akupunktur zerstört eine überaktive Leber letztlich die Bauchspeicheldrüse, in der ja das Insulin produziert wird.«

Eines Tages saß George im Flugzeug neben einem kleinen Jungen. Die Mutter des Kindes wachte wie eine Löwin darüber, daß der Kleine nichts Falsches aß und zählte genau die Kalorien. Da wußte George, daß der Junge ein Diabetiker war und an der Insulinspritze hing.

George hatte zehn schreckliche Jahre gebraucht, um seinen eigenen Weg zu finden. Die Eli Lilly Company schafft es offenbar, immer jüngere Konsumenten an die Nadel zu kriegen. Er fragte die Mutter nach dem Alter des Jungen. Der Kleine war erst neun. Wie lange war er wohl schon krank? George wagte es nicht, die Mutter danach zu fragen.

Von Kohlköpfen und Königen

Als die Chinesische Mauer gebaut wurde, bestand die Verpflegung der Kulis aus Reis und eingesalzenem Kohl; diese Kost hielt sie bei Gesundheit und bei Kräften. Durch das Einsalzen ließ sich der Kohl konservieren und war unabhängig von den Jahreszeiten verfügbar; eine andere Gemüsebeilage zu ihrem Vollkornreis kannten die Kulis nicht. Als die Mongolen später in China einfielen, lernten sie dort den eingesalzenen Kohl kennen und schätzen und führten ihn fortan als praktischen Proviant mit sich. Im Verlauf der mongolischen Eroberungszüge gelangte der eingesalzene Kohl so im dreizehnten Jahrhundert über Ungarn nach Europa. Und dort wurde er als »Sauerkraut« zu einem der Hauptnahrungsmittel Deutschlands und Osteuropas.

Die Legionen Caesars – die wirkungsvollste Kriegsmaschinerie, die die Welt je gesehen hatte – mußten sich auf ihren Feldzügen oft weit von Rom entfernen. Dabei bestand ihre Marschverpflegung aus nichts als Getreide; jeder Legionär hatte seinen eigenen Proviantsack zu tragen. Im Leben der römischen Soldaten (wie auch später der Vietkongsoldaten) gab es weder Zucker noch aufwendig zubereitete Speisen. Dafür hatten sie aber auch keinerlei medizinische Versorgung nötig – die Feldärzte waren ausschließlich für die Behandlung von Wunden zuständig. Sie ernährten sich ausschließlich von ihrem mitgeführten Getreide; auf dem Marsch gab es das unbearbeitete, volle Korn; im Lager wurde es gemahlen und als Getreidebrei verzehrt. Dazu gab es als Beilage Kohl oder was sich sonst an Gemüse gerade auftreiben ließ. Plinius sagte, der

Kohl habe Rom viele Jahrhunderte lang vor den Ärzten bewahrt.

Der Ärger fing erst an, als europäische Armeen in späteren Zeiten gen Süden zogen. So brach im Jahr 1260 in St. Louis ein Kreuzfahrerheer nach dem zuckerreichen Ägypten auf; durch Sire Jean de Joinville wissen wir von dem kläglichen Gesundheitszustand der christlichen Soldaten, der am Ende dazu führte, daß sie und ihre Befehlshaber vor den Gegnern kapitulieren mußten. Nach de Joinvilles Aussagen litt die Mehrzahl der Soldaten unter faulig aufgedunsenem, blutendem Zahnfleisch, blutunterlaufenen Hautflecken und geschwollenen Beinen.[1]

Chinesen, Mongolen und Römer wußten, daß sie sich mit gesalzenem Kohl vor einer Krankheit schützen konnten, die die Römer als *scorbitus* bezeichneten und die uns heutzutage als *Skorbut* bekannt ist. Auch die europäischen Bauern wußten offenbar, wie sie sich gegen Skorbut schützen konnten. Sie aßen bestimmte Grünpflanzen, die von weisen Frauen, Hebammen und Kräuterkundigen »Skorbut-Gras« genannt wurden.[2]

Die christlichen Armeen zu Lande und zur See aber wurden vom Skorbut dahingerafft. Und während Kirche und Staat Naturheilkundige als Hexen, Zauberer, Giftmischer und Anhänger der schwarzen Magie auf den Scheiterhaufen schickten, fielen Priester und Adelige nicht selten ihrer eigenen, offiziell anerkannten Magie zum Opfer: Die Vorstellung, daß die Berührung einer kaiserlichen oder königlichen Person den Skorbut heilen könnte, hielt sich hartnäckig. Und dadurch entstand natürlich ein gewisser Druck, denn welcher Landesherr wollte schon gern eingestehen, mit geringeren himmlischen Mächten begabt zu sein als der Nachbarkönig? Voltaire berichtet vom Zusammentreffen zwischen einem christlichen Heiligen und einem König; beide Männer waren am Skorbut erkrankt, jeder erhoffte sich vom anderen Heilung. Und was geschah? Nichts.[3]

Wie ging die Geschichte vom Kohl und den Königen weiter? Von der Zeit der arabischen Invasion Persiens über die Zeit der Kreuzzüge bis hin zu den Entdeckungsfahrten der elisabethanischen Zeit: immer waren es Soldaten und Seeleute, die als erste dem Zucker verfielen. Kalifen, Sultane, Könige und Königinnen konnten zwar durch ihre Machtbefugnis ihren vorrangigen Anspruch auf knappe Waren geltend machen. Aber wie hätten sie verhindern sollen, daß sich auch die gemeinen Soldaten und Seeleute reichlich von dem Zucker bedienten, den sie über Tausende von Meilen zu ihren Herrschern heranschaffen mußten?

Zwischen Armeen und Kriegsflotten gibt es einen entscheidenden Unterschied. Armeen können sich immer bis zu einem gewissen Grad von dem verpflegen, was sie an ihrem jeweiligen Aufenthaltsort gerade vorfinden. Die Männer der Handels- und Kriegsmarine waren dagegen auf die Rationen angewiesen, die ihnen die königlichen Befehlshaber zugestanden. Und die Beschaffenheit dieser Rationen spiegelte nicht selten die Habgier, die Korruption und die Borniertheit wieder, die an den allerhöchsten Stellen herrschten. Armeen konfiszierten kurzerhand die guten Vorräte der Bauern. Die Ernährung der Seeleute dagegen hing von den Launen des Königs ab. Auf dem Land lebten Mensch und Vieh von gesunder, vollwertiger Kost und erfreuten sich guter Gesundheit. Wer aber von diesen Quellen abgeschnitten war – sei es in einer der gerade aufblühenden Städte oder auf einem Schiff im Ozean –, mußte mit zunehmend verfälschten Nahrungsmitteln vorliebnehmen und wurde davon nicht selten krank.

Während einer der ersten Fahrten, die Christoph Kolumbus in die neue Welt unternahm, wurden einige seiner Matrosen sterbenskrank. Als Kolumbus schon fast bereit war, die Männer über Bord zu werfen, kam eine grüne Insel in Sicht, und die Kranken baten ihren Kapitän, sie dort auszusetzen und in Ruhe sterben zu lassen. Nachdem man sie auf die Insel gebracht hatte, ernährten sie sich von unbekannten Früchten und Pflanzen. Das Unvorstellbare geschah: nach kurzer Zeit hatten sie sich vollständig erholt. Als Kolumbus Monate später auf der Rückfahrt nach Europa wieder an der Insel vorbeikam, wunderte er sich darüber, daß ihm schon von weitem bärtige, weiße Männer zuwinkten. Und wie erstaunt war er erst, als er begriff, daß das die Seeleute waren, die er dort zurückgelassen hatte: sie lebten und erfreuten sich bester Gesundheit. Zum Andenken an dieses Ereignis wurde die Insel Curaçao genannt – nach dem portugiesischen Wort für »Heilung«.

Als Vasco da Gama auf der Suche nach einem Seeweg zum indischen Subkontinent das Kap der guten Hoffnung umrundete, fielen 100 seiner 160 Besatzungsmitglieder dem Skorbut zum Opfer. Magellan, der 1519 mit einer Flotte von fünf Schiffen zu seiner Weltumsegelung aufgebrochen war, kehrte nach drei Jahren mit einem Schiff und nur achtzehn Männern seiner ursprünglichen Besatzung nach Spanien zurück.[4]

Zur Zeit Elizabeths I. starben britische Seeleute zu Hunderten am Skorbut. Wer erkrankt war, bekam es nicht mit dem Arzt, sondern mit dem Kriegsgericht zu tun, denn man galt als Simulant und wurde als solcher ausgepeitscht. Es gab Zeiten, in denen die Royal Navy alles andere als einsatzfähig war, weil gut die Hälfte der Matrosen mit Skorbut darniederlagen.

Die Geschichte des Skorbut ist heutzutage zu einem regelrechten Klassiker geworden. Wo sie erzählt wird, heißt es im allgemeinen, daß viele Seeleute deshalb an Skorbut erkrankt seien, weil es keine Möglichkeit gegeben habe, auf langen Seereisen frisches Gemüse mitzunehmen. Als ob es nicht auch vor den Tagen der guten Elizabeth schon Männer gegeben hätte, die sich auf ausgedehnte Entdeckungsfahrten begeben haben. Was ist denn mit den Wikingern, den Phöniziern und den Seefahrern des Fernen Ostens? Wie konnten sie der Geißel

Skorbut entgehen? Einige führten Julius Caesars altbekannten Kohl mit sich, den sie nach der Sauerkraut-Methode haltbar gemacht hatten, oder sie ernährten sich auf ihren Reisen von gepreßtem oder in Salzlake eingelegtem Gemüse. Andere hatten Bohnen, Linsen oder andere Samen dabei, die sie keimen ließen, und versorgten sich auf diese Weise mit dem Nährstoff, den wir heute Vitamin C nennen. Wenn die Kräuterfrauen auf dem Lande nicht viel zu sehr damit beschäftigt gewesen wären, sich vor dem Tod auf dem Scheiterhaufen zu retten, hätten sie der Royal Navy vielleicht ein paar gute Tips geben können. Die Zeiten waren nach wie vor schlecht für Menschen, deren Heilmethoden sich nicht gerade mit den Ansichten der offiziellen Medizin deckten. Schließlich wurde die letzte Hexe im gar so fortschrittlichen England erst im Jahre 1684 hingerichtet.

Als die Männer der Expedition des französischen Forschers Jacques Cartier 1535 in Neufundland an Skorbut erkrankten, wurden sie von hilfsbereiten indianischen Medizinmännern auf eine ganz normale Grünpflanze hingewiesen – eine Tasse Tee aus Fichtennadeln pro Tag reichte vollkommen aus. Admiral Sir Richard Hawkins schützte 1593 die Crew der *H. M. S. Dainty* mit Orangen und Zitronen vor dem Skorbut. Doch ein Punkt wird in der Geschichte des Skorbut regelmäßig unterschlagen: Auf dem Speiseplan der britischen Seeleute standen zwei Dinge, die weder den Wikingern noch den römischen Legionären, weder den Phöniziern noch den Seefahrern des Fernen Ostens bekannt waren. Es war genau der Stoff, der schon den Kreuzfahrern zum Verhängnis geworden war; die Beute, die sie von ihren Siegen über die Araber mit nach Hause brachten: Rohzucker und Rum. Beides versuchten sich Soldaten und Seeleute zu verschaffen, wo immer sie konnten. Und es dauerte nicht lange, bis beides mit den offiziellen Rationen der Royal Navy verteilt wurde.

Einer der frühesten uns bekannten Hinweise auf einen möglichen Zusammenhang zwischen Skorbut und Zuckerrohr, stammt von Dr. Thomas Willis. Seine warnenden Worte finden sich in einem Buch, das erst nach Willis' Tod veröffentlicht wurde; es ist in lateinischer Sprache verfaßt, erschien in der Schweiz und trägt den Titel *Diatriba de Medicamentorum Operationibus in Humano Corpore* [Schmähschrift gegen die Auswirkungen der Arzneien auf den menschlichen Körper].

Dr. Willis schreibt dort: »Alles, was mit Zucker haltbar gemacht oder stark gewürzt ist, mißbillige ich aufs äußerste. ... Ich gehe davon aus, daß die Einführung des Zuckers und sein übermäßiger Gebrauch in der letzten Zeit sehr zu der starken Verbreitung des Skorbut beigetragen haben.«

Es gibt keine Anzeichen dafür, daß die Warnung des ehrwürdigen Dr. Willis irgendwo auf fruchtbaren Boden fiel – die Admiralität kümmerte sich jedenfalls nicht im geringsten darum. Der britischen Vorherrschaft über den Zuckerhandel maß sie offenbar größere Bedeutung zu. Dabei war die Royal Navy nach wie vor schwer vom Skorbut angeschlagen; die Zahl der Opfer ging in die Tausende. So verließ etwa ein gewisser Commodore Anson im Jahr 1740 England mit sechs Schiffen und 1500 Matrosen. Vier Jahre später kehrte er mit einem Schiff und 335 Männern zurück.

Diese Katastrophe regte James Lind um die Mitte des achtzehnten Jahrhunderts zu einem der ersten kontrollierten Experimente an, die uns auf dem Gebiet der Ernährungswissenschaft bekannt sind. Schon früher hatte Lind als Schiffsarzt auf der *H. M. S. Salisbury* selbst miterlebt, wie die Seeleute reihenweise an Skorbut erkrankten, und begann nun nach einer Möglichkeit der Vorbeugung zu suchen. Zu diesem Zweck beobachtete er auf einer Fahrt der *Salisbury* zwölf Skorbutopfer, die er in sechs Gruppen zu je zwei Mann eingeteilt hatte.[5] Alle erhielten die normalen Rationen der Royal Navy:

> Mit Zucker gesüßte Wassersuppe am Morgen;
> des Mittags meist frische Hammelfleischbrühe;
> dazu Grützen, gezuckerten Brei aus gekochtem Zwieback usf.

> [mit »usf.« dürfte hier wohl gezuckerte Marmelade gemeint sein];
> zum Abendbrot Gerste, Reis und Korinthen, Sago, Rosinen und Wein.

Lassen Sie uns diese Liste doch einmal mit einem typischen Morgenmahl der gehobenen Gesellschaft um das Jahr 1516 vergleichen – also vor der Zeit, in der die Zuckersucht weit um sich gegriffen hatte.

> An Fischtagen brachen Mylord und Mylady einen Laib Brot – nicht raffiniertes, vollwertiges Brot voller Lebenskraft.
> Daraufhin nahmen sie zwei *Manchets* zu sich (Brot oder Brötchen aus gesiebtem weißem Mehl).
> Ein Viertel Bier nebst etwas Wein.
> Zwei Stück Salzfisch, sechs gebratene Heringe und ein Sprottengericht.
> An Fleischtagen: anstelle des Fisches Hammel oder gekochtes Rindfleisch.

Um 1500 herum gab es nur herzlich wenig Zucker – es sei denn, man war zu Hofe geladen und bekam dort eine Prise dieser kostspieligen Substanz zugesteckt (ganz in der Art unserer heutigen Kokaindealer).

Jede von Linds sechs Gruppen erhielt zusätzlich noch bestimmte weitere Nahrungsmittel. Vier Gruppen bekamen Flüssigkeiten: Apfelwein, Weinessig, eine verdünnte Schwefelsäuremixtur oder gewöhnliches Meerwasser. Die Männer der fünften Gruppe wurden mit einem Mittel versorgt, das »ein Krankenhauschirurg empfohlen hatte: einen Brei aus Knoblauch, Senfsamen, Meerrettich, Perubalsam und dem Harz des Balsambaumes«. Die beiden Männer der sechsten Gruppe erhielten jeden Tag zwei Orangen und eine Zitrone.

»Diese aßen sie gierig«, notierte Lind, »und mit unmittelbarer und sichtbar guter Wirkung.« Einer dieser beiden Matrosen war schon nach sechs Tagen wieder einsatzbereit. Der andere fühlte sich schnell so gut, daß er bei der Pflege der übrigen Männer mithelfen konnte.

Wir wissen nicht, ob Lind von Dr. Willis und seiner Warnung vor Zucker gehört hatte, aber er verfolgte die Sache nicht weiter. Außer Dr. Willis scheint niemand auf die Idee gekommen zu sein, Versuche mit dem Verzicht auf bestimmte Bestandteile der Ernährung anzustellen. Und an eine derartig neue, unerforschte und offenbar extrem wirkungsvolle Substanz wie den Zucker wagte sich erst recht niemand heran. Ärzte wollten sich seit jeher mit der Verschreibung gänzlich neuer Rezepturen und Mittelchen vor ihren Standeskollegen hervortun. Doch wenn sie dabei ausschließlich auf den Wohlgeschmack ihrer Medikamente bedacht waren, verloren sie am Ende nicht selten ihr Ansehen *und* obendrein noch ihre Patienten. Seit dem sechzehnten Jahrhundert verbreiteten sich jedenfalls Haar- und Zahnausfall unter der britischen Bevölkerung in zunehmendem Maße. Bislang hatten nur die Privilegierten und die Seeleute mit diesen Problemen zu tun gehabt. Doch nun waren auch einfache Leute überall im Land der Zuckersucht verfallen. Ein möglicher Zusammenhang zwischen Zucker und Skorbut wurde zwar immer wieder in Erwägung gezogen, galt aber eben als »wissenschaftlich nicht erwiesen«. Bevor konzentrierter, raffinierter Zucker allgemein verfügbar wurde, gab es als Süßigkeiten ausschließlich Obst, Beeren und Nüsse – allesamt natürliche Quellen derjenigen Substanz, die wir heute Vitamin C nennen. Die Süße des Zukkers hingegen war vollkommen unnatürlich: bei der Raffinade gingen 90 Prozent der im Rohstoff Zuckerrohr enthaltenen Bestandteile und damit eben auch der gesamte Vitamingehalt verloren. Die Verdrängung dieser natürlichen Süßigkeiten durch künstlich hergestellte, konzentrierte Süßwaren war eine der entscheidenden Hauptursachen für das Aufkommen des Skorbut.

James Lind berichtete der britischen Admiralität pflichtgemäß von seiner Entdeckung, doch das britische Diseasestablishment konnte nicht zugeben, daß eine Unausgewogenheit in den Rationen der Royal Navy den Skorbut verursachte. Schließlich war doch allgemein bekannt, daß sich das Britische Empire die wohlgenährtesten Soldaten in der Geschichte der Menschheit leistete und daß seine Flotte folglich jeder anderen überlegen war. Also sorgte die britische Admiralität dafür, daß ihre Seeleute weitere fünfzig Jahre lang an Skorbut erkranken sollten.

Ein Jahr nach diesen Entdeckungen verließ Lind die Royal Navy. Er legte an der Edinburgh University sein Examen ab, trat in eine Privatpraxis ein und arbeitete sich schließlich bis zum Leibarzt König Georges III. empor. Seine Forschungen setzte Lind jedoch fort: 1753 veröffentlichte er eine Abhandlung über den Skorbut. Die Beharrlichkeit, mit der die Royal Navy trotz allem an ihrer hergebrachten Verpflegung festhielt, sollte in den folgenden fünfzig Jahren noch schätzungsweise weiteren 100000 Menschen das Leben kosten. 1794 starb Lind. Ein Jahr später – der gute Doktor konnte der Admiralität nun nicht mehr vorhalten, er habe sie ja schon längst aufgeklärt – kam es endlich zu einer Kehrtwende. Was bislang offiziell als Unsinn gegolten hatte, wurde nun offiziell angeordnet: Jeder britische Seemann erhielt ab sofort mit seiner täglichen Rumration eine Ration Zitronensaft. Die Behörden verbreiteten mit ihrer typischen Arroganz, daß dies eine Geheimwaffe zur Aufrechterhaltung der britischen Seeherrschaft sei. »Eine neue wissenschaftliche Wahrheit setzt sich nicht durch, indem sie ihre Gegner überzeugt und sie die Wahrheit erkennen läßt«, sagt Max Planck, »sondern weil ihre Gegner schließlich sterben und eine neue Generation heranwächst, die mit dieser Wahrheit bereits vertraut ist.«

Da in England die Zitronen damals »Limonen« hießen, waren britische Seeleute binnen kurzem in aller Welt als »Limeys« bekannt. Vielleicht hätten die britischen Soldaten einen ganz anderen Spitznamen abbekommen, wenn Lind den Zukker komplett aus ihren Rationen gestrichen und ihnen statt dessen Fichtennadel- oder Ban-Cha-Tee und Kohl, Sprossen, Skorbutgras, Seegras oder rohen Fisch (die allesamt Ascorbinsäure enthalten) vorgesetzt hätte.

In Großbritannien war der Unterschied zwischen »Zitronen« und »Limonen« nicht unbedingt jedem klar. Dies spielte im Jahre 1875 der Polarexpedition von Sir George Nare übel mit. Weil man anstelle von Zitronen aus dem Mittelmeergebiet versehentlich westindische Limonen an Bord genommen hatte, brach Skorbut aus: die Expedition war gescheitert. Eine später eingesetzte Untersuchungskommission konnte sich allerdings nicht über die Ursache dieses Debakels einigen. Wenig später setzte sich die Theorie Pasteurs durch, derzufolge Krankheiten durch Keime verursacht werden. Dr. Linds klare und schlichte Entdeckung geriet damit noch schneller wieder in Vergessenheit als zuvor schon das Skorbutgras der alten Kräuterkundigen. Andere einflußreiche Ärzte verkündeten, Skorbut werde durch eine Säurevergiftung verursacht, und 1916 berichtete ein Wissenschaftler, er habe entdeckt, daß Skorbut durch eine gewisse teuflische Bakterienart ausgelöst werde. Schließlich sollte sogar Verstopfung am Skorbut schuld sein. Selbst im Zweiten Weltkrieg vermuteten noch zwei mit der medizinischen Versorgung russischer Kriegsgefangener beauftragte deutsche Ärzte, daß der Skorbut durch Ungeziefer übertragen werde. Die Vorstellung, daß Krankheiten durch teuflische Mächte ausgelöst werden, entspringt offenbar einem tiefverwurzelten menschlichen Bedürfnis. Wir schlagen uns anscheinend lieber gegenseitig tot, als daß wir zugeben, daß wir selber unsere Krankheiten verursachen.

Es verging also erst eine kleine Ewigkeit, bis die Royal Navy sich mit einer Vorstellung abgefunden hatte, die ihr jeder Dorfheiler hätte bestätigen können. Aber in anderen Verwaltungsabteilungen des Britischen Empire war man noch weitaus langsamer: das Handelsministerium etwa, dem die Handelsmarine unterstand, widersetzte sich den Maßnahmen zur Heilung des

Skorbut noch gut hundert Jahre. So ist aus Aufzeichnungen ersichtlich, daß Skorbut ironischerweise nicht selten – und meist mit tödlichen Folgen – auf Schiffen der Handelsmarine ausbrach, die mit einer Ladung Zitronen zur Versorgung der Royal Navy unterwegs waren.

Auf der anderen Seite des Atlantiks standen die Dinge nicht besser: während Amerika vom Bürgerkrieg erschüttert wurde, hatte die Armee der Nordstaaten – deren Soldaten literweise gezuckerte Kondensmilch tranken – 30000 Skorbutfälle zu verzeichnen. Es mußten noch weitere 30 Jahre vergehen, bis die US-Army dem britischen Beispiel folgte. Auch sie hatte am Ende begriffen, was jeder indianische Medizinmann schon lange wußte.

Am Ende des neunzehnten Jahrhunderts war das Trinken gezuckerter Kondensmilch in den USA zu einer nationalen Sucht geworden. Es ging sogar so weit, daß viele Mütter ihre Säuglinge nicht mehr stillten, sondern mit Kondensmilch fütterten. Und siehe da, eine neue Abart des Skorbut erschien auf der Bildfläche: die Barlowsche Krankheit. Ihr Namensgeber war ein Arzt, der nichts weiter getan hatte, als zwei und zwei zusammenzuzählen.

Im Sommer 1933 wagte sich ein unerschrockener amerikanischer Zahnarzt in die abgelegenste Gegend der kanadischen Rocky Mountains, in die Yukon-Region. In diesem Landstrich traf Dr. W. Price auf indianische Stämme, deren Gesundheit und Zähne noch nicht durch den Kontakt mit der Zivilisation und durch Handelsgeschäfte mit den weißen Eindringlingen gelitten hatten. Nun können die Temperaturen im Yukon-Gebiet im Winter bis auf 25 °C unter Null fallen. Zitronen oder Orangen wachsen in diesem Teil Kanadas also nicht. Auch die Mehrzahl der im Abendland bekannten Vitamin-C-Quellen ist dort nicht zur Hand. Diese Indianer lebten fast ausschließlich von der Jagd. Der amerikanische Reisende wunderte sich sehr darüber, daß sie trotzdem nicht vom Skorbut befallen wurden. Mit Hilfe eines Dolmetschers befragte er einen alten Indianer:

»Wie entgeht Ihr Volk dem Skorbut?«

»Das ist eine Krankheit des weißen Mannes«, antwortete der Indianer.

»Ist es unmöglich, daß ein Indianer Skorbut bekommt?«, war die nächste Frage.

»Es ist möglich«, antwortete der Indianer. »Aber die Indianer wissen, wie sie sich vor Skorbut schützen können. Der weiße Mann weiß das nicht.«

»Warum erzählen Sie dem weißen Mann nicht, wie er sich vor Skorbut schützen kann?«

»Der weiße Mann weiß so viel, daß er den Indianer nicht um Rat fragt.«

»Erzählen Sie es mir, wenn ich Sie darum bitte?«

Der alte Indianer erklärte sich dazu bereit, wollte sich jedoch zuerst mit seinem Stammeshäuptling beraten. Als er zurückkehrte, teilte er Dr. Price mit, der Häuptling werde das Geheimnis mit dem Besucher teilen, denn dieser sei ein Freund der Indianer: Er habe sie gewarnt, Mehl und Zucker aus dem Laden des weißen Mannes zu kaufen und zu essen.

Der Indianer beschrieb dann genau, wie die Jäger einen Elch erlegen und ihre Jagdbeute etwas oberhalb der Nieren am Rücken aufschneiden. Dort befindet sich ein Organ, das der Indianer als »zwei kleine Fettkugeln« beschrieb. Die Nebennierendrüsen! Diese beiden Fettkugeln wurden nun nach festen Regeln unter der Familie aufgeteilt, und jeder verzehrte den ihm zugemessenen Anteil. Auch die Magenwände des zweiten Elchmagens wurden verzehrt. Naturvölkern, deren gelehrte weise Männer und Frauen aus genauer Beobachtung große Kenntnisse über wildlebende Tiere erworben haben, ist vollkommen klar, daß sie die inneren Organe dieser Tiere essen müssen – das bei uns so beliebte Filet Mignon hingegen werfen sie nicht selten den Hunden zum Fraß vor. Der moderne zivilisierte Mensch verhält sich hier umgekehrt: er denkt beim Essen vor allem an sein Vergnügen und hat schon lange vergessen, daß es sich hier nicht zuletzt um eine schlichte Lebensnotwendigkeit handelt. Die Indianer im Yukon-Gebiet haben sich dagegen jahrhundertelang aus den Nebennierendrüsen der Elche und Grizzlybären mit Ascorbinsäure – mit Vitamin C – versorgt.[6]

1937 erhielten der ungarische Wissenschaftler Dr. Albert Szent-Györgyi und der britische Chemiker Sir Walter Haworth je einen Nobelpreis für die Wiederentdeckung des Geheimnisses der Ascorbinsäure, des sogenannten Vitamin C. (Dr. Szent-Györgyi wurde der Nobelpreis für Physiologie und Medizin, Dr. Haworth – gemeinsam mit Paul Karrer – der Nobelpreis für Chemie verliehen.) Der Durchbruch zu seiner Entdeckung gelang Szent-Györgyi, als er aus den Nebennierendrüsen eines Ochsen eine Substanz isolierte, die sehr ungewöhnliche chemische Eigenschaften besaß. Aber der weiße Mann hatte ja fünf Jahrhunderte lang alles besser gewußt als die Indianer.

1855 erhob Häuptling Sealth vom Stamm der Duwamish in einem Brief an Präsident Franklin Pierce Einspruch gegen den Vorschlag des Präsidenten, das Land seines Stammes zu kaufen. Die Duwamish bewohnten ehedem das Land, auf dem heute der Staat Washington liegt; im Herzen ihres alten Landes entstand später die Stadt Seattle, deren Name auf den Namen des Häuptling Sealth zurückgeht. Der Häuptling warnte in seinem Brief vor den schädlichen Auswirkungen der zersetzenden und zerstörerischen Lebensart des weißen Mannes:

> Wie ist es möglich, den Himmel zu kaufen oder zu verkaufen – die Wärme des Landes? Diese Vorstellung erscheint uns fremd. Die Frische der Luft und das Glitzern des Wassers gehören nicht uns. Wie können wir es Ihnen verkaufen?
>
> Wir wissen, daß der weiße Mann unsere Lebensweise nicht versteht. Ein Teil des Landes sieht für ihn nicht anders aus als der andere, denn er ist ein Fremder, der in der Nacht kommt und sich vom Land nimmt, was er braucht. Die Erde ist nicht sein

Bruder, sondern sein Feind, und sobald er sie erobert hat, zieht er weiter. Er verläßt das Grab seines Vaters und vergißt das Geburtsrecht seiner Kinder.

Der rote Mann weiß die kostbare Luft zu schätzen, denn alle Wesen teilen denselben Atem – die Tiere, die Bäume, der Mensch. Der weiße Mann scheint nicht zu spüren, welche Luft er atmet. Er ist so empfindungslos für Gestank wie ein Mann, der viele Tage lang stirbt. ...

Der weiße Mann muß die Tiere dieses Landes als seine Brüder behandeln. Ich bin ein Wilder, und ich verstehe die andere Sicht nicht. Ich habe auf den Prärien Tausende Büffel verwesen sehen, die der weiße Mann zurückließ, nachdem er sie aus dem Zug erschossen hatte. ... Was ist der Mensch ohne die Tiere? Wären alle Tiere fort, dann würde der Geist des Menschen an großer Einsamkeit zugrundegehen, denn alles, was dem Tier zustößt, stößt auch dem Menschen zu. Alles hängt zusammen. Was auch immer der Erde zustößt, stößt auch den Söhnen der Erde zu.

Wir wissen bereits, was auch der weiße Mann eines Tages erkennen wird. Unser Gott ist derselbe Gott wie seiner. Sie mögen heute noch denken, daß er Ihnen gehört, so wie Sie unser Land besitzen möchten. Aber dies ist nicht möglich. Er ist der Körper und die Stärke der Menschen. Und er hat dasselbe Mitgefühl für den roten Mann wie für den weißen Mann. Die Erde ist ihm kostbar. Und die Erde zu verletzen bedeutet, ihren Schöpfer zu mißachten. ... Vergiftet weiter Eure Lagerstatt, und Ihr werdet eines Tages an Eurem Unrat ersticken.

Vielleicht würden wir mehr verstehen, wenn wir wüßten, wovon der weiße Mann träumt, von welchen Hoffnungen er seinen Kindern in langen Winternächten erzählt, welche Gedanken er in ihre Köpfe legt. ...

Unsere Krieger wurden beschämt. Nach ihrer Niederlage verbringen sie ihre Tage mit Müßiggang und vergiften ihre Körper mit süßem Essen und starken Getränken.[7]

Warum einfach, wenn's auch kompliziert geht!

... Der Zuckerboom drang bis zu den einfachsten Rohrhütten und in die letzten Winkel des Dschungels vor. Alles beugte sich dem majestätischen Befehl: »Rodet mehr Land für den Zuckerrohranbau.« Und der herrliche Urwald, der sich diesem ehrfurchtgebietenden Befehl zu beugen hatte, sollte eine herausragende, aber traurige Rolle in der Geschichte Kubas spielen. Kein Land der Erde ist reicher mit Wäldern gesegnet als die Perle der Antillen. In den kubanischen Wäldern wachsen vierzig vorzügliche Tischler- und Bauhölzer: Mahagoni, Rosenholz, Blauholz, Ebenholz, die zarte spanische Ulme. Beim Roden des Landes fällten und verbrannten die Kubaner viele jahrhundertealte königliche Palmen, um den Weg für den Zucker frei zu machen. Diese Palmen hatten sie mit Nahrung und Milch, mit Seilen und zahlreichen weiteren Materialien und Stoffen des bäuerlichen Lebens versorgt, doch die Kubaner opferten sie dem Großen Gott Zucker.

Die Zuckerindustrie veränderte das Leben der Bauern. Früher lebten die Kubaner zufrieden auf ihrem Stück Land. Es lieferte ihnen alles, was sie brauchten. Ein deutscher Handelsreisender sprach deshalb einmal von der »verdammten Bedürfnislosigkeit« des kubanischen Landmannes.

Nun, da sie ihr Land den Zuckergesellschaften verkauft hatten, waren sie selbst zu Teilen eines großen Industrieunternehmens geworden. Es stellte ihnen Haus und Lohn zur Verfügung, diktierte ihnen aber auch die Bedingungen, unter denen das geschah. Die Kubaner fanden sich in einem Strom des industriellen Fortschritts wieder, dem ihre Mentalität nicht gewachsen war. ... »Der Kubaner hat keinen Anteil an der Lenkung dieses industriellen Giganten; in den Führungsetagen ist seine Stimme nichts wert. Doch für Ausbildung, Erholung und Brot muß er selber Sorge tragen. Er hat – ob er das nun wollte oder nicht – sein einfaches Leben gegen eine Existenz als Diener dieses ausländischen Monstrums eingetauscht. Seine Zukunft liegt nicht mehr in seinen Händen. Über sie wird in einer Chefetage in New York bestimmt.«[1]

Amerika ist ein Land, das seit jeher die Verschwendung zum Gewerbe erhoben hat. Die Verschwendung der eigenen, »unbegrenzten« Ressourcen und der Aufkauf der Ressourcen anderer Länder war immer schon ein Grundprinzip der amerikanischen Wirtschaft. Doch nun, in der zweiten Hälfte des zwanzigsten Jahrhunderts, stecken die USA tief in einer Energie- und Nahrungsmittelkrise. Zwischen diesen beiden Bereichen bestand schon immer ein enger Zusammenhang. Der wesentliche Unterschied zwischen Amerika und Europa – die Mehrzahl der amerikanischen Gründungsväter stammte schließlich von dort – war der Umstand, daß sich in den USA neue Ressourcen verschwenden und ausplündern ließen. Die natürliche geographische Kluft zwischen Ost und West wurde durch die Erfindung und den Einsatz einer einzigen Maschine vergrößert: durch die Mühle. Mit ihr ließen sich Weizen-, Hafer-, Roggen-, Gersten- und Maismehl herstellen.

Am Anfang wurde das Getreide zwischen Steinen zermahlen. Es bedurfte der Menschenkraft, dieses Getreide in Mehl zu verwandeln. Das Mehl wurde zu Haferbrei, Kuchen oder Brot weiterverarbeitet. Je feiner aber das ganze Korn gemahlen wird, desto mehr schwindet seine natürliche Energie – es ist gleichgültig, ob wir diese Lebenskraft als »Nährstoffe«, »Vitamine« oder »Enzyme« bezeichnen. Sobald ein Getreidekorn zermahlen ist, kann es nicht mehr keimen, nicht mehr zu einer neuen Pflanze werden. An die Stelle der von Hand angetriebenen Mühlen traten in Europa schließlich die Wassermühlen. Später führten die Kreuzfahrer aus Arabien die Windmühle ein. Und noch später wurden die Mühlsteine durch Stahlwalzen ersetzt; Dampfkraft und Elektrizität verdrängten Wasser- und Windenergie.

Je mehr Kräfte die Menschheit zu beherrschen lernte, desto

feiner wurde das Mehl. Der Prozeß, den wir als »Zivilisation« bezeichnen – die Trennung der Menschen von Grund und Boden – schritt unaufhörlich voran. Und zugleich setzten wir immer mehr Energie daran, die Lebensenergie aus dem Getreide zu entfernen. Es wurde gemahlen, zermalmt und gesiebt; für die Siebe wurden zunächst Wollstoffe, dann Leinen und schließlich feine Seidenstoffe verwendet. Die Menschen aßen raffinierte Mehle und wurden dadurch selbst immer »raffinierter«. Jedes Getreidekorn ist eine Frucht, die einen Keim oder Samen enthält. Doch nun fielen – angefangen mit Keim und Samen – immer mehr Bestandteile dieser Frucht den Mühlen zum Opfer. Wenn ein einziges Korn zwischen den Mühlsteinen hindurchfällt und dann wieder in die Erde gepflanzt wird, wachsen daraus viele neue Körner. Ist es jedoch erst einmal zu Mehl geworden, dann ist es tot. Würden wir nun versuchen, es in die Erde zu pflanzen, dann wird es nur noch verrotten. Was immer an Lebensenergie im Getreide gesteckt hatte, ist nun entzogen, verloren, getötet, verschwendet.

Alle Anstrengungen dienten am Ende nur dem einzigen Zweck, die natürliche Energie des Getreides zu zermalmen. Es wurde gebleicht und mit Gasen behandelt. Ständig kamen neue Methoden der Raffinierung hinzu. Der natürliche Saft des Zuckerrohres wurde zuerst sogar mit Hilfe von Blut geklärt. Später wurden anstelle des Blutes dann verkohlte Tierknochen zum Bleichen des Zuckers verwendet.

Keime und Kleie, die in den Siebtüchern der Mühlen hängenblieben, galten schlicht als »Abfall«. Der für den Raffinadeprozeß nicht verwertbare »Abfall« des Zuckerrohrs, die Bagasse, wurde als Viehfutter verwendet. Als die Menschen durch den Verzehr des raffinierten Mehls und des raffinierten Zuckers selbst immer raffinierter geworden waren, kam auch immer mehr Fleisch von dem Vieh, das man mit diesen Getreide- und Zuckerrohrabfällen gemästet hatte, auf den Tisch. Die Mühlen hatten den Menschen fast gänzlich der Mühsal des

Kauens enthoben – den Rest dieser Arbeit sollten jetzt die Tiere für ihn erledigen. Ganze Körner müssen wir lange kauen, wenn wir sie verdauen wollen. Mit Vollkornbrot sieht es nicht viel anders aus. Aber wie üblich wählen die Menschen wieder einmal den scheinbar einfachsten und schnellsten Weg.

Seit dem Zweiten Weltkrieg hat sich die Nahrungsmittelindustrie der USA mächtig ins Zeug gelegt, um die Verbraucher – in erster Linie die Kinder, aber auch einen Gutteil der Erwachsenen – davon zu überzeugen, daß sie ihr Frühstück überhaupt nicht mehr kauen müssen. Die gebleichten, begasten und gefärbten Überbleibsel der lebenspendenden Getreidekörner werden geröstet, mit Zucker glasiert, mit chemischen Konservierungsstoffen einbalsamiert und in einen riesigen Karton gestopft, der in aller Regel nur zur Hälfte gefüllt ist. Verkaufs- und Werbeabteilungen verwenden unglaubliche Energie darauf, diese halbleeren Schachteln mit toter Nahrung zu verkaufen – mit beigelegten Geld-Zurück-Coupons, Trillerpfeifen und Spielzeuggewehren werden überaus raffinierte Frauen dazu gebracht, im Supermarkt zu diesen Schachteln zu greifen.

Der Osten konnte nicht zuletzt deshalb über lange Zeit seine Eigenheiten bewahren, weil er sich der Mühle selbst dann noch verweigerte, als sie im Westen schon seit Jahrhunderten zu einem Bestandteil des Alltagslebens geworden war. Dem ganzheitlichen Weltverständnis des Ostens war die Einheit von Mensch und Erde unverbrüchlich: heil, heilig und heilsam zugleich. Auch das naturbelassene, ganze Getreidekorn galt hier als heiles, heiliges und heilkräftiges Korn. Diese Vorstellungen schlugen sich selbst in der Schrift noch nieder – das japanische Schriftzeichen für Frieden stellt einen Mund mit einer Reisähre dar. Die Japaner betrachten jegliche Verschwendung bis auf den heutigen Tag als ein Vergehen gegen die Natur und die Ordnung des Universums. Chinesischen Kindern, die ihre Reisschüssel nicht sorgfältig geleert hatten, erzählte man über lange Zeit, daß ihre künftigen Bräute oder Bräutigame für jedes verschwendete Reiskorn eine Pockennarbe haben würden. Im Osten wurde das Getreide direkt auf den Feldern gedroschen: Dazu schlugen die Bauern die Reisgarben in Holzpfannen, um die Körner aus den Ähren zu lösen. Dann warfen sie Körner und Spreu auf einem Tuch in die Luft. Der Wind trug die Spreu davon, und sie fiel zurück auf die Felder. Die Körner – das vollständige Reiskorn, die Frucht mit dem Samen – wurden nach der Ernte als Vorrat eingelagert. Was von der Pflanze übrigblieb und weder eßbar noch sonstwie verwertbar war, wurde dem Boden zurückgegeben. Der Reis kam ausschließlich in ungemahlenem Zustand auf den Tisch; die Arbeit des Kauens ließen sich die Menschen nicht von Mühlen abnehmen. Und weil ohne Mühlen nichts oder wenig übrigbleibt, was an das Vieh verfüttert werden könnte, werden im Osten bis in die heutige Zeit hinein nur wenige Haustiere gehalten. Selbst menschliche Fäkalien galten – wie auch alle anderen Überreste – nicht als »Abfall«: Was der Mensch nicht in seinem Körper verbrauchte, bekam der Boden zurück, auf dem alles einst gewachsen war.

In Europa und Amerika wetteiferten die Müller schon zur Blütezeit des Industriezeitalters darum, wer die Weizenkörner zum feinsten und weißesten Mehl zermalmen konnte. Als die Raffinadetechnik dann ebenfalls so weit gediehen war, daß der Zucker außer Kalorien nichts mehr enthielt, kam es zu langwierigen Gerichtsprozessen um die patentierten Müllerei- und Raffinadeverfahren. Als die Raffinadetechnik für Mehl und Zucker schon einen ausgesprochen hohen Perfektionsgrad erreicht hatte, wurde die Engelberg-Maschine patentiert. Diese deutsche Erfindung sollte das Reisdreschen, das die Bauern bislang auf den Feldern erledigt hatten, überflüssig machen: Die Maschine trennte jedes Reiskorn nicht nur von Spreu und Ähren, sondern auch von seiner Zwischen- und Innenhülle. Damit wurde nun auch der Reis – wie zuvor schon der Weizen und das Zuckerrohr – sämtlicher kostbaren Nährstoffe und Mineralien beraubt; auch hier blieb nicht viel mehr übrig als der weiße Kern aus reinen Kohlenhydraten. Damit war die »niedere« Nahrung des armen Kulis aus dem Osten plötzlich auch für den raffinierten Gaumen und den raffinierten Geschmack der Westeuropäer geeignet. Was dort eingeführt wurde, war von Anfang an polierter, geschälter Reis. Das Wort »Reis« bezeichnete hier also streng genommen nur das, was vom ursprünglichen Reis übriggeblieben war. In Frankreich heißt weißer Reis heute noch *riz*, ungeschälter Vollkornreis *riz complêt.* Nach dieser Logik könnte man Ihnen genausogut einen Apfelgriebs als »Apfel« verkaufen und auf eventuelle Beschwerden erwidern: Warum haben Sie nicht gleich gesagt, daß Sie einen ganzen Apfel haben wollen?

Die Engelberg-Maschine wurde auch in den asiatischen Ländern eingeführt, in denen Reis mit jeder Mahlzeit auf den Tisch kam. Mochte er im Westen als exotische Delikatesse gelten – im Osten war er schon seit Jahrhunderten das allerwichtigste Hauptnahrungsmittel.

Der Übergang von naturbelassenem Vollkorngetreide zu immer raffinierterem Mehl hatte im Westen mehrere Jahrhunderte in Anspruch genommen. Die schädlichen biologischen Auswirkungen dieses Prozesses auf den Menschen wurden deshalb erst allmählich sichtbar. In Asien hingegen ging dies alles blitzschnell. Geschälter weißer Reis war neu, modern, raffiniert und zivilisiert. Wer für Modernisierungen eintrat, mußte einfach diesen raffinierten Reis essen. Doch im Gefolge dieser Modernisierung des Reises brach plötzlich eine neue Krankheit aus. Sie wurde nach dem singhalesischen Wort für »Schwäche« *Beriberi*-Krankheit genannt.

Als auch in Japan nach der Einführung von weißem Reis die Beriberi-Krankheit ausbrach, begriffen die einfachen Leute meist recht schnell, was sie zu tun hatten. Sie konnten sich eben noch an ihre hergebrachten Ernährungsgewohnheiten erinnern und kehrten wieder zu ihrem altmodischen Vollkornreis zurück. Damit löste sich das Problem von selbst; wer Vollkornreis aß, wurde gesund. Wie weit diese Rückkehr zur Tradition ging, können Sie heute in Amerika in jedem japanischen Restaurant erleben: Wenn Sie dort nämlich ausdrücklich braunen Reis bestellen, wird man sie vermutlich berechtigterweise ziemlich erstaunt anschauen.

Die Ärzte der japanischen Marine befanden sich nun in einer ähnlichen Lage wie die britische Admiralität, die sich ein Jahrhundert zuvor mit dem Skorbut herumzuschlagen hatte. Nach westlichen Standards ausgebildet, waren sie unfähig, die einfachsten, klar vor Augen liegenden Tatsachen zu erkennen. Nachdem auf japanischen Schlachtschiffen Zucker und weißer Reis auf dem Speiseplan standen, wurden die japanischen Seeleute nun genauso von der Beriberi-Krankheit geplagt wie seinerzeit die Briten vom Skorbut. Aber anstatt dem Vorbild der einfachen Bauern zu folgen und zum ungeschälten Reis zurückzukehren, trieb die japanische Marine die Sache noch weiter auf die Spitze: sie stellte ihre Rationen nach dem Vorbild der britischen und deutschen Marine zusammen. Zur Ernährung der japanischen Seeleute gehörten jetzt ebenfalls Fleisch und Kondensmilch.

In Japan hatten die imperialistischen Kolonialisten einen wunderbaren Absatzmarkt für ihre europäische Technologie gefunden. Für sie und ihre großartigen wissenschaftlichen Genies war die Beriberi-Krankheit eine rätselhafte Seuche, die von der modernen Wissenschaft mit teuren Medikamenten besiegt werden mußte. Zunächst galt sie als Tropenkrankheit; man nahm an, es handele sich um eine Parasiteninfektion. Helfen sollten unter anderem Chinin, Arsen, Aderlässe, kalte Duschen, Dampfbäder, Sonnenbäder, Strychnin und Massagen. Dann brach um 1890 herum in Java eine wahre Beriberi-Epidemie aus, von der vor allem die Mitglieder der holländischen Armee, holländische Missionare und Kolonialbeamte betroffen waren. Die Niederländer schliefen unter Moskitonetzen, besprühten sich gegenseitig mit Karbolsäure und achteten sorgfältig darauf, auf dem Weg zur Kirche jede Berührung mit den schmutzigen Eingeborenen zu vermeiden. Umsonst. Keine dieser Maßnahmen konnte sie vor der Beriberi-Krankheit schützen.

Daraufhin wurden führende, in Deutschland ausgebildete Ärzte und Wissenschaftler nach Java beordert, um an Ort und Stelle wissenschaftliche Experimente durchzuführen und ein Heilmittel zu finden. Nicht wenige von ihnen erlagen dort der Krankheit oder kehrten auf der Krankenbahre in die Heimat zurück. Unter denen, die ein zweites Mal zum Dienst nach Java abgeordert wurden, war der junge Dr. Christian Eijkman.[2] Er arbeitete dort ganz allein in einem Dschungellaboratorium in der Nähe von Batavia, das einem kleinen Krankenhaus für Beriberi-Kranke angeschlossen war. Auf der Suche nach der Ursache der Krankheit impfte Eijkman Hühner mit dem Blut seiner Patienten, doch allem Anschein nach waren die Hühner gegen die Erreger immun. Eines Tages konnte er allerdings beobachten, wie eines der Tiere mit allen bekannten Symptomen der Krankheit im Hühnerhof umherirrte. Offenbar hatte er also endlich eine Spur gefunden! Plötzlich zeigten jedoch sämtliche Hühner – geimpft oder nicht – genau die gleichen Symptome. Eijkmans Hoffnungen schwanden dahin. Erstaunlich war nur, daß die Hühner sich ebenso schnell wieder erholten wie sie krank geworden waren – und das auf rätselhafte Weise und ohne jede Hilfe durch die westliche Medizin.

Jetzt wurde Eijkman zum Detektiv. Einen Hinweis gab es immerhin. Normalerweise wurden die Hühner mit braunem, ungeschältem Reis gefüttert; mit dem billigen Reis, den auch die Javaner aßen. Weil der aber vorübergehend ausgegangen war, hatte man die Tiere mit dem weißen, raffinierten Reis gefüttert – eben mit der Sorte, die auch die raffinierten europäischen Patienten des Krankenhauses zusammen mit raffiniertem weißem Zucker, Weißbrot, Butter und Marmelade und all den anderen guten Dingen, die man eigens für den Bedarf der Missionare und Kolonialisten eingeführt hatte, zu essen bekamen. Nachdem die schockierende Verschwendung von gutem weißem Reis aufgefallen war, hatte man wieder den billigen Naturreis an die Hühner verfüttert. Eijkman stellte nun Versuche mit dem Hühnerfutter an. Und so war er bald hinter das Geheimnis gekommen, das die Javaner nicht mit ihren zuckeressenden Besatzern teilen wollten: Wer weißen Reis und Zucker ißt, bekommt die Beriberi-Krankheit. Wer braunen, ungeschälten Reis ißt, wird wieder gesund.

Den einfachen Menschen Asiens war das alles keineswegs neu. Ihnen war seit jeher bekannt, daß sich in der Natur alles in einem genau ausgewogenen Gleichgewicht befindet. Und aus diesem Naturgesetz hatten sie Regeln abgeleitet, die sie nach wie vor strikt befolgten. Eine dieser Regeln besagte, der Mensch solle seine Nahrungsmittel so essen, wie er sie in der Natur vorfindet: den ganzen Fisch, auch die Wurzel des Lauchs, auch das Kraut der Karotte, die wilden Meeresfrüchte ebenso wie das Gemüse, das er im Garten anbauen konnte. Die japanischen Kaiser gingen ihrem Volk hier stets mit gutem Beispiel voran – sie aßen ausschließlich naturbelassenen, ungeschälten Reis.

Danach untersuchte Dr. Eijkman die Zustände in Gefängnissen, in denen die Niederländer Einheimische für Vergehen gegen die Besatzungsarmee interniert hielten und ihnen bei dieser Gelegenheit gleich eine Lektion in Sachen Modernität und Hygiene erteilen wollten: wie die Patienten im Kolonialkrankenhaus bekamen diese Gefangenen auch weißen Reis zu essen. Von den 3900 Gefangenen litten 270 an der Beriberi-Krankheit. Außerhalb der Gefängnisse, in den Grashütten der einheimischen Bevölkerung (die dort nach Ansicht der holländischen Kolonialisten unter erschreckend unhygienischen Umständen hauste) bildete üblicherweise ungeschälter, selbst gedroschener Reis das Hauptnahrungsmittel. Dort konnte Eijkman unter 10000 Menschen keinen einzigen Beriberi-Kranken finden.

Schüchtern berichtete er 1893 seinen Auftraggebern erstmals »über eine bei Hühnern beobachtete Nervenkrankheit, die der Beriberi-Krankheit ähnelt«. Der Bericht fand nirgends Beachtung. Eijkman wurde schließlich wieder nach Europa zurückbeordert. Sein Nachfolger Dr. C. Grinjs veröffentlichte 1901 die Ergebnisse seiner eigenen Forschungen, die er auf der Grundlage der Annahme durchgeführt hatte, daß die Beriberi-Krankheit bei Vögeln wie beim Menschen durch einen Mangel an Vitalstoffen entsteht. Er war zu dem Schluß gekommen, daß diese Stoffe in der Reiskleie enthalten sein müssen, während sie dem geschälten Reis vollkommen fehlen.[3]

1907 gelang es den Norwegern Holst und Froelich, die Beriberi-Krankheit bei Hühnern und Tauben künstlich hervorzurufen. Das Meerschweinchen, das sie für ihre Versuche mit Säugetieren ausgewählt und ausschließlich mit geschältem Reis gefüttert hatten, erkrankte daraufhin allerdings an einer Art Skorbut.[4] Diese Nachricht erregte unter den westlichen Wissenschaftlern großes Aufsehen. Was wie ein großer Erkenntnisfortschritt aussah, hätte genausogut zu ein wenig mehr Bescheidenheit führen können: Von den einfachen Menschen Asiens konnte der Westen tatsächlich noch ein paar Dinge lernen. Die ernährten sich schließlich schon seit Jahrhunderten von naturbelassenem, ungeschältem Reis. Aber das wäre den westlichen Herren der Forschung viel zu einfach gewesen. Außerdem waren sie gerade von einer neuen Wissenschaft vollkommen in den Bann geschlagen worden: die junge Chemie versprach, die tiefsten Geheimnisse des Lebens zu enthüllen.

1911 wiederholte der polnische Chemiker Dr. Kasimir Funk im Londoner Lister Institute Eijkmans Hühner-Experiment und verkomplizierte es dabei gehörig. Zunächst verwandte er vier Monate darauf, 836 Pfund Naturreis zu schälen und zu polieren. Am Ende hatte er dann 170 Gramm Reiskleie extrahiert, die er zu einer Lösung weiterverarbeitete. Eine winzige Menge davon verfütterte er an eine Taube, die von der Beriberi-Krankheit gelähmt war – sie erholte sich binnen weniger Stunden. 1912 stellte Funk in einer Veröffentlichung die kühne Theorie auf, daß bei der Raffinierung von Reis ein Vitalstoff verlorengehe, der in natürlichem, ungeschältem Reis vorhanden sei.[5]

»Wenn der Verstand versagt, denken sich die Menschen neue Wörter aus«, sagte Goethe. Kasimir Funk, ein Opfer der Manie, neue, möglichst aus dem Lateinischen oder dem Griechischen hergeleitete Bezeichnungen zu erfinden, begab sich nun daran, für die rätselhafte, natürliche Lebenskraft, die er in unpoliertem, braunem Reis »entdeckt« hatte, einen Namen zu finden. Dazu kombinierte er das lateinische Wort für »Leben« (*vita*) mit der chemischen Kurzbezeichnung für Stickstoffverbindungen (*Amin*, Aminosäuren sind Bestandteile des Protoplasmas). Und schon hatte er seinen neuen Begriff: *Vitamin.* Funk hatte also das Anti-Beriberi-Vitamin gefunden. Wäre er der angelsächsischen Mode gefolgt, seine Entdeckung nach sich selbst zu benennen (wie es etwa Ärzte häufig mit Krankheiten tun), dann hätte er seine mysteriöse Entdeckung vielleicht *Funky Funkies* getauft und dieser verrückten Welt eine Menge Verwirrung erspart.

Der nächste große Schritt wurde im gleichen Jahr an der University of Wisconsin getan. Zuvor hatten deutsche Chemiker die ausgewogene Ernährung entdeckt: sie bestand aus Proteinen, Kohlenhydraten, Fett, Salz und Wasser. Das Zeitalter der Wissenschaft, wie Mary Shelley es 1818 mit der Figur des Dr. Frankenstein portraitiert hatte, war mittlerweile längst angebrochen. Und das leibhaftige Pendant Dr. Frankensteins war der Baron Justus von Liebig (1803 bis 1874), der sich in der neuen Wissenschaft Chemie wie ein wahrer Übermensch gebärdete. So verkündete Liebig etwa, er sei kurz davor, in seinem Laboratorium eine künstliche Milch zu brauen, die edler als Kuh- oder Muttermilch sei. Herkunft und Qualität eines Nahrungsmittels spielten in dieser Zeit eine untergeordnete Rolle – entscheidend war allein die chemische Zusammensetzung.

Stephen Babcock hatte gemeinsam mit Liebig in Deutschland studiert und arbeitete in der letzten Hälfte des neunzehnten Jahrhunderts im Landwirtschaftsministerium der USA, wo er bahnbrechende Forschungen durchführte. So analysierte er z. B. das Futter, das eine Testgruppe von Kühen vorgesetzt bekam, und untersuchte anschließend den durch die Verdauung entstandenen Kuhmist. Zu seinem Erstaunen schieden die Kühe mehr Mineralien aus, als sie zuvor aufgenommen hatten. Daraufhin präsentierte Babcock dem Laborleiter die Aufstellung der Inhaltsstoffe von Futter einerseits und Mist andererseits und fragte den Mann mit ernster Miene, welchen der beiden Stoffe er für das bessere Viehfutter hielte. In chemischer Hinsicht gab es kaum einen Unterschied zwischen Futter und Mist. Für die Chemie waren beide Stoffe mehr oder weniger identisch. Es mochte wohl sein, daß die Kühe da ganz anderer Ansicht waren, aber die Kühe wurden eben nicht gefragt. Sie waren hier bloß die Sklaven der neuen Wissenschaft. (Hundert Jahre später entwickelte tatsächlich ein Wissenschaftler ein Verfahren zur Umwandlung von Mist in Viehfutter.)[6]

Im Jahre 1912 führte Professor E. V. McCollum an der Universität Wisconsin ein ernährungswissenschaftliches Experiment mit Ratten durch. Er fütterte die Tiere mit verschiedenen Kombinationen aus Proteinen, Kohlenhydraten und Fetten. Bei einigen Futterkombinationen gingen Ratten ein, bei anderen gediehen sie gut. Allerdings waren alle Futterkombinationen in chemischer Hinsicht vollkommen identisch. Die chemische Formel eines Stoffes drückt also offensichtlich nicht die ganze Wahrheit aus. Das Futter, das sich als tödlich erwiesen hatte, bestand aus Milch, Zucker und anderen gefährlichen Stoffen, die auch in der menschlichen Ernährung der westlichen Welt im allgemeinen eine bedeutende Rolle spielen. Hätte er den Ratten die Freiheit gelassen, ihre Nahrung nach ihrem natürlichen Instinkt auszuwählen, dann hätte McCollum vielleicht etwas Wichtiges lernen können. Da das bei solchen Tierversuchen aber gerade nicht der Fall ist, zog er aus seinem Versuch nur die Schlußfolgerung, daß nicht alle Proteine denselben Nährwert besitzen, nicht alle Kohlenhydrate gleich sind und manche Fette sich von anderen unterscheiden. Als nächstes gelang es McCollum, einen Nährstoff zu isolieren, der in bestimmten Fetten (z. B. in denen der Alfalfa-Sprossen sowie in der Leber und in den Nieren von Tieren) enthalten ist. Diesen Nährstoff extrahierte er aus Butter und reicherte damit Margarine an. Mit der Margarine fütterte er nun Ratten, die bis dahin nur Zucker und Milch erhalten hatten – im Handumdrehen ging es den Tieren wieder besser. Wenn das nicht ein unumstößlicher Beweis dafür war, daß McCollum eine neue Substanz gefunden hatte! Für diese »neue« Substanz wählte er die Bezeichnung »fettlöslicher Stoff A«. Zugegebenermaßen kein besonders griffiger Name. Aber auch hier zeigte sich erneut die wunderbare Gabe der Wissenschaftler, neue Bezeichnungen zu erfinden. Das »A« wurde kurzerhand an das von Kasimir Funk geprägte Wort »Vitamin« angehängt, und heraus kam das »Vitamin A«. Ein neues Milliardengeschäft war geboren.[7]

Frederick Hopkins von der Universität Cambridge hatte bereits im Jahr 1906 genauere Forschungen zum Thema Vitamine gefordert, denn: »... Eines ist gewiß: jedes Nahrungsmittel enthält kleine Mengen von Substanzen, die dem Körper Nutzen bringen. ...« Wenn wir diese Auffassung als korrekt akzeptieren, können wir Zucker nicht mehr als Nahrungsmittel bezeichnen.

1920 erklärte Hopkins gemeinsam mit Dr. W. H. Wilson vom Londoner St. Mary's Hospital: »Es ist nachgewiesen, daß

Mangelkrankheiten bei Menschen, in deren Nahrung die notwendigen Vitamine fehlen, durch den Zusatz von Stoffen oder Nahrungsmitteln verhindert werden können, die diese Vitamine enthalten. Dafür liefert die Geschichte des Auftretens der Skorbut- und Beriberi-Epidemien während des Krieges schlüssige Beweise.«[8]

All diese Entdeckungen wiesen eindeutig darauf hin, daß in den ungeschälten, ganzen Reiskörnern auf jeden Fall eine lebenswichtige und -notwendige Kraft steckt – ob wir sie nun Vitamin oder Funky Funkies nennen. Außerdem zeigten sie, daß durch das Raffinieren von Reis und Zucker wichtige Nährstoffe aus diesen Lebensmitteln entfernt werden. Das Essen derartig raffinierter Substanzen kann uns folglich nicht guttun. (Ein Ausschuß des US-Senats bezeichnete Zucker 1973 als Nährstoff-Antagonisten.) Und solche Substanzen sind nicht nur nutzlos, sie sind sogar schädlich, denn sie stören das empfindliche Gleichgewicht, das im Blutkreislauf und in den lebenswichtigen Organen des Körpers besteht. Haben die führenden Wissenschaftler den Mann auf der Straße über diese großartige Entdeckung aufgeklärt? Startete die AMA eine Informationskampagne, um den Menschen in Amerika und überall auf der Welt klarzumachen, daß eine Ernährung mit weißem Reis und Zucker die Beriberi-Krankheit nach sich ziehen kann? Wurde uns laut und deutlich gesagt, daß eine Ernährung mit vollwertigem Reis und der Verzicht auf Zucker diese Krankheit heilen oder von vornherein verhindern kann?

Ähnlich wie mit der Beriberi-Krankheit sieht es mit der Pellagra aus. Diese Krankheit führt erst zur Invalidität und dann zum Tod; bei den Pellagra-Toten wurde ein schneller, allgemeiner Gewebeverfall beobachtet. Als Krankheitsauslöser galt jahrelang ein ansteckender tropischer Keim, der mit der Schlafkrankheit und der Tse-Tse-Fliege in Zusammenhang gebracht wurde. Nachdem infolge von Experimenten des Militärs ein Impfstoff gegen das Gelbfieber gefunden worden war, suchte man nun auch nach Impfstoffen gegen alle anderen Tropenkrankheiten. Man versuchte es mit Arsen und anderen Giften, doch selbst die besten Mediziner Europas konnten zwei Jahrhunderte lang der Pellagra nicht Herr werden.

Während die Forschung einen Mißerfolg nach dem anderen einstecken mußte, hatten die Bauern Italiens und Spaniens – die Pellagra hatte sich dort mittlerweile zu einer Epidemie entwickelt – einen Rat zur Hand: »Gib einem Pellagra-Kranken gut zu essen, und er wird sich erholen.« Den Medizinern war das natürlich wieder einmal viel zu einfach. Sie waren schließlich auf Impfstoffe, Tse-Tse-Fliegen und Nobelpreise erpicht. Doch obwohl die Bauern in Armut lebten, schien ihnen die Pellagra nicht viel anhaben zu können. Ein gerechtes Schicksal wollte, daß es nur unter den Reichen – eben denen, die sich einen Arzt leisten konnten – zu Todesopfern kam.

1914 hatte sich die Pellagra auch im Süden der USA ausgebreitet. Der amerikanische Kongreß und die Öffentlichkeit übten einen immensen Druck auf die amerikanischen Gesundheitsbehörden aus; es mußte möglichst schnell ein Heilmittel gegen diese italienische Seuche her. Obwohl man führenden amerikanischen Medizinern schon fünf Jahre lang unbegrenzte Forschungsmittel zur Verfügung gestellt hatte, konnten sie bisher keine brauchbaren Ergebnisse vorweisen.

Die Ärzte in den Südstaaten waren der festen Überzeugung, daß es sich bei der Pellagra um eine höchst ansteckende Krankheit handeln mußte. In South Carolina, Georgia und Mississippi hatte die Krankheit mit dem seltsamen, flammendroten Hautausschlag schließlich innerhalb kürzester Zeit ganze Dörfer dahingerafft. Doch zu guter Letzt fanden die Gesundheitsbehörden noch einen Mann, der sich in die Gegenden vorwagte, die von allen anderen Ärzten wegen der vermeintlichen Ansteckungsgefahr gemieden wurden. Joe Goldberger, ein in Ungarn geborener Jude aus der New Yorker Lower East Side war ein hervorragender Bakteriologe und Experte für Tropenkrankheiten. Im Zeitalter der Jagd auf Mikroben schien keiner so geeignet zu sein wie er.

Goldberger wollte sich nicht im Labor mit der Zucht von Kulturen und der Sektion von Pellagra-Leichen abgeben. Er zog es vor, in Krankenhäusern und Anstalten für Geisteskranke Pellagra-Patienten zu untersuchen, die die Krankheit überlebt hatten. »Wieviele Ihrer Ärzte und Krankenschwestern haben sich mit Pellagra angesteckt?« fragte er den Leiter einer Anstalt für Geisteskranke in Georgia. Die Antwort lautete: »Von uns hat sich bisher noch niemand angesteckt. Nur die Patienten sterben daran.« Damit war die wissenschaftliche Theorie über die Ansteckungsgefahr der Pellagra erledigt.

Als Goldberger feststellen mußte, daß die Pellagra eher die Armen als die Reichen heimsuchte, kam er auf den Gedanken, daß die Sache etwas mit der Ernährung zu tun haben konnte. Wer arm ist, bekommt eben oft nicht das richtige zu essen.

»Unmöglich«, hieß es von seiten der Anstaltsärzte. »Ärzte und Patienten erhalten hier genau das gleiche Essen.« Goldberger bestand darauf, diese Information persönlich zu überprüfen. Er ging in die Speisesäle und nahm die Mahlzeiten der Patienten genauer unter die Lupe: es gab Getreidebrei, Maisgrütze, Rohrzucker und Sirup – raffiniertes Mehl und raffinierten Zucker. Aufseher und Krankenschwestern bedienten sich zwar ebenfalls vom Anstaltsessen, gönnten sich aber zusätzlich noch Fleisch und Milch.

In Waisenhäusern traf Goldberger auf vergleichbare Zustände. Die Kinder zwischen sechs und zwölf Jahren aßen Maisbrot, Maisbrei, Milchbrötchen und Sirup – wieder stieß er also auf raffiniertes Getreide und raffinierten Zucker. Was an Fleisch und Milch verfügbar war, ging an die Kleinsten. Und die Krankheit trat vor allem bei Kindern der mittleren Altersgruppe auf, bei den Sechs- bis Zwölfjährigen, deren Ernährung in erster Linie aus raffinierten Nahrungsmitteln, aus Nährstoff-Antagonisten bestand.

Innerhalb weniger Monate hatte Goldberger des Rätsels Lösung gefunden. Es gelang ihm, für ein Ernährungsexperiment in zwei kirchlichen Waisenhäusern einer Stadt Mittel der US-Regierung zu erhalten. Einige Wochen nach dem Beginn des Experiments gab es keine neuen Pellagra-Fälle mehr, und der Gesundheitszustand der kranken Kinder verbesserte sich von Tag zu Tag.

Bevor Goldberger mit den Ergebnissen seiner Experimente an die Öffentlichkeit trat, wollte er sie mit einer Umkehrprobe überprüfen: Er wollte sich davon überzeugen, daß gesunde Menschen an Pellagra erkrankten, sobald er ihre Ernährung einschränkte. Wenn es nicht heftig öffentliche Proteste hageln sollte, war ein solches Gegenexperiment allerdings nur an einem einzigen Ort denkbar. Nicht einmal die Kettensträflinge, die in Georgia auf Feldern und in Steinbrüchen Zwangsarbeit leisteten, kamen hier in Frage. Nein, um die Öffentlichkeit vollkommen auszuschließen, mußte schon ein Gefängnis her. Nach zähen Verhandlungen stimmte der Gouverneur von Mississippi Goldbergers Experiment unter der Voraussetzung zu, daß es nicht zu Todesfällen kommen würde.

Im April 1915 suchte sich Goldberger in einem Gefängnis elf erwachsene, männliche Freiwillige aus, die er sechs Monate lang von ihren Mithäftlingen isolierte. Sie bekamen bestes Weißbrot, Maisbrot, Maisbrei, Süßkartoffeln, gepökeltes Schweinefleisch, Zuckerrohrsirup, Kohl und Kaffee, soviel sie verzehren konnten. Die Männer – unter ihnen zu lebenslänglicher Haft verurteilte Mörder – erhielten das Versprechen, nach dem Abschluß des Experiments in die Freiheit entlassen zu werden. Zum Frühstück aßen sie Milchbrötchen, Maisbrei, geschälten Reis, Zuckerrohrsirup, Kaffee und Zucker; mittags bekamen sie Maisbrot, Kohl, Süßkartoffeln, Zuckerrübensirup und Maisbrei, und am Abend gab es Maisgrütze, Milchbrötchen, Brei, Soße, Zuckerrübensirup, Zucker und Kaffee. Zur Abwechslung wurden die Mittag- und Abendmahlzeiten gelegentlich vertauscht. Die gesamte Ernährung der Häftlinge setzte sich aus raffiniertem Getreide, raffiniertem Mehl, Zuckerrübensirup und Zucker zusammen; nur ab und zu kam ein wenig Fleisch hinzu. Was sich für die Häftlinge zu Beginn wie ein Fest anließ, zeigte recht schnell äußerst unerfreuliche Seiten. Nach einigen Wochen klagten alle über Rückenschmerzen, Magenschmerzen und Schwindel – die Frühsymptome der Pellagra. Da bei ihnen aber noch keine Hautrötungen – das Spätsymptom, das der Krankheit ihren Namen gab – sichtbar waren, wurde das Experiment fortgesetzt. Nach fünf Monaten waren die Männer zwar schwach und abgehärmt, aber die roten Flecken zeigten sich immer noch nicht. Die Zeit ging allmählich zu Ende; Aufseher, Gefangene und Arzt waren gleichermaßen beunruhigt.

Allen Berichten nach sollte der charakteristische Ausschlag zuerst auf den Knöcheln und hinten am Hals auftreten. Eines Morgens inspizierte Goldbergers Assistent einen Sträfling beim Appell eingehend von oben bis unten. In der Tat – unterhalb des Hodens zeigte sich der charakteristische, schmetterlingsförmige rote Fleck. Daraufhin untersuchte er auch andere Sträflinge: Sieben von ihnen wiesen den Fleck an der gleichen Stelle auf. Nun forderte Goldberger einen Pellagra-Experten aus Memphis und einen Hautspezialisten aus St. Louis an. Sie kamen, untersuchten die Sträflinge und stellten eindeutig fest, daß sechs von ihnen unzweifelhaft an Pellagra erkrankt waren.

Die Ergebnisse seines Experiments veröffentlichte Goldberger als protokollarische Aufzeichnung in einer wissenschaftlichen Zeitschrift. Jahrelang hatte die gefürchtete Pellagra den amerikanischen Kongreß, den Leiter der Gesundheitsbehörde und die gesamte Ärzteschaft in Aufruhr versetzt. Und nun stellte sich heraus, daß die italienischen Bauern mit ihrer Beobachtung vollkommen richtig lagen: eine falsche Ernährung bringt sie hervor, eine richtige Ernährung kann sie auch wieder heilen. Pellagra wird durch eine Ernährung aus raffiniertem

Getreide und raffiniertem Zucker verursacht. Aber: Gib einem Pellagra-Kranken gut zu essen, und er wird sich erholen.[9]

Wurde Goldberger für seine Arbeit ein Nobelpreis verliehen? Erhielt er eine Ehrenmedaille des Kongresses oder eine Auszeichnung der AMA? Ein paar kluge Köpfe aus den Reihen der Mediziner erkannten seine Ergebnissen an. Die Mehrheit der Ärzteschaft ging allerdings geschlossen auf Goldberger los. Sie griffen seine Forschungsergebnisse an und verleumdeten ihn. Sie beharrten auf der epidemiologischen Erkenntnis, daß die Pellagra nun einmal eine ansteckende Seuche wie das Typhusfieber sei und durch Bakterien ausgelöst werde. Die Ewiggestrigen wollten einfach nicht zugeben, daß sie sich geirrt hatten. »Blinde, selbstsüchtige, neidische Esel voller Vorurteile«, nannte Goldberger sie. Er versuchte die Skeptiker zu überzeugen, indem er sich selbst Blut von Pellagra-Opfern spritzte, Darmsekrete von Pellagra-Opfern schluckte, abgeschuppte Haut von Menschen herunterwürgte, die an der fürchterlichen Krankheit litten. Natürlich kostete ihn das nicht das Leben, er konnte damit aber auch nicht verhindern, daß die Neider seinen Einzug in die Ruhmeshalle der Medizin nachhaltig blockierten.

Walter Reed dagegen wurde zum nationalen Helden; sein Andenken wurde sogar mit einem Theaterstück und einem Film verewigt. Und all das, weil Reed in Kuba Experimente angestellt hatte, die schließlich zur Entdeckung eines Impfstoffes gegen das Gelbfieber führten. Immerhin hatte er damit die Voraussetzung geschaffen, daß die USA die kubanischen Zuckerplantagen weiterhin ungefährdet ausbeuten konnten. Wurde vielleicht deshalb das Krankenhaus, in dem die amerikanischen Präsidenten behandelt werden, nach Walter Reed und nicht nach Joe Goldberger benannt?

Wissenschaft und Medizin schritten weiter voran. Der nun folgende Schritt war jedoch so langwierig und kompliziert, daß sich Kasimir Funks Entdeckung dagegen recht schlicht ausnahm. Anstatt den leichtsinnigen, zuckerkonsumierenden Menschen der westlichen Welt zu raten, das Leben aus dem Reis nicht länger wegzupolieren, zogen sich die Wissenschaftler in ihre Laboratorien zurück, um aus riesigen Mengen sogenannter »Reisrückstände« magische Vitaminkristalle herauszupräparieren. Bei den Rückständen handelte es sich natürlich um nichts anderes als die Substanzen, von denen man den braunen Reis beim Polieren befreit hatte. In aller Welt widmeten sich nun die Chemiker diesen Kristallen, um ihr Geheimnis in eine chemische Formel zu bannen.

Dr. Robert R. Williams und seine Kollegen hatten es nach sechsundzwanzig Jahren geschafft, aus einer guten Tonne solcher Reisrückstände ganze fünf Gramm reiner Kristallsubstanz zu isolieren. Anhand dieser Kristalle konnte endlich die Molekularstruktur des rätselhaften lebenspendenden Elements im Reis genau bestimmt werden. Zwei weitere Jahre dauerte es, bis sie dieses Molekül im Labor Schritt für Schritt synthetisieren konnten. Als sie dieses Meisterstück schließlich im Jahre 1936 vollbracht hatten, stand der Zweite Weltkrieg vor der Tür. Die Nachricht von der Herstellung der Substanz, die nun »Thiamin« oder »Vitamin B_1« genannt wurde, fand sich auf der Titelseite der *New York Times* vom 23. August 1936:

> Seit sechsundzwanzig Jahren widmet Dr. Robert R. Williams, seit kurzem chemischer Leiter der Bell Telephone Laboratories, jede freie Stunde dem Studium und der Erforschung des Vitamins B_1.
> ... Vor drei Jahren gab er bekannt, daß er gemeinsam mit seinen Mitarbeitern die erste erfolgreiche Methode entwickelt hatte, diese Substanz in großem Maßstab aus Pflanzen zu extrahieren und in den kristallinen Zustand zu überführen. Dadurch stand sie der Medizin in ihrer reinsten, konzentriertesten Form zur Verfügung und ließ sich zur Behandlung der Neuritis einsetzen. Es blieb nur noch ein weiterer Schritt zu tun: Der Natur mußte ein Verfahren abgeschaut werden, mit dem sich das Vitamin im Labor künstlich herstellen ließ.

Zu diesem Zweck setzten die Wissenschaftler nicht weniger als fünfzig Grundbestandteile in mühsamer Kleinarbeit zu immer wieder neuen Kombinationen zusammen, bis sie endlich den Geheimcode der Natur entschlüsselt hatten.
Williams und Cline weisen darauf hin, daß der Verdienst nicht ihnen allein gilt, da sie sich bei ihren Arbeiten auf vielfältige Forschungen ihrer Berufskollegen stützen konnten. Durch diesen bedeutenden Fortschritt der Chemie ist es in Zukunft nicht nur möglich, das Vitamin dem medizinischen Berufsstand in unbegrenzter Menge zur Verfügung zu stellen; der Marktpreis des Vitamins wird sich nun so weit senken lassen, daß es auch für eher einkommensschwache Personengruppen erschwinglich ist. Derzeit liegt der Preis für ein Gramm des Naturprodukts noch etwa bei 400 Dollar.

Dieser Artikel kam einem Ritterschlag gleich. Wenige Wochen darauf erschien in der New York Times vom 15. September 1936 eine neuerliche Würdigung: »Dr. Maurice Strauss erklärte heute: ›Um die ätiologische (kausale) Beziehung zwischen Mangelerkrankungen und der polyneuritischen Beriberi-Krankheit (einer nervösen Störung, die durch einen Mangel an Vitamin B_1 verursacht wird) wissen wir schon seit einigen Jahren. Aber erst seit kurzem ist uns bekannt, daß auch viele andere Störungen des Nervensystems auf eine mangelhafte Ernährung zurückgeführt werden können.

Es ist nun nachgewiesen, daß die Polyneuritis – wie wir sie in Zusammenhang mit chronischem Alkoholismus, Schwangerschaften und bestimmten Magen-Darm-Erkrankungen beobachten können – klinisch und pathologisch mit der polyneuritischen Beriberi-Krankheit identisch ist.‹«

Lesen Sie den ersten Bericht der *New York Times* bitte noch einmal sorgfältig durch. Wird dort erwähnt, daß brauner Vollkornreis Vitamin B_1 enthält, weißer Reis dagegen nicht?

Natürlich nicht. Brauner, ungeschälter Reis kostete damals 10 Cent pro Pfund. Empfiehlt man Ihnen, im Laden an der Ecke etwa braunen Reis zu kaufen? Nein, zum Teufel nochmal! Schauen Sie doch im Labor der Bell Telephone Gesellschaft vorbei und kaufen dort ein wenig Vitamin B_1 zu 400 Dollar pro Gramm. Nachdem man es geschafft hatte, die Vitamine zu einem milliardenschweren Geschäft aufzubauen, warf sich Dr. Kasimir Funk tapfer in die Bresche und versuchte (wie zuvor schon Pasteur) die Entwicklung, die er einst eingeleitet hatte, wieder aufzuhalten.

»Vitamine sind keine Zauberei«, sagte er. »Sie sind in Muttermilch genauso enthalten wie in Kuhmilch, weil sie dort über die jeweils aufgenommene Nahrung angereichert werden. ...

Was für einen Sinn hätte es denn, all unsere Nahrungsmittel künstlich herzustellen, obwohl die Natur sie für uns im Überfluß hervorbringt? ... Es wäre doch närrisch, uns in domestizierte Fabrikanten und Konsumenten industriell hergestellter Nahrung zu verwandeln, solange uns die Natur genug Lebensmittel schenkt. ...«

Doch es war zu spät. Das Spiel mit den Vitaminen war schon ein zu großes Geschäft geworden; die Entwicklung war nicht mehr aufzuhalten. Die großen Getreidekonzerne hatten in ihren Fabriken das Leben aus dem Vollkornreis herausgemahlen. Sie verkauften uns den weißen Reis, der – zusätzlich zum Nährstoff-Antagonisten Zucker – das Gleichgewicht in unserem Körper empfindlich störte. Nun warf sich die Industrie wieder stolz in die Brust und pries uns die Vitamin-B_1-Pillen an, die neuerdings aus den »Abfällen« der Reisverarbeitung hergestellt wurden. Und nach all den raffinierten Nahrungsmitteln hatten wir diese Vitaminpillen in der Tat bitter nötig und waren nur zu gern bereit, dafür Geld auszugeben.

Zu Beginn des Zweiten Weltkriegs drohte der britischen Kronkolonie Singapur eine Ernährungskrise, wie sie heute in vielen Teilen der Erde vorkommt. Auf den Malaiischen Inseln wurde nicht genügend Reis für den Eigenbedarf angebaut; die Importmöglichkeiten gingen zusehends zurück. Als Antwort auf diese Situation traf der für die medizinische Versorgung zuständige britische Offizier Dr. Scharff eine harte Entscheidung – dank einer vergleichbaren Anordnung hatte Dänemark bereits im Ersten Weltkrieg die deutsche Blockade überdauern können: Scharff verbot per Dekret die Herstellung von geschältem weißem Reis. Einzig ungeschälter, brauner Reis durfte noch verkauft werden. Den britischen Befehlshabern ging es dabei allerdings ausschließlich um eine mengenmäßig ausreichende Reisversorgung. Allein die Quantität zählte – an der Qualität waren sie nicht interessiert. Hungeraufstände waren um jeden Preis zu vermeiden. Und hundert Tonnen brauner Reis waren hundert Tonnen Nahrung. Durch das Schälen und Polieren wären dreißig Prozent des Naturreises verlorengegangen.[10]

Die Maßnahme der Briten hatte erstaunliche Nebenwirkungen. Als Dr. Scharff nach Singapur gekommen war, lautete sein ursprünglicher Auftrag, Maßnahmen gegen die hohe Kindersterblichkeit in die Wege zu leiten. Auf 1000 Geburten kamen dort um jene Zeit 420 Kinder, die an Malaria starben. Dr. Scharff rückte dem Problem mit den üblichen medizinischen Methoden zu Leibe, was ihm angesichts der fremden Kultur eine geradezu übermenschliche Anstrengung abforderte. Immerhin gelang es ihm, die Rate der Kindersterblichkeit in weniger als einem Jahrzehnt auf 160 pro 1000 Geburten herunterzubringen – diese Zahl entsprach nahezu den Werten Großbritanniens. Doch nach einem Jahr der auf höheren Befehl hin verordneten Naturreis-Diät konnte er nochmals eine drastische Veränderung der Lebenserwartung beobachten. Hatten zuvor 160 Kinder nicht das erste Lebensjahr überlebt, so waren es jetzt plötzlich nur noch 80. Damit war die Säuglingssterblichkeit in Singapur ohne besondere medizinische Anstrengungen auf die Hälfte zurückgegangen.

»Hier liegt offenbar ein Phänomen vor, das allen Staatsmännern zu denken geben sollte«, schrieb einige Jahre später der hochdekorierte britische Arzt Dr. L. J. Picton. »Mit einem

Federstrich wurden Hunderttausende von Menschenleben gerettet.«

Wurde Dr. Scharff mit dem Nobelpreis ausgezeichnet? Gab die Weltgesundheitsorganisation die Neuigkeit in aller Welt bekannt? Wurde diese Botschaft der Hoffnung auf den Entbindungsstationen, in den Sprechzimmern der Kinderärzte und auf den weißen Hospitalschiffen freudig aller Welt verkündet? Die Antwort liegt leider auf der Hand. Welche Honorare kann der medizinische Berufsstand schon über den Verkauf von Naturreis abrechnen? Wenn der Verzehr von Naturreis in Mode käme, so könnte das vernichtende Auswirkungen auf die Vitamindealer, die Zuckerdealer, die pharmazeutische Industrie und ihre Partner im Diseasestablishment haben. Also verschwand diese Geschichte aus Singapur in den Geheimakten der britischen Armee oder des Gesundheitsministeriums.

So meinte Dr. Picton: »Wir können über die Launenhaftigkeit und Gedankenlosigkeit der Politiker, die uns regieren, nur staunen.«[11]

Weißer Zucker und weißer Reis sind eine tödliche Kombination – ganz besonders für Menschen, deren Nahrung im wesentlichen aus Reis besteht. Weil dem weißen Reis unter anderem sämtliche B-Vitamine entzogen wurden, muß der Körper diese zur Verdauung erforderliche Vitamingruppe aus anderen Quellen beschaffen und seine eigenen Reserven angreifen. Raffinierter weißer Zucker entzieht dem Körper aus dem gleichen Grund die gleichen Vitamine. Eine Kombination von raffiniertem Mehl und raffiniertem Zucker richtet folglich im Körper doppelten Schaden an. Der Stoffwechsel gerät aus dem Gleichgewicht; die Reserven sind früher oder später erschöpft. Die Beriberi-Krankheit ist im Grunde nichts anderes als das letzte Stadium dieser Erschöpfung. Mit ihren Symptomen will uns der Körper signalisieren: »Es ist genug!« Diejenigen gesundheitlichen Beschwerden, die von Ärzten heutzutage mit den Begriffen »vorklinischer Skorbut« und »vorklinische Beriberi-Krankheit« zusammengefaßt werden, dekken die ganze Bandbreite der möglichen Auswirkungen von Mangelernährung ab. Diese Begriffe sind also nichts anderes als ein gewichtig klingendes, geheimnistuerisches Kauderwelsch, zu dem die Ärzte greifen, wenn die Krankheit entweder nicht die klassischen Symptome aufweist oder noch nicht weit genug fortgeschritten ist, um Anlaß zu besorgniserregenden Diagnosen zu geben.

Das Vietnam-Abenteuer der USA war in den Augen der Weltöffentlichkeit in vielerlei Hinsicht ein Narrenstück. Aber vom Gesichtspunkt der Ernährung aus betrachtet, war es eine sehr traurige Geschichte. Vietnam galt früher als eine der bedeutendsten Reiskammern der Erde. Vietnamesischer Vollkornreis wurde jahrzehntelang in alle Welt exportiert; Vollkornreis bildete ebenfalls das Hauptnahrungsmittel der Vietnamesen. Die Guerillaeinheiten des Viet Minh und des Vietkong operierten jahrelang auf der Grundlage eines derartig simplen Proviantsystems, daß man glauben könnte, sie hätten es von Julius Caesars Legionen übernommen: Jeder Mann führte stets ein Säckchen Vollkornreis und etwas Salz mit sich. Zusätzlich gab es Maniok-Blätter aus dem Dschungel und – wann immer möglich – Fisch. Und diese Leute haben es geschafft, die hervorragend ausgestattete und großzügig verpflegte amerikanische Armee jahrelang zum Narren zu halten.

Als diese Armee dann am Ende abzog, wurde überall in der Welt in allen Einzelheiten über die Vietnamisierung des Krieges geredet. Von der Amerikanisierung der Nahrungsversorgung der südvietnamesischen Armee war da schon weitaus weniger zu hören.

Spätestens seit Ende der sechziger Jahre bestand die Verpflegung der südvietnamesischen Armee nämlich aus weißem Instant-Reis made in USA – obwohl Südvietnam einer der weltweit wichtigsten Reisproduzenten war. Die Kosten, die den amerikanischen Steuerzahlern durch diese Unterstützung entstanden, betrugen nahezu eine Million Dollar pro Monat. Ein Pentagon-Vertreter erklärte dazu:

> Die Vietnamesen verfügen als ausgesprochen traditionsverhaftetes Volk über keinerlei Möglichkeiten zur Aufbereitung von Reis. [Anders ausgedrückt: Jemand hatte also entschieden, daß mit der Lieferung von geschältem Reis mehr Profit zu machen war als mit der Lieferung der entsprechenden Maschinen.]
> In Vietnam angebauter, ungeschälter Reis sei »für einen Soldaten im Kampfeinsatz unbrauchbar, weil er erst umständlich gekocht werden muß«. [Die Bewältigung dieser Aufgabe muß den Vietkong demnach eine atemberaubende Intelligenz abverlangt haben.]
> »Amerikanischer Instant-Reis eignet sich hervorragend in dieser Situation«, erklärte Robert Graff vom Defense Personnel Support Center in Philadelphia gegenüber Associated Press am 17. April 1971. Er bemerkte außerdem, daß das Pentagon Vietnam seit 1968 monatlich mit anderthalb Millionen Beuteln zu je 65 Cent versorgt hatte.

Außerdem hatten die USA die Südvietnamesen natürlich auch noch mit vielen Tonnen Zucker und ganzen Meeren von Erfrischungsgetränken versorgt. Nachdem man Südvietnam von einer westlichen Ernährung mit Zucker und geschältem Reis abhängig gemacht hatte, traten im südvietnamesischen Volk viele völlig neue Krankheiten auf. Das verwundert nicht, denn dem geschälten Reis fehlen bekanntlich die lebensnotwendigen B-Vitamine. Vertreter der US-amerikanischen Gesundheitsbehörden erklärten vor Ort, sie seien verblüfft über den Ausbruch neuer Fiebererkrankungen, von denen in erster Linie Kinder betroffen seien. Radio und Fernsehen verbreiteten Warnungen; aus der Luft wurden Flugblätter abgeworfen; die Krankenhäuser waren überfüllt. Amerikanische Ärzte wurden mit der Suche nach einem Impfstoff beauftragt. Man flog Infusionslösungen und Blutplasma nach Vietnam ein und schob die Schuld an der Misere auf die Moskitos.[12]

Als die siegreichen Armeen des Vietkong Saigon überrannt hatten, machten sie dort zum ersten Mal Bekanntschaft mit

Coca-Cola-Automaten und Süßwarenregalen. Es erging ihnen nicht viel anders als den Kreuzrittern, die Jahrhunderte zuvor in das gelobte Land eingefallen waren. Nun waren die Vietkong-Soldaten an der Reihe, sich an die Völlerei und das süße Leben zu gewöhnen, auf offener Straße und ohne Scham Zucker zu essen und Zucker zu trinken.

Hatte es bei uns nicht genauso angefangen?

Tote Hunde und ein kluger Bauer

Jahrhundertelang wurden Millionen Tonnen an Zucker auf Schiffen über die Weltmeere transportiert. Dabei mußte es zwangsläufig auch zu einigen höchst eigenartigen Zwischenfällen kommen. Einer dieser Zwischenfälle ereignete sich im Jahre 1793, als ein Zuckerfrachter sank. Nur fünf Mann der Besatzung überlebten das Unglück und konnten gerettet werden, nachdem sie neun Tage lang als Schiffbrüchige auf dem Meer umhergetrieben waren. Die Männer waren bei ihrer Rettung dem Hungertod nahe; sie hatten sich die ganze Zeit über ausschließlich von Zucker und Rum ernährt. Dieser Vorfall regte den seinerzeit namhaften französischen Physiologen F. Magendie zu einer Reihe von Tierversuchen an, deren Ergebnisse er 1816 veröffentlichte. Er hatte Hunde ausschließlich mit Olivenöl, Zucker und Wasser gefüttert und mußte beobachten, wie die Tiere zunehmend verfielen und schließlich starben.[1]

Die schiffbrüchigen Seeleute und die französischen Laborhunde konnten immerhin eines schlüssig belegen: Ausschließlich Zucker zu essen ist gefährlicher, als gar keine Nahrung zu sich zu nehmen. Mit klarem Wasser kann man eine Zeit lang überleben – Zucker und Wasser sind unter Umständen tödlich. »Menschen sind nicht dazu geschaffen, sich ausschließlich mit Zucker am Leben zu halten.«[2] Auf der anderen Seite gibt es Berichte über ein junges Mädchen, das bei einem Flugzeugabsturz schwer verletzt wurde und länger als einen Monat durchhalten konnte, obwohl es nichts als geschmolzenen Schnee getrunken hatte. Zwei Männer, deren Segelyacht im

Sommer 1973 im Pazifik gekentert war, überstanden ganze zweiundsiebzig Tage, indem sie ein paar Sardinen, pro Tag eine Tasse Meerwasser und einen Eßlöffel Erdnußbutter und alle fünf Tage eine Tasse Regenwasser zu sich nahmen.[3] Gegen Ende des Jahres 1970 trieb sich ein neunjähriger Ausreißer zehn Tage lang in der Wildnis von Wyoming herum. Obwohl er die ganze Zeit über nichts zu essen hatte und die Temperaturen gelegentlich bis auf 4 Grad sanken, wurde er am Ende seines Abenteuers in bemerkenswert guter Verfassung aufgefunden.[4]

Raffinierter Zucker ist ein tödliches Nahrungsmittel, weil er ausschließlich aus Stoffen besteht, die in der Ernährungswissenschaft als »nackte« oder »leere« Kalorien bezeichnet werden. Und was weit schlimmer ist: Zucker zu essen ist wesentlich schädlicher als zu hungern. Denn im Zuge der anschließend notwendigen Verdauungs-, Entgiftungs- und Ausscheidungsprozesse entzieht der Stoffwechsel dem Körper eine ganze Reihe wertvoller Vitamine und Mineralien.

Da ein genau abgestimmtes Gleichgewicht für unseren Körper von fundamentaler Bedeutung ist, kennt er einige Mittel und Wege, sich gegen den Schockzustand zu schützen, der unweigerlich nach starkem Zuckerkonsum auftritt. In solchen Fällen mobilisiert der Körper Mineralien, die er für die chemischen Umwandlungsprozesse braucht – etwa Natrium (aus Kochsalz), Kalium und Magnesium (aus Gemüsen) und Kalzium (aus den Knochen) – und produziert milde Säuren, mit denen er das Säure-Base-Verhältnis im Blut wieder auf ein normales Niveau bringt.

Täglicher Zuckerkonsum führt also zu einer beständigen Übersäuerung; zur Regulation dieses Ungleichgewichts bedarf es immer mehr Mineralien aus den körpereigenen Vorratslagern. Und irgendwann ist es dann soweit: Um das Blut funktionsfähig zu halten, entzieht der Körper den Zähnen und dem Knochengerüst dermaßen viel Kalzium, daß ein allgemeiner Verfallsprozeß einsetzt.

Übermäßiger Zuckerkonsum zieht früher oder später jedes einzelne Organ in Mitleidenschaft. Zunächst wird der Zucker in Form von Glucose (Glykogen) in der Leber gespeichert. Weil die Kapazität der Leber aber begrenzt ist, wird sie sich bei täglichem Zuckerkonsum (gemeint ist natürlich der über den Bedarf an natürlichem Zucker hinaus gegessene raffinierte Zucker) bald aufblähen wie ein Luftballon. Sobald die Aufnahmefähigkeit der Leber erschöpft ist, wird das überschüssige Glykogen in Form von Fettsäuren ins Blut zurückgeführt. Und die Fettsäuren kommen mit dem Blut im gesamten Körper herum und lagern sich besonders in den wenig aktiven Bereichen an: am Bauch, am Gesäß, an Brüsten und Hüften.

Ist auch die Aufnahmefähigkeit dieser vergleichsweise sicheren Lagerorte erschöpft, verteilen sich die Fettsäuren über Organe wie Herz und Nieren. Die betroffenen Organe arbeiten daraufhin langsamer; ihr Gewebe degeneriert allmählich zu Fett. Von der eingeschränkten Funktion lebenswichtiger Organe ist natürlich der gesamte Körper betroffen und reagiert mit abnormen Veränderungen des Blutdrucks. Außerdem ist raffinierter Zucker frei von Mineralien – die in Zuckerrohr und Zuckerrübe durchaus noch vorhanden sind. Folglich wird auch das parasympathische Nervensystem in Mitleidenschaft gezogen; Organe, die üblicherweise von hier aus gesteuert werden (etwa das Kleinhirn), versagen ihren Dienst ganz oder teilweise. (Und daß es sich bei der normalen Hirntätigkeit um einen ebenso natürlichen biologischen Prozeß handelt wie bei der Verdauung, wird gar zu oft nicht bedacht.) Am Ende sind der Blutkreislauf und das lymphatische System von Fettsäuren überschwemmt; die Eigenschaften der roten Blutkörperchen verändern sich, es kommt zu einer Überproduktion von weißen Blutkörperchen und die Zellerneuerung verlangsamt sich.

Unsere körperliche Anpassungsfähigkeit läßt nach, unser Immunsystem ist geschwächt, und wir können nicht mehr richtig auf extreme Anforderungen reagieren – mag es sich nun um Hitze, Kälte, Moskitos oder Mikroben handeln. Ein übermäßiger Zuckerkonsum zeigt auch negative Auswirkungen auf die Hirntätigkeit. Zentrale Bedeutung kommt hier der Glutaminsäure zu; einem lebenswichtigen Stoff, der in vielen Gemüsen enthalten ist. Die verschiedenen Komponenten der Glutaminsäure ergänzen sich gegenseitig und übermitteln dem Gehirn etwa die Befehle, mit einer Aktion fortzufahren oder die Kontrolle über einen Vorgang zu übernehmen. Bei der Aufspaltung der Glutaminsäure in diese Komponenten spielt nun der Vitamin-B-Komplex eine entscheidende Rolle. Und die Vitamine dieser Gruppe werden ihrerseits von Bakterien produziert, die symbiotisch im Darm leben. Nehmen wir täglich Zucker zu uns, so gehen diese Bakterien zugrunde und unser körpereigener Vorrat an B-Vitaminen schrumpft empfindlich zusammen. Ein Zuviel an Zucker macht uns schläfrig; unsere Kombinationsgabe und unser Gedächtnis lassen nach.

Die schiffbrüchigen Seeleute, die sich neun Tage lang ausschließlich von Zucker und Rum ernähren mußten, hatten einige dieser Schrecken am eigenen Leibe erlebt. Was sie zu berichten hatten, stellte jedenfalls die Zuckerdealer vor ein beträchtliches Problem. Und die toten Hunde in Professor Magendies Labor führten ihnen vor Augen, welches Risiko die unabhängige wissenschaftliche Forschung für ihren Profit bedeuten konnte.

Seit jenen Tagen hat die Zuckerindustrie jedenfalls Millionen von Dollars in die Forschung investiert – in eine Forschung, die ihr treu ergeben ist und deren Fäden sie ohne großes Aufsehen fest in der Hand hält. Die besten Wissenschaftler, die für Geld zu haben waren, wurden in der Hoffnung engagiert, sie könnten eines schönen Tages mit ein paar frohen Botschaften zum Thema Zucker herausrücken. Und wenn es dabei pseudowissenschaftlich zugehen würde, wäre das auch kein Problem.

Eindeutig bewiesen wurde dagegen dreierlei: (1) Zucker *spielt* eine bedeutende Rolle bei Zahnschäden; (2) Zuckerkonsum *führt* zu Übergewicht; (3) eine zuckerfreie Ernährung *trägt* zur Heilung so weit verbreiteter Leiden wie Diabetes, Krebs und Herzerkrankungen bei. Der allgemeine Werbefeldzug für den Zucker begann dessen ungeachtet bereits im Jahre 1808, als das westindische Komitee dem britischen Unterhaus über die Aussetzung eines Preisgeldes von fünfundzwanzig Guineen Bericht erstattete: Mit dieser Summe sollte derjenige belohnt werden, der »eindeutig und unumstößlich« mit Experimenten belegen konnte, daß nicht raffinierter Zucker zur Mast von Ochsen, Kühen, Schweinen und Schafen geeignet sei.[5] Viehfutter ist oft nur zu bestimmten Jahreszeiten verfügbar; fast immer ist es recht teuer. Zucker hingegen war damals spottbillig. Die treuen Untertanen hatten einfach nicht genug Zucker verzehrt.

Schweine gedeihen prachtvoll, wenn sie sich über Abfälle hermachen. Sie wissen eben selbst am besten, was gut für sie ist. Und Schafe sind längst nicht so dämlich, wie wir annehmen. Als in Großbritannien der erste Kunstdünger auf den Markt kam, machte ein skeptischer Landwirt jedenfalls die Probe aufs Exempel. Der Mann hatte zwar von den wissenschaftlich belegten Wunderdingen gehört, mit denen man drüben in Deutschland dieses chemische Fertigprodukt bewarb, aber er empfand doch auch einigen Respekt vor der Intelligenz und dem Instinkt seiner vierbeinigen Freunde. Also teilte er seine größte Weide in zwei Hälften. Die eine bearbeitete er im Herbst mit dem neuartigen Zeugs aus der Fabrik; auf der anderen brachte er nach der alten Methode Mist aus. Im Frühjahr entfernte er dann den behelfsmäßigen Trennzaun und ließ die Schafe auf die Weide. Nach ein paar Tagen graste die komplette Herde ausschließlich auf der Seite, die er auf die gute altmodische Weise gedüngt hatte. Das genügte ihm als wissenschaftlicher Beweis; Kunstdünger kam ihm nie wieder auf den Hof.

Sir Frederick Banting, der Mitentdecker des Insulins, konnte 1929 in Panama beobachten, daß die Besitzer der Zuckerrohrplantagen ihr raffiniertes Endprodukt nicht selten in großen Mengen verzehrten – und daß in diesem Personenkreis Diabetes weit verbreitet war. Unter den einheimischen Arbeitskräften, die lediglich rohes Zuckerrohr kauten, konnte er dagegen keine Erkrankung feststellen. Und natürlich war auch der britische Plan des Jahres 1808, Zucker und Melasse zur Viehmast einzusetzen, zum Scheitern verurteilt. Als das westindische Komitee dem Unterhaus den vierten Bericht vorlegte, teilte der Abgeordnete John Curwin mit, er persönlich habe bei der Kälbermast mit Zucker und Melasse keinerlei Erfolge erzielt. Er schlug vor, es noch einmal zu versuchen, dann aber Zucker und Melasse mit entrahmter Milch zu vermischen. Hätte man auf diese Weise auch nur den geringsten Erfolg verbuchen können, dann hätten die westindischen Zuckerhändler dies sicherlich lauthals in alle Welt hinaustrompetet. Aber da es ihnen einfach nicht gelingen wollte, auf den Weiden neue Abnehmer für ihr Produkt zu gewinnen, mußten sie diesen Markt schließlich aufgeben.

Der Fehlschlag konnte den Eifer des westindischen Komitees allerdings kaum dämpfen. Irgendwo mußte sich doch ein neuer Markt für das wichtigste Exportgut der westindischen Inseln erschließen lassen! Also beschränkte man sich auf die Taktik, die den Zuckerdealern schon seit knapp zweihundert Jahren gute Dienste erwiesen hatte: Man zog kurzerhand belanglose und ganz offenkundig lächerliche Zeugnisse heran, deren Urheber angeblich mit »wissenschaftlicher« Reputation ausgestattet waren, aber in so weit entfernten Weltgegenden lebten, daß sich hier einfach nichts genauer nachhalten ließ. Ein früher Beobachter der Szene fand für diese Leute die Bezeichnung »die gemieteten Gewissen«. Der Ausschuß für Westindien hatte derartige Schwierigkeiten, im eigenen Land Wortführer für die Sache des Zuckers zu finden, daß er am Ende einen Arzt aus dem fernen Philadelphia zitieren mußte. Über diesen Mann – der sich obendrein noch kurz zuvor als Anführer des amerikanischen Aufstands gegen die koloniale Vorherrschaft hervorgetan hatte – hieß es nun: »Wie wir hören, hat der bedeutende Doktor Rush aus Philadelphia geäußert, Zucker enthalte mehr Nährstoffe als die entsprechende Menge jeder anderen uns bekannten Substanz.« Zur selben Zeit predigte der besagte Doktor Rush übrigens, daß die Masturbation die Ursache für Geisteskrankheiten sei.

Wer es nötig hatte, sich auf derartig fadenscheinige Argumente zu stützen, wird wohl weit und breit keinen einzigen Tierarzt gefunden haben, der bereit gewesen wäre, Zucker zur Mast von Kühen, Schweinen oder Schafen zu empfehlen.

Im Jahre 1957 – also 150 Jahre nach diesen Ereignissen – veröffentlichte E. V. McCollum sein epochemachendes Werk *A History of Nutrition* [Die Geschichte der Ernährung]. Der Lehrstuhlinhaber der John Hopkins University gilt vielen als der führende Ernährungswissenschaftler der USA und ist ohne Zweifel ein Pionier auf diesem Gebiet. McCollum sichtete für sein Werk etwa 200000 wissenschaftliche Arbeiten, die Experimente mit Nahrungsmitteln zum Thema haben und den jeweiligen Versuchsaufbau, die Anwendungsmöglichkeiten und die Auswirkungen auf Menschen und Tiere beschreiben; der Publikationszeitraum seines Materials erstreckte sich dabei von der Mitte des 18. Jahrhunderts bis zum Jahr 1940. Aus diesem großen Fundus an Forschungsarbeiten wählte er diejenigen aus, die seiner Ansicht nach »die Geschichte des Fortschritts in der Aufdeckung menschlichen Irrtums in diesem Wissenschaftsbereich« verdeutlichen konnten. Zwischen 1816 und 1940 vermochte er allerdings kein einziges stichhaltiges Experiment mit Zucker nachzuweisen. Zur Erinnerung: 1816 hatte sich Professor Magendie von den Berichten der schiffbrüchigen Seeleute aus dem Jahre 1793 zu seinem Hunde-Versuch anregen lassen. Und während der gute Professor McCollum die frühen ärztlichen Warnungen vor dem Zuckerkonsum (etwa durch medizinische Autoren wie Rauwolf, Willis und Hurt) kurzerhand übergeht, gönnt er sich doch die Zeit, nur allzu bekannten Unsinn ausgiebig zu rekapitulieren. Einige Beispiele: »Der hervorragende Arzt Sir John Pringle stellte fest, daß die Pest in keinem der Länder aufgetreten ist, in denen Zucker ein fester Bestandteil der Ernährung war.« Welche Krankheit hier mit »Pest« genau gemeint ist, verschweigen sowohl Pringle als auch McCollum.

»Thomas Thompson schrieb 1883: ›Der Zucker ist in Europa mittlerweile zu einem wesentlichen Bestandteil der Ernährung geworden. *Möglicherweise* enthält er mehr Nährstoffe als die *entsprechende Menge* jedes anderen pflanzlichen Materials. ... *Glauben wir Dr. Rush*, so bildet reichlicher Zuckergenuß *eine der besten* Vorbeugungsmaßnahmen gegen den Wurmbefall. Es hieß zwar lange Zeit, der Genuß von Zucker führe zu Zahnschäden, aber dieses Vorurteil findet inzwischen keinerlei Beachtung mehr.‹« [Hervorh. d. Verf.]

Wenn die Hervorhebungen in diesem Passus auch von mir stammen, so hat Professor McCollum den eigenartigen ironischen Unterton dieser Stellen doch selbst zu verantworten. Will er uns hier mitteilen, daß alles, so wie es ist, schon seine Richtigkeit hat? Will er uns sagen, daß zweihundert Jahre wissenschaftlicher Forschung schlicht am Ziel vorbeigeschossen sind? Wenn der Zucker Hunde umbringen kann – wie Professor Magendie offenbar nachgewiesen hat –, dann kann er ganz bestimmt auch Würmer abtöten. Und seit sich die Firma Coca-Cola in Ashtabula, Ohio, niedergelassen hat, ist dort in der Tat kein einziger Fall von Lepra bekannt geworden. Daraus ließe sich glatt eine wissenschaftliche Schlußfolgerung ziehen. Es fehlt nur noch der Arzt, der diese Erkenntnis – gegen ein angemessenes Honorar – in der Regenbogenpresse verbreitet.

Leider müssen wir uns aber ernsthaft vor Augen führen, daß Wissenschaftler zu keiner Zeit ohne einen finanzkräftigen

Sponsor viel ausrichten konnten. Offiziell anerkannte wissenschaftliche Fakten sind – im Gegensatz zu den schlichten Tatsachen, die der englische Landwirt auf seiner eigenen Weide an seinen eigenen Schafen beobachten konnte – ziemlich kostspielige Angelegenheiten. Die jeweiligen Forschungsergebnisse sind bei der modernen Wissenschaft eben auch ein Zugeständnis an die Forschungskosten. Wir sollten also nicht weiter überrascht sein, wenn wir in der Einführung zu McCollums *A History of Nutrition* lesen: »Autor und Verlag danken der Nutrition Foundation, Inc., für ihre Beteiligung an den Publikationskosten des vorliegenden Buches.«

»Wer um alles in der Welt« werden Sie sich nun fragen, »ist die Nutrition Foundation, Inc.?« Vom Autor oder Verlag werden Sie es nicht erfahren. Bei dieser Gesellschaft handelt es sich nämlich rein zufällig um einen Zusammenschluß der führenden US-amerikanischen Zuckerdealer; wir finden da die American Sugar Refining Company, Coca-Cola, Pepsi-Cola, Curtis Candy Co., General Foods, General Mills, Nestlés Co., Inc., Pet Milk Co., Sunshine Biscuits – alles in allem haben sich hier an die 45 Unternehmen dieser Sorte zusammengetan.

Das Bemerkenswerteste an McCollums Buch ist eben möglicherweise gerade das, was er uns verschweigt. So erwähnt er etwa an keiner Stelle die monumentale Arbeit eines seiner Vorgänger, über die ein namhafter Harvard-Professor geäußert hatte: »Dies ist eine jener epochalen Forschungsleistungen, angesichts derer sich jeder andere Wissenschaftler am liebsten selbst in den Hintern treten möchte, weil er nicht selbst darauf gekommen ist, die Sache in Angriff zu nehmen.«

Die Rede ist von dem Werk des Zahnarztes Dr. Weston A. Price aus Cleveland, Ohio, der in den dreißiger Jahren zu Forschungszwecken die ganze Welt bereist hatte – vom Land der Eskimos bis zu den Südseeinseln, von Afrika bis nach Neuseeland. Im Anschluß an seine Reisen veröffentlichte Price 1939 das Buch *Nutrition and Physical Degeneration: A Comparison of Primitive and Modern Diets and Their Effects* [Ernährung und physische Degeneration: Ein Vergleich primitiver und moderner Ernährungsweisen und deren Auswirkungen], das er mit Hunderten von Photographien illustrierte.

Dr. Price arbeitete nicht in einem Labor, sein Forschungslabor war die ganze Welt. Und seine Schlußfolgerung, die er mit erschreckenden Details aus allen Weltgegenden untermauern konnte, war so niederschmetternd wie schlicht: Menschen, deren Lebensbedingungen wir gern als »rückständig« und »primitiv« bezeichnen, wiesen ein hervorragendes Gebiß und einen ausgezeichneten Gesundheitszustand auf. Diese Menschen ernährten sich von den natürlichen, unbehandelten Nahrungsmitteln, die sie in ihrer unmittelbaren Umgebung vorfanden. Aber sobald sie mit der »Zivilisation« und folglich auch mit raffinierten, gezuckerten Speisen in Berührung kamen, setzte der körperliche Verfall mit einer derartigen Geschwindigkeit ein, daß er sich schon innerhalb einer einzigen Generation beobachten ließ.

Die Glaubwürdigkeit der Zuckerdealer beruht also auf unserer Unkenntnis. Wir kennen solche Arbeiten wie die von Dr. Price nicht. Die Zuckerindustrie wagt zwar immer wieder neue Anläufe und stattet Universitäten und Institute mit großzügigen Forschungsstipendien aus, aber bisher ist dabei nichts herausgekommen, worauf sie sich ernsthaft berufen könnte. Die Forschungsergebnisse sprechen unverändert gegen den Zucker.

»Laßt uns doch zu den unwissenden Wilden gehen, ihre Art des Essen betrachten und von ihnen lernen«, schrieb der Harvard-Professor Earnest Hooten in seinem Buch *Apes, Men and Morones* [Affen, Menschen und Idioten]. Laßt uns einfach nicht mehr so tun, als wären Zahnbürsten und Zahnpasta wirklich wichtiger als Schuhbürsten und Schuhwichse. Unsere künstlichen Zähne verdanken wir unseren künstlichen Lebensmitteln.«

Wenn herauskommt, daß ein Forscher die Hand, die ihn füttert, gebissen hat, dann ist die Bestürzung groß. 1958 berichtete das *Time Magazine* über einen Biochemiker von der Harvard University, der gemeinsam mit seinem Team über mehr als zehn Jahre hin mit unzähligen Mäusen experimentiert hatte. Diese Experimente, bei denen untersucht werden sollte, warum Zucker Zahnfäule verursacht und wie dies verhindert werden kann, waren der Sugar Research Foundation, Inc., 57000 Dollar wert. Nach den zehn Jahren war die Forschungsgruppe leider immer noch nicht weiter und konnte lediglich feststellen, daß es keine Abhilfe gibt. Und als sie dieses Ergebnis im *Dental Association Journal* veröffentlichte, drehte die Sugar Research Foundation den Geldhahn postwendend zu.

Je mehr Enttäuschungen die Zuckerdealer von seiten der Wissenschaft hinnehmen mußten, umso mehr verließen sie sich auf Werbespezialisten.

»Es gibt eine Daumenregel«, schrieb Paul Hawken, der Autor von *The Magic of Findhorn*. »Je mehr ein Produkt beworben wird, desto mehr Nepp steckt dahinter.« Hawken wußte, wovon er sprach – er hatte über Jahre hin ein Naturkostunternehmen aufgebaut, das sowohl auf Zucker wie auch auf Werbung verzichtete.

> Ein Produkt wie Coca-Cola enthält nachweislich Gifte, ist schädlich für Zähne und Magen – und führt eine der wuchtigsten Werbekampagnen in der Geschichte der westlichen Welt.
> Es ist schon verrückt: Sie geben Unsummen von Geldern aus, um eine Illusion heraufzubeschwören – die Illusion, daß Coca-Cola getreu dem Slogan »Coke is the real thing« das einzig Wahre ist. Und was steckt dahinter? Das Cola-Management hatte durch ausgedehnte Feldstudien herausgefunden, daß Amerikas Jugend die Plastikwelt satt war und nach wahrhaftigen und bedeutungsvollen Dingen suchte. Und da dachte sich ein gewitzter Manager: »Warum sollte das nicht Coca-Cola sein?« Die Idee war geboren, und der Slogan »Coke is the real

> thing« wurde fortan 97 Prozent aller Jugendlichen zwischen sechs und neunzehn Jahren solange eingehämmert, bis ihre Zähne genauso verfault waren wie die ihrer Eltern.
> In der Werbung gibt es keine Wahrheit. Können Sie sich einen pickeligen Knaben vorstellen, der in die Kamera schaut und erzählt, wie klar sein Teint war, bevor er Coca-Cola getrunken hat? Und der dann sagt, daß er einfach nicht davon loskommen kann, obwohl er weiß, wie sehr das alles sein gesellschaftliches Leben beeinträchtigt? Oder wie wäre es mit einem Mädchen, das eine Orangenlimonade made in New Jersey in der Hand hält und sagt: »Das Zeug sieht wie Orangensaft aus, weil jede Menge künstlicher Farbstoffe drin sind. Es ist ziemlich ungesund, weil wir künstliche Aromastoffe auf Basis von Steinkohlenteer verwenden. Aber ihr sollt es trinken, weil wir schließlich damit Geld machen wollen.« Würde in der Werbung die Wahrheit gesagt, dann wären drei landesweite Fernsehsender, fünfhundert Illustrierte, etliche tausend Zeitungen und unzählige Unternehmen schnell am Ende.

Wer wie ich fünfzig Jahre Zuckerwerbung mitverfolgen konnte, muß Hawken einfach zustimmen.

Als in den zwanziger Jahren auf einmal die Kalorien das große Thema waren und alle Welt das Kalorienzählen lernte, kamen die Zuckerdealer auf einen neuen Dreh. Sie verbreiteten, daß ein Pfund Zucker 2500 Kalorien enthalte. Mit einem guten Viertelpfund Zucker ließen sich folglich 20 Prozent des täglichen Kalorienbedarfs decken.

»Wenn Sie Ihren gesamten Energiebedarf so billig decken könnten wie mit den Zucker-Kalorien«, so erzählten sie uns, »kämen Sie mit verschwindend wenig Kostgeld aus. Bei einem Zuckerpreis von sieben Cent pro Pfund müßten Sie jährlich weniger als 35 Dollar für Lebensmittel ausgeben.«

In der Tat eine äußerst preiswerte Möglichkeit, sich selbst umzubringen.

»Natürlich ernähren wir uns nicht derart unausgewogen«, gaben sie daraufhin zu. »Aber die Zahlen können immerhin verdeutlichen, was für ein preiswertes Nahrungsmittel die

Energiequelle Zucker ist. Was einst ein Luxusgut war, an dem sich nur wenige Privilegierte erfreuten, ist heute selbst für die ärmsten Bevölkerungsschichten erschwinglich.«

Später warben die Zuckerdealer dann mit der chemischen Reinheit ihres Produkts, das in der Tat mit einem Wert von 99,9 Prozent selbst die seinerzeit heftig angepriesene schwimmende Ivory-Seife – sie konnte sich nur einer 99,44-prozentigen Reinheit rühmen – knapp hinter sich ließ. »Keines der Nahrungsmittel, die wir alltäglich zu uns nehmen, kann in puncto Reinheit mit dem Zucker mithalten«, versicherte man uns.

Und was meinten sie mit ihrer ominösen »Reinheit«? Sicher nicht die unbestreitbare Tatsache, daß dem Zucker per Raffinade sämtliche Vitamine, Mineralien, Salze, Faserstoffe und Proteine entzogen werden. Nein, die Zuckerdealer hatten sich hier einen ganz neuen Reinheitsbegriff zurechtgebastelt.

»Sie müssen Zucker vor dem Gebrauch nicht wie Bohnen auslesen oder wie Reis waschen. Jedes einzelne Körnchen ist genau wie das andere. Folglich gibt es hier auch keinerlei Verschwendung: keine nutzlosen Knochen wie im Fleisch, keinen Satz wie beim Kaffee.«

Das Wörtchen *rein* konnte zum Lieblingswort der Zuckerdealer werden, weil Chemiker darunter eben etwas vollkommen anderes verstehen als wir gewöhnlichen Menschen. Wenn wir etwa Honig als *rein* bezeichnen, meinen wir damit, daß er naturbelassen ist. Er ist noch in genau dem Zustand, in dem wir ihn den Bienen weggenommen haben. Reiner Honig darf nicht mit Sucrose gestreckt sein; er darf keine schädlichen Rückstände von Pflanzenschutzmitteln enthalten, mit denen die von den Bienen besuchten Blüten behandelt worden sind. Und umgekehrt bedeutet *rein* hier natürlich gerade nicht, daß dieser Honig keinerlei Vitamine enthält und vollkommen frei von Jod, Eisen und Kalzium ist. Aber der Reinigungsprozeß, dem Zuckerrohr und Zuckerrüben bei der Raffinade unterzogen werden, ist so gnadenlos, daß dabei am Ende eine Substanz herauskommt, die hinsichtlich ihrer Reinheit chemisch hergestelltem Morphium oder Heroin in nichts nachsteht. Ob die chemische Reinheit für die Ernährung von Bedeutung ist, verschweigen uns die Zuckerdealer tunlichst.

Seit dem Beginn des Ersten Weltkriegs hatten sie dann das Argument der körperlichen Aufrüstung entdeckt. »Der Ernährungswissenschaft ist der hohe Nährwert von Zucker schon seit langem bekannt«, hieß es in den zwanziger Jahren in einer von der Zuckerindustrie verbreiteten Broschüre. »Doch es bedurfte des Weltkriegs, uns dies wirklich klarzumachen. Weil die im Zucker gespeicherte Energie in Minutenschnelle zu den Muskeln gelangt, ist es von großem Nutzen, an die Soldaten eine Zuckerration zu verteilen, bevor der Angriff befohlen wird.« Die Zuckerdealer mußten jahrelang auf dieser energiebildenden Kraft des Zuckers herumreiten, weil ihr Produkt ansonsten einfach *nichts* enthält. Kalorienreichtum und ein Geschmack, der süchtig macht – das ist alles, was Zucker bieten kann. In allen anderen Nahrungsmitteln steckt weit mehr: Sie enthalten zusätzlich noch Nährstoffe in Form von Proteinen, Kohlenhydraten, Vitaminen oder Mineralien – nicht selten sogar jeden dieser wichtigen Nahrungsbestandteile. Zucker kann dagegen mit nichts als Kalorien aufwarten.

Die Zuckerindustrie wirbt gern mit der »schnellen Energiequelle« Zucker, weil raffinierte Sucrose weder im Mund noch im Magen verdaut werden kann, sondern direkt in die unteren Verdauungsorgane und von dort aus in den Blutkreislauf gelangt. Und die Geschwindigkeit, mit der Zucker vom Blut aufgenommen wird, stiftet mehr Schaden als Nutzen: Was Soldaten (notfalls gegen ihren eigenen Willen) in Fahrt bringen kann, läßt eben auch kleine Kinder zappelig werden.

Als der Zucker während des Ersten Weltkriegs in den USA rationiert wurde, war er jedenfalls an der Front reichlich verfügbar. Die Soldaten erhielten ihn nicht nur vor einem Angriff in Form von Süßigkeiten und Kaugummis; Zucker war bei jeder Mahlzeit zur Hand. Es ist nicht auszuschließen, daß die Army Zucker bewußt als Aufputschmittel eingesetzt hat (etwa in der Art, in der sich die Assassinen vor ihren Schlachten gegen die Kreuzritter mit Haschisch aufgeputscht hatten). Wenn die Army mit ihrer Zuckervergabe im Ersten und Zweiten Weltkrieg auch vielleicht den gewünschten Effekt erzielt haben mag, so sah die Situation zur Zeit des Koreakrieges und des Vietnamkrieges völlig anders aus. Die Soldaten waren mittlerweile dermaßen mit Zucker überfüttert, daß viele von ihnen ihr Heil in Marihuana und Haschisch suchten. Und nicht wenige wandten sich damals weitaus gefährlicheren, suchtbildenden Drogen zu.

Zur allgemeinen Verwirrung, die in der Öffentlichkeit über das Thema »Zucker« herrscht, trägt nicht zuletzt die Sprache ihr Teil bei. In der Chemie gilt Zucker als Kohlenhydrat. Und dieses Kunstwort meint nichts anderes als eine Substanz, die Kohlenstoff, Sauerstoff und Wasserstoff enthält.

Solange die Chemiker mit ihrem Fachjargon unter sich bleiben, ist das ja auch in Ordnung. Aber außerhalb des Laboratoriums können mit dem Wort »Kohlenhydrate« grundverschiedene Dinge bezeichnet werden. Das gilt vor allem dort, wo es um die Deklaration der Inhaltsstoffe von Lebensmitteln geht oder wo das Kauderwelsch der Werbeleute ins Spiel kommt. Mit Kohlenhydraten können jetzt nämlich sowohl vollwertige, natürliche Getreide (und die waren immerhin jahrtausendelang das Hauptnahrungsmittel fast der gesamten Menschheit) gemeint sein als auch raffinierter Zucker (eine künstlich hergestellte, giftige Droge, die der Menschheit erst seit wenigen Jahrhunderten bekannt ist). Die Situation ist verwirrend. Und genau diese Verwirrung nutzen die Zuckerdealer geschickt aus, wenn sie mit ihren unsinnigen Behauptungen ängstlichen Müttern einreden, Zucker sei lebensnotwendig für ihre Kinder.

1973 waren überall in den USA ganzseitige Zeitungsanzeigen der Sugar Information Foundation zu lesen; im Grunde handelte es sich dabei um ein verhülltes Dementi früherer Aussagen, zu dem sich die Zuckerindustrie nach einer längeren Auseinandersetzung mit der Federal Trade Commission gezwungen sah. Die hatte nämlich moniert, daß in einer früheren Kampagne behauptet wurde, ein wenig Zucker vor dem Essen würde den »Appetit zügeln«. »Sie brauchen Kohlenhydrate«, hatte es dort geheißen. »Und Zucker ist nun einmal das Kohlenhydrat mit dem besten Geschmack.« Diese Argumentation läßt sich natürlich wunderbar auf andere Bereiche übertragen: »Sie müssen ausreichend trinken. Und viele Menschen sind sich einig, daß kein Getränk besser schmeckt als Champagner.« Wie lange würde es nach einer solchen Kampagne wohl dauern, bis christliche Frauenvereine und Temperenzler gegen die Alkohol-Lobby Sturm liefen?

Wer für Zucker die Bezeichnung »Kohlenhydrate« gebraucht, will uns mit Absicht in die Irre führen. Seit auf Packungen und Dosen genauere Angaben zum Nährwert der jeweiligen Produkte gemacht werden müssen, werden sämtliche Kohlenhydrate kurzerhand in einen Topf geworfen. Ganz gleich, ob es sich dabei um raffinierten Zucker, naturbelassene oder sonstwie behandelte Kohlenhydrate handelt – nur die Gesamtsumme dieser Substanzen wird auf dem Etikett verzeichnet. Solche Angaben dienen folglich einzig dazu, dem arglosen Kunden den wahren Zuckergehalt zu verheimlichen. Und die Chemiker treiben die Verwirrung auf die Spitze, indem sie eine ganze Gruppe zwar ähnlicher, aber keineswegs identischer Substanzen unter dem Begriff »Zucker« subsummieren.

Glucose ist ein Zucker, der für gewöhnlich gemeinsam mit anderen Zuckern in Obst und Gemüse enthalten ist und dem eine Schlüsselposition im Stoffwechsel von Tieren und Pflanzen zukommt. Was wir zu uns nehmen, wird im Körper zu einem beträchtlichen Teil in Glucose umgewandelt. Weil Glucose ständig im Blutkreislauf vorhanden ist, wird sie auch häufig als »Blutzucker« bezeichnet.

Dextrose wird künstlich aus Stärke gewonnen und heißt auch »Maiszucker« oder »Traubenzucker«.

Fructose ist Fruchtzucker.

Maltose ist Malzzucker.

Lactose ist Milchzucker.

Sucrose ist schließlich der aus Zuckerrohr und Zuckerrüben gewonnene raffinierte Zucker.

Glucose ist und war immer ein wesentlicher Bestandteil des menschlichen Blutes. Die Sucht nach *Sucrose* hingegen hat das Tier namens Mensch erst in nicht allzuferner Vergangenheit befallen. Werden nun diese beiden Substanzen, die wahrlich nicht identisch sind, unterschiedliche chemische Strukturen aufweisen und grundlegend verschiedene Wirkungen auf den Körper haben, pauschal als »Zucker« bezeichnet, dann muß das einfach zu großer Verwirrung führen. Und diese Verwirrung ist die Chance der Zuckerdealer. Vor diesem Hintergrund können sie fröhlich ihren Unsinn verbreiten: daß *Zucker* für den Körper lebensnotwendig sei, daß bei seiner Oxidation Wärme entstehe, daß seine Umwandlung im Stoffwechsel Wärme produziere. Während sie damit hinsichtlich der Glucose vollkommen recht haben, wollen sie uns zu der Annahme verleiten, all dies gelte auch für die Sucrose aus ihren Raffinerien. Wenn mit dem Begriff »Zucker« sowohl die Glucose im Blut als auch die Sucrose in der Coca-Cola gemeint sein kann, ist das eben gut für die Zuckerdealer – und schlecht für uns.

Viele Menschen sind der irrigen Vorstellung aufgesessen, sie könnten ihren Blutzuckerspiegel genauso ausgleichen wie ihr Bankkonto. Sind die Werte zu niedrig, dann rennen sie zum nächsten Süßwarenautomaten, um die Werte mit Schokoriegeln und Limonade wieder hochzubringen. Einen schlechteren Dienst können sie sich dabei kaum erweisen: Ihr *Glucose*spiegel ist nur deshalb so niedrig, weil sie sucroseabhängig sind. Würden sie sich von ihrer Sucht befreien und in Zukunft die

Finger von der Sucrose lassen, dann könnten sie feststellen, daß der Glucosespiegel sich dauerhaft normalisiert.

Seit Ende der sechziger Jahre sind Millionen von Amerikanern zu einer natürlichen Ernährung zurückgekehrt. Sie mieden fortan die Supermärkte und wanderten zu den vielerorts neu eröffneten Naturkostläden ab. Eine natürliche Ernährung spielt eben eine bedeutende Rolle bei der Wiederherstellung und Erhaltung der Gesundheit. Die Wörter »gesund« und »natürlich« gelten deshalb mittlerweile vielen Menschen als gleichbedeutend. Also machen sich die Zuckerdealer nun mit vertrauter Konsequenz daran, das Wort »natürlich« für ihre Zwecke umzumünzen und die Öffentlichkeit wieder einmal in die Irre zu führen.

»Aus natürlichen Zutaten hergestellt«, hören wir sie in den Werbespots jedes beliebige Produkt anpreisen. Das Wörtchen »aus« wird dabei allerdings nicht sonderlich betont. Obwohl es richtiger wäre: Schließlich wird selbst raffinierter Zucker *aus* natürlichen Zutaten hergestellt. Daß Zuckerrohr und Zuckerrüben natürliche Zutaten sind, ist nicht gerade eine große Neuigkeit. Aber wer denkt bei dem Wörtchen »aus« schon daran, daß 90 Prozent der natürlichen Ausgangsprodukte entfernt sind? Mit den gleichen Argumenten könnte man auch Heroin als »aus natürlichen Zutaten hergestellt« anpreisen. Der Mohn ist genauso natürlich wie die Zuckerrübe. Es kommt eben nur darauf an, was der Mensch *aus* diesen Pflanzen herstellt.

Auf einer Packung mit garantiert hundertprozentig natürlichen Cornflakes liest sich das dann etwa so: »Der Verzicht auf jegliche Zusatzstoffe verbürgt ihren guten Geschmack. Jeder Bestandteil ist natürlich. Nichts wurde hinzugefügt. Keine künstlichen Aromastoffe. Keine Konservierungsmittel.« Klingt doch fantastisch, oder?

Außerdem findet sich auf der Packung noch die Aufstellung der Proteine und Kohlenhydrate, der Fette und Vitamine. Aber nirgendwo steht, daß diese Cornflakes zu gut 20 Prozent aus

Zucker bestehen. Der Zucker verschwindet unter dem Deckmäntelchen der Kohlenhydrate. Selbstverständlich wurde hier *nichts zugesetzt*. Aber dem Zucker wurde schon vorher außer den Kalorien *alles entzogen*.

Leider könnte ich mit solchen Beispielen endlos fortfahren. Wenn Sie bei Ihren Einkäufen im Supermarkt Zucker vermeiden wollen, kann ich Ihnen nur eine einzige sichere Methode empfehlen: Kaufen Sie keine Produkte, auf denen nicht klar und unmißverständlich steht: »Ohne Zuckerzusatz.« Die Verwendung des Begriffs »Kohlenhydrat« als »wissenschaftliche« Bezeichnung für Zucker hat sich zur Standardstrategie der Zuckerdealer und ihrer medizinischen Helfershelfer entwickelt.

Am 12. April 1973 wurden drei namhafte Ärzte vor einem Senatsausschuß angehört, der sich mit Ernährungsfragen beschäftigte. Zwei dieser Ärzte gehörten dem amerikanischen Ärzteverband an und sprachen für dessen Rat für Nahrungsmittel und Ernährung.

Im Rahmen dieser Anhörung versuchte Senator Schweiker aus Pennsylvania mit allen Mitteln, den Medizinern eine Unterscheidung zwischen »Zucker« und »Kohlenhydraten« abzuringen. Lesen Sie hier, wie es dabei zuging [Hervorh. d. Verf.]:

> SENATOR SCHWEIKER: ... hier [im Bericht der AMA] ist offenbar davon die Rede, ... daß die Feststellung falsch sei, Zucker weise viele Eigenschaften eines Nährstoff-Antagonisten auf. Ich frage mich, ob das wirklich ein exakter Ausdruck ist und möchte Sie bitten, mir das gegebenenfalls näher zu erklären.
> DR. VAN ITALIE: Wenn *wir* von Nährstoff-Antagonisten reden, meinen wir damit *für gewöhnlich* Nahrungsbestandteile oder Drogen, die im Gegensatz zu einem Nährstoff stehen, also seine Nutzung oder Umwandlung ganz oder teilweise verhindern. Kohlenhydrate werden mit Hilfe bestimmter Enzyme, die Thiamin oder andere B-Vitamine enthalten, umgewandelt oder »verbrannt«. Sobald ein Mensch mehr Kohlenhydrate zu sich nimmt, hat er folglich auch einen größeren Bedarf an diesen

Vitaminen. Dies ist auch der Grund dafür, daß Menschen im Fernen Osten an Beriberi erkranken, wenn ihre Ernährung zwar reich an Kohlenhydraten, aber gleichzeitig arm an Vitamin B_1 ist. Die Tatsache, daß eine gesteigerte Aufnahme von Kohlenhydraten auch den Bedarf an Vitamin B_1 und anderen B-Vitaminen steigen läßt, rechtfertigt allerdings nicht die Behauptung, Kohlenhydrate – oder Zucker – seien Nährstoff-Antagonisten.
SENATOR SCHWEIKER: Ich spreche hier nicht von Kohlenhydraten, ich spreche von Zucker. Lassen Sie uns beim Zucker bleiben.
DR. VAN ITALIE: Hinsichtlich des Vitamins B_1 gibt es keinerlei Unterschied zwischen Zucker und Kohlenhydraten.
[Dies ist falsch, solange nicht ausdrücklich von raffinierten Kohlenhydraten die Rede ist.]
SENATOR SCHWEIKER: Nun, wir hatten erst kürzlich die Gelegenheit, hier mehrere Zahnärzte anzuhören. Und die haben berichtet, wie schädlich Zucker für die Zähne ist. Von Kohlenhydraten haben sie nicht gesprochen.
DR. VAN ITALIE: Das stimmt, aber davon rede ich hier nicht. Zucker enthält keine Vitamine. Dieser Sachverhalt ist bekannt, und dies ist auch *möglicherweise* schlecht für die Zähne. ... Ich habe mich aber gerade auf eine bestimmte Aussage bezogen, ... nach der Zucker ein Nährstoff-Antagonist sein soll. Und diese Behauptung ist wissenschaftlich nicht korrekt. Zucker und alle weiteren Kohlenhydrate erhöhen den Bedarf an Vitamin B_1. Dies und nichts anderes habe ich gesagt.
[Dies ist ebenfalls unrichtig, da natürliche Kohlenhydrate zugleich auch Vitamine enthalten, was bei raffinierten Kohlenhydraten nicht der Fall ist.]
DR. VAN ITALIE: Als Nährstoff-Antagonist bezeichnen wir eine Substanz, die hinsichtlich des Stoffwechsels der Umwandlung und Nutzung eines anderen Nährstoffs entgegenwirkt. Das ist etwa der Fall, wenn wir mit der Nahrung ein Übermaß eines giftigen Metalls zu uns nehmen. Auch bestimmte Drogen wirken der Umwandlung von Nährstoffen entgegen und werden deshalb als Nährstoff-Antagonisten bezeichnet. Solche Eigenschaften weist etwa möglicherweise die Antibabypille auf.
SENATOR SCHWEIKER: Und Sie sagen, daß eine Substanz, die den Bedarf an Nährstoffen erhöht, deswegen noch nicht ein Nährstoff-Antagonist ist?
DR. VAN ITALIE: Das ist korrekt.

SENATOR SCHWEIKER: Sind Sie sicher, daß wir hier nicht in einen Streit um Worte geraten?
DR. VAN ITALIE: Es ist irreführend zu behaupten, daß Kohlenhydrate auf irgendeine Weise schlecht seien, weil sie den Vitaminbedarf erhöhen ...
[Es ist freilich noch irreführender, natürliche Kohlenhydrate wie Getreide mit raffinierten Kohlenhydraten wie Zucker auf eine Stufe zu stellen.]
DR. VAN ITALIE: Schließlich haben auch Menschen, die Sport treiben, einen erhöhten Vitaminbedarf. Aber deswegen können wir dem Sport doch nicht nachsagen, er sei ein Nährstoff-Antagonist.
SENATOR SCHWEIKER: Wenn wir bereits mit Zucker gesüßte Getreideflocken auf den Markt bringen – ist das dann nicht ein Widerspruch in sich selbst? Der Kunde bekommt dann ein Produkt in die Hand, das am Ende sowohl mit Zucker als auch mit zusätzlichen Nährstoffen versetzt ist. Der Nährstoffgehalt mag ja erhöht sein, aber wen wollen wir damit hinters Licht führen? Ohne den zusätzlichen Zucker bräuchten wir auch keine zusätzlichen Nährstoffe.
DR. VAN ITALIE: Senator Schweiker, ich möchte hier keineswegs den Zucker verteidigen. Ich trete selbstverständlich nicht für einen übermäßigen Zuckerkonsum ein. [Wer ist schon für das Übermaß?] Ich habe mich lediglich im Zusammenhang mit der Zucker-Diskussion gegen den Begriff »Nährstoff-Antagonist« ausgesprochen. Ich stimme mit Ihnen darin überein, daß ein mit Zucker versetztes Produkt wegen seines süßen Geschmacks eher gekauft wird. Aber außer einer Steigerung des Energiegehalts hat der Zucker den Nährwert dieses Produkts nicht verändert.
SENATOR SCHWEIKER: Gut. Herr Vorsitzender, ich habe keine weiteren Fragen. Danke.
DR. BUTTERWORTH: Zucker ist ein Kohlenhydrat.
SENATOR SCHWEIKER: Er zählt zur Gruppe der Kohlenhydrate, aber die Behauptung, die Kohlenhydrate seien insgesamt identisch mit Zucker, ist einfach unrichtig. Schließlich verursacht allein Zucker Löcher in den Zähnen – nicht die Kohlenhydrate schlechthin. Und das ist genau die Unterscheidung, auf die ich hinauswill.
DR. BUTTERWORTH: Das ist zwar korrekt, aber hier sollte nicht der Eindruck entstehen, daß Zucker ein Nährstoff-Anta-

gonist ist. Gut, Zucker mag Karies verursachen, und dafür gibt es sicherlich hervorragende Belege.

SENATOR SCHWEIKER: Ganz ohne Zweifel.

DR. BUTTERWORTH: Ganz ohne Zweifel. Aber Zucker ist kein Nährstoff-Antagonist. Zucker ist ein Nährstoff und zugleich ein Kohlenhydrat.

SENATOR SCHWEIKER: Aber er steigert den Bedarf an anderen Nährstoffen.

DR. VAN ITALIE: Nicht mehr als auch andere Kohlenhydrate. ...

[Diese Behauptung wiederholt er hartnäckig. Wieviele praktische Ärzte sind sich eigentlich der Tatsache bewußt, daß bestimmte Kohlenhydrate stets gemeinsam mit Vitaminen auftreten, während andere nur »leere« Kalorien enthalten, weil man ihnen sämtliche Vitamine entzogen hat?]

DR. VAN ITALIE: Ich möchte hier nochmals darauf hinweisen, daß alle Kohlenhydrate – ganz gleich, in welcher Form Sie sie zu sich nehmen – zunächst zu »Zucker« reduziert werden müssen, bevor sie im Darm absorbiert werden können. [Aber Zucker ist eben nicht gleich Zucker. Der Unterschied zwischen der Glucose, die im Körper aus natürlichen Kohlenhydraten entsteht, und dem raffinierten Zucker kann den Unterschied zwischen Leben und Tod bedeuten.] Wenn Sie also Stärke zu sich nehmen – egal in welcher Form –, dann wird sie im Zuge der Verdauung im Darm in Glucose oder einen der anderen Einfachzucker umgewandelt. Normaler Zucker – genauer gesagt Sucrose – ist nichts anderes als ein »vorverdautes« Kohlenhydrat.

[Noch mehr Verwirrung. Sucrose ist ein raffiniertes Kohlenhydrat. Während der Raffinierung schrumpft das Ausgangsprodukt auf 10 Prozent seiner ursprünglichen Menge zusammen; die ehedem enthaltenen Vitamine und Mineralien werden samt und sonders entzogen. Wenn der Körper solch ein »vorverdautes Kohlenhydrat« zu verarbeiten hat, muß er also seine Vorräte an Vitaminen und Mineralien angreifen; damit gerät der Stoffwechsel aus dem Gleichgewicht. Und wenn diese Belastung durch eine fortgesetzte zuckerreiche Ernährung andauert, hat dies chronische Erkrankungen zur Folge.]

SENATOR SCHWEIKER: Nun hat die FTC [*Federal Trade Commission*, eine Einrichtung zur Verhinderung unlauteren Wettbewerbs, d. Übers.] erreicht, daß die Zuckerproduzenten in der Werbung nicht mehr von einem »energiebildenden Nährstoff« reden dürfen. Demnach dürfen wir also sagen, daß Kohlenhydrate energiebildende Eigenschaften haben, wir dürfen aber nicht mehr behaupten, Zucker sei ein energiebildender Nährstoff. Jedenfalls ist das in etwa der Eindruck, der in der Öffentlichkeit entstanden ist.

DR. ADAMSON: Ich würde mir gern einmal die Beglaubigungsschreiben der Leute ansehen, von denen die FTC hier beraten worden ist. Ich persönlich bin zwar kein Ernährungswissenschaftler, aber ich kann mir kaum vorstellen, daß jemand, der kompetent genug ist, diesen Sachverhalt zu beurteilen, allen Ernstes behaupten würde, Zucker sei kein Energielieferant.

DR. VAN ITALIE: Ich denke, die FTC hat diese Kampagne nur deshalb angegriffen, weil die Zuckerleute hier den Eindruck erweckt hatten, Zucker stünde als Energiequelle ganz allein da. Unter dieser Voraussetzung war die Kritik der FTC an dieser Werbung selbstverständlich gerechtfertigt.

SENATOR SCHWEIKER: Es ging damals darum, die Sache so auszudrücken, daß sie auch für Laien verständlich ist. Es ist natürlich wunderbar, wenn wir hier versuchen, uns mit exakten Definitionen zu verständigen. Aber wir dürfen die Öffentlichkeit damit nicht noch mehr verwirren, denn gerade das beklagt die FTC ja. In der Werbung hieß es, Zucker sei ein Nährstoff. Wenn Sie nun sagen, es sei falsch, ihn als Nährstoff-Antagonisten zu bezeichnen, dann kommt das ja so ziemlich auf das gleiche heraus. Eine doppelte Verneinung ist eben eine Bejahung.

DR. VAN ITALIE: Jedes Nahrungsmittel, das schnell verfügbare Kalorien enthält, ist ein guter Energielieferant. Ich denke, so hat die FTC das gemeint. [Tatsächlich? Hat sie?]

SENATOR SCHWEIKER: Wenn Sie sagen, daß Zucker kein Nährstoff-Antagonist ist, dann gehen Sie davon aus, daß er ein Nährstoff ist. Das ist doch nur logisch.

DR. VAN ITALIE: Zucker ist ein Nährstoff.

SENATOR SCHWEIKER: Und genau das dürfen Sie nach Ansicht der FTC nicht behaupten.

DR. VAN ITALIE: Tut mir leid, aber da bin ich eben anderer Ansicht. Ich denke, die FTC wollte lediglich gegen möglicherweise etwas irreführende Behauptungen in der Zuckerwerbung einschreiten.

SENATOR SCHWEIKER: Vielleicht sollten Sie sich diese Anzeige noch einmal genauer ansehen. Glücklicherweise habe ich ein Exemplar davon in meinen Unterlagen.

An diesem Punkt wandte der Vorsitzende des Sonderausschusses ein, daß die Zeit abgelaufen sei. Die Anhörung wurde vertagt. Aber Senator Schweiker lag mit seiner Argumentation natürlich vollkommen richtig.

Einige Monate später befand eine fünfköpfige Schiedskommission des National Advertising Review Board, daß die Behauptung, Zucker sei ein Nährstoff, jeglicher Grundlage entbehre. Die Zuckerdealer versprachen, von der Behauptung solange Abstand zu nehmen, bis sie bessere Belege vorweisen könnten. Aber bevor die Werbekampagne endgültig abgeblasen wurde, waren ihr schon Millionen Menschen auf den Leim gegangen. Der Rückzieher kostete die Zuckerdealer also bestenfalls ein Lächeln.

Zwar hatte die amerikanische Regierung der Zuckerindustrie hier auf die Finger geklopft, doch eilte sie auf der anderen Seite sofort zu ihrer Rettung herbei: Das Ministerium für Landwirtschaft, Gesundheit, Erziehung und Wohlfahrt gab nämlich gemeinsam mit dem Verband amerikanischer Lebensmittelproduzenten und dem Werberat einen Comicband in Auftrag, der kostenlos (mit anderen Worten: auf Kosten der Steuerzahler) erhältlich ist. Und darin werden wieder genau die Behauptungen verbreitet, für die die FTC die Zuckerdealer kritisiert hatte; Zucker wird dort in eine Reihe mit den wichtigsten Nährstoffen gestellt. Und die Verwirrung wird noch gesteigert, indem jeder Hinweis auf den grundlegenden Unterschied zwischen natürlichen Kohlenhydraten (also denen, die in vollwertigem Getreide, Gemüse und Obst enthalten sind) und den raffinierten Kohlenhydraten (etwa in Zucker und weißem Mehl) fehlt. Es fehlt sogar die Warnung vor den schädlichen Auswirkungen des Zuckers auf die Zähne; es findet sich lediglich der Hinweis, übergewichtige Teenager sollten nicht zuviel Zucker zu sich nehmen.

In den siebziger Jahren, zur Zeit von Watergate, hat die amerikanische Öffentlichkeit begriffen, daß die Regierung es offenbar nicht einmal nötig hat, ein schlechtes Gewissen auch nur vorzutäuschen, wenn sie bei ganz offenkundigen Lügen ertappt wird. »Immerhin eine Art Fortschritt«, bemerkte Russel Baker von der *New York Times* zu diesem Thema. Die gefährlichsten Lügen einer Regierung sind in der Tat diejenigen, die wir für die Wahrheit halten.

Die Glaubwürdigkeit von Regierungen steht und fällt nun einmal mit dem Grad unserer Unwissenheit.

Vor gut zwanzig Jahren versuchte Dr. William Coda die Frage zu beantworten, wann ein Nahrungsmittel wirklich nahrhaft und wann es ein Gift sei. Dabei machte er sich mit der folgenden Definition von »Gift« an die Arbeit:

> Medizinisch: Jede Substanz, die dem Körper zugeführt oder von ihm aufgenommen wird oder die erst im Körper entsteht, sofern sie eine Krankheit verursacht oder verursachen könnte.
> Physikalisch: Jede Substanz, die die Aktivität von Katalysatoren – untergeordneten chemischen Substanzen oder Enzymen, die Reaktionen in Gang bringen – behindert.

Im Wörterbuch wird der Begriff »Gift« sogar noch wesentlich weiter gefaßt: »Etwas, das schädliche oder verderbliche Auswirkungen hat.«

Dr. Martin klassifizierte den Zucker jedenfalls als Gift, weil er sämtlicher Vitalkräfte, Vitamine und Mineralien beraubt ist.

> Was am Ende bleibt, sind reine, raffinierte Kohlenhydrate. Diese raffinierten Substanzen kann der Körper ohne die hier fehlenden Proteine, Vitamine und Mineralien nicht verwerten. Die Natur stellt diese Elemente in jeder Pflanze in einer Menge zur Verfügung, die hinreichend ist, die in dieser Pflanze enthaltenen Kohlenhydrate umzuwandeln. Es gibt also keinen Bedarf an zusätzlichen Kohlenhydraten. Eine unvollständige Umwandlung von Kohlenhydraten führt zur Bildung giftiger Stoffwechselprodukte; hier können etwa Brenztraubensäure und abnormale Zucker mit fünf Kohlenstoffatomen entstehen. Brenztraubensäure reichert sich in Gehirn und Nervensystem an, die abnormalen Zucker in den roten Blutkörperchen. Diese toxischen Stoffwechselprodukte behindern die Zellatmung, so daß die Zellen

> nicht ausreichend mit Sauerstoff versorgt werden und nicht mehr normal funktionieren. Mit der Zeit stirbt ein Teil der betroffenen Zellen dann ab. Dadurch werden wiederum bestimmte Körperfunktionen beeinträchtigt, und degenerative Krankheiten entstehen. Nun bestehen heutzutage über fünfzig Prozent unserer Nahrung aus genau diesen raffinierten Kohlenhydraten [raffinierter Zucker, weißes Mehl, polierter Reis, Teigwaren und die meisten Frühstücksflocken]. Müssen da erst Millionen von Dollars in die Forschung gesteckt werden, damit wir herausfinden, warum in dieser Generation mehr und mehr degenerative Krankheiten auftreten?[6]

Im Verlauf der letzten dreihundert Jahre hat sich nur sehr wenig verändert. Als 1685 Dr. Thomas Willis' Warnung vor dem Zucker veröffentlicht wurde, mußte die Zuckerindustrie fast vierzig Jahre lang suchen, bis sie endlich einen Arzt gefunden hatte, der bereit war, sie und ihr Produkt zu verteidigen. Was dabei herauskam, wurde unter dem Titel *Rechtfertigung des Zuckers gegen die Angriffe des Dr. Willis* in London veröffentlicht. Die Abhandlung war nicht in lateinischer Sprache verfaßt, wie man es hätte erwarten sollen, wenn sie sich an die Mitglieder der Royal Society gerichtet hätte, deren Gründer Willis immerhin war. Sie kam in englischer Sprache heraus und war »der Damenwelt gewidmet«. Der Autor räumte zwar ein, das Thema »Zucker« werde innerhalb der Ärzteschaft recht kontrovers diskutiert, rühmte sich selbst aber, »schon so manchen erbitterten Feind dieser köstlichen und nahrhaften aromatischen Zubereitung, des verfeinerten Zuckers« überlebt zu haben.

Das war ein Seitenhieb gegen Willis, der schon in jungen Jahren gestorben war – vielleicht war auch er ein Opfer des Stoffes, dessen Gefahren er angeprangert hatte. Bei der Lektüre dieser sogenannten »Rechtfertigung« drängt sich jedenfalls der Verdacht auf, daß die British West Indian Company dem Autor mit ein paar Anteilsscheinen auf den Sprung geholfen hat. Der Text ist nämlich alles andere als eine Rechtfertigung. Er ist die pure Zuckerreklame:

> Zu wiederholten Malen habe ich die wohlausgesuchte Morgenmahlzeit der feinen Damen empfohlen; ein Frühstück, welches aus guten Zutaten besteht, namentlich aus Brot, Butter, Milch, Wasser und Zucker. Ferner umfaßt es Schokolade und Tee, die gleichfalls eine gute Wirkung haben, so sie mit Maßen genommen werden. Auch den Kaffee verdamme ich nicht, obwohl er sich für meine eigene Gesundheit als nachteilig erwiesen hat. Im rechten Maße genossen, vermag auch er vielen Menschen zu nutzen und wirkt gegen manche Krankheit, wenn sein Genuß mit einer gewissen Menge feinen Zuckers einhergeht...
> Doch eine Einschränkung oder Warnung möchte ich denen erteilen, die zur Fettleibigkeit neigen: Da Zucker von äußerster Nährkraft ist, können die Menschen, die ihn verzehren, mehr Leibesfülle ansetzen, als ihnen lieb sein mag. Doch die Furcht um den Verlust der schlanken Gestalt wird mehr als ausgeglichen durch den Umstand, daß Zucker zu umfassender und gesunder Gemütsruhe führt und auch die schlechte Stimmung, so sie einmal auftreten sollte, versüßt und vertreibt...
> Was läßt sich sonst noch zum Lob des Zuckers vorbringen? Mit Zucker begegnen wir der strengen Säure, die auch in den süßesten und köstlichsten Früchten nach der Reife noch zurückbleibt. Selbst süßeste Erdbeeren oder Himbeeren munden uns besser, wenn wir sie mit Zucker bestreuen; Johannisbeeren wären ohne ihn kaum genießbar. Der Zucker kommt so einem Statthalter der Sonne gleich, denn er nimmt die alles zur Reife treibende Kraft dieses glanzvollen Sterns vorweg.[7]

Der Autor jener Schrift war Dr. Frederick Slare, seines Zeichens Mitglied des königlichen Ärztekollegs und der Royal Society. Und was er da schrieb, klingt nicht viel anders als ie Auslassungen seines modernen Beinahe-Namensvetters Dr. Frederick Stare von der Harvard-Schule für Ernährungswissenschaften, der die auflagenstarken Illustrierten, die hinter der Zucker-Lobby stehen, mit ähnlichen Auslassungen versorgt.

In einem Interview mit *W*, der zweiwöchentlichen Sonderausgabe der *Women's Wear Daily*, knüpft Dr. Stare an Positionen an, die die Zuckerdealer schon vor langen Jahren einnahmen. Die Energiekrise ist ihm ein willkommener Anlaß für die Empfehlung, den Zuckerkonsum fortan zu *verdoppeln*:

> Wir müssen Nahrungsmittel anbauen, die uns bei minimalem Bodenbedarf mit einer maximalen Energiemenge versorgen. So können wir beispielsweise mit Zucker auf einer Fläche von etwa 600 Quadratmetern eine Million Zuckerkalorien produzieren; zur Herstellung der gleichen Menge Fleischkalorien brauchten wir dagegen mehr als hundertmal soviel Land. Kalorien sind Energie, und ich glaube, es würde den meisten Menschen guttun, ihre tägliche Zuckerration zu verdoppeln.
> Kein Nahrungsmittel ist eine preiswertere Energiequelle als der Zucker, und ich möchte die Vorhersage wagen, daß Zucker bald in aller Welt eine bedeutende Rolle in der Ernährung spielen wird.
> Die Leute sagen, Zucker würde nichts als Kalorien liefern und keine Nährstoffe enthalten. Aber ich bin sicher, daß wir ihn in Zukunft mehr und mehr mit Nährstoffen anreichern können - wie das heute schon bei anderen Nahrungsmitteln der Fall ist. Es gibt eben kein vollkommenes Nahrungsmittel - nicht einmal die Muttermilch ist perfekt.[8]

Stare argumentiert hier mit einer jener geschickten Lügen, die zwar die Wahrheit enthalten, sie aber nicht aussprechen. Und auch in diesem Fall gilt wieder: Die Glaubwürdigkeit seiner Behauptungen steht und fällt mit der Unwissenheit seiner Leserschaft. Die Alternative zwischen Zucker und Fleisch besteht im Grunde gar nicht. Der Anbau von Zuckerrohr ist genauso eine Verschwendung von Ressourcen wie die Viehzucht.

Zucker mag zwar die billigsten Kalorien liefern, die wir im Supermarkt kaufen können - aber nur, solange wir nicht die verborgenen Kosten mitrechnen. Gegenwärtig wird geschätzt, daß sich eine vollständige Reparatur und Erneuerung der Zähne sämtlicher Amerikaner auf 54 Milliarden Dollar belaufen würde.

Die Bevölkerung der USA hat ihren Zuckerkonsum seit dem Jahr 1909 schon mehrfach verdoppelt. Die daraus resultierenden körperlichen Verfallserscheinungen sind wirklich nicht zu übersehen.

»Die *Leute* sagen, Zucker würde nichts als Kalorien liefern und keine Nährstoffe enthalten«, gibt Dr. Stare zu. Doch er äußert sich nicht dazu, ob das nun richtig oder falsch ist. Und indem er verschweigt, daß diese Aussage von seinen medizinischen Standeskollegen stammt (die er als »Leute« natürlich wunderbar abqualifizieren kann), bringt er zum Ausdruck, daß wir das eines Tages wohl völlig anders sehen werden. Festlegen will er sich da aber sicherheitshalber nicht so genau.

Dr. Stare geht davon aus, daß es in Zukunft angereicherten Zucker geben wird. Die »Anreicherung« von Zucker mit einigen synthetischen Vitaminen bar jeder Lebenskraft – das dürfte doch wohl der Gipfel der Perversion sein.

Was würden Sie dazu sagen, wenn Dracula Ihnen erst seine Vampirzähne in die Kehle schlägt und das Blut aussaugt und Ihnen anschließend eine Vitamin-B_{12}-Spritze verpaßt, ehe er sich wieder aus dem Fenster davonmacht? Hätte er Sie dann ausgesaugt oder würden Sie sich »angereichert« fühlen?

Zucker ist nicht perfekt, gibt Stare zu. Aber – so fährt er fort – welches Lebensmittel ist das schon? Nicht einmal Muttermilch.

Von wessen Muttermilch redet der Mann eigentlich?

Zucker ist stets Zucker und sonst nichts. Als Nährstoff fällt er perfekt durch.

Auf jeder beliebigen Nährwertskala würde er sogar noch eine Position unter der Null einnehmen.

Muttermilch dagegen kann so verschiedenartig sein wie das Leben selbst; ihr Wert hängt weitgehend davon ab, mit welcher Sorgfalt eine Mutter ihre eigene Ernährung gestaltet.

In einer Denkschrift zum Thema »Leibgerichte« wird Dr. Stare von der Sugar Research Foundation 1951 folgendermaßen zitiert:

»Bevor ich zum Abschluß komme, sollte ich noch erwähnen, daß die Lebensmittelindustrie, die Sugar Foundation, die Nutrition Foundation und eine ganze Anzahl weiterer Nahrungsmittelunternehmen einen großen Beitrag zur Sicherstellung unseres Grundbedarfs an Nahrungsmitteln geleistet haben. Auch für die großzügige Unterstützung unserer Abteilung [der ernährungswissenschaftlichen Fakultät in Harvard] sind wir Ihnen zu Dank verpflichtet.«

Einem offenen Brief der Boston Nutrition Society vom 22. Januar 1957 können wir entnehmen, daß die oben genannten Gruppen Dr. Stares Abteilung in Harvard zwischen 1950 und 1956 fast eine Viertelmillion Dollar zukommen ließen.

Bedeutende Ernährungswissenschaftler – unter ihnen Kapazitäten wie Dr. G. D. Campbell von der Diabetesklinik des King Edward VII Hospital im südafrikanischen Durban – haben die Weltgesundheitsorganisation aufgefordert, gegen die äußerst voreingenommenen und gelegentlich schlicht unwahren Behauptungen vorzugehen, die von der Zuckerindustrie und ihren medizinischen Helfershelfern immer wieder aufgestellt werden. Campbell empfahl die Einführung eines Ehrenkodex. Mit dessen Hilfe wollte er verhindern, daß Wissenschaftler, die von der Zuckerindustrie unterstützt werden, Zugang zu seriösen ernährungswissenschaftlichen Gesellschaften erhalten. Seiner Ansicht nach sollte sichergestellt werden, daß Gesellschaften und akademische Titel nicht für die Interessen der Arbeit- oder Geldgeber ausgenutzt werden. »Bei unabhängig forschenden Wissenschaftlern sollten wir insbesondere darauf achten, daß sie keinerlei Unterstützung von seiten der Zuckerindustrie annehmen – vor allem nicht Zuwendungen, die »ohne Bedingungen« vergeben werden. Nicht wenige Ernährungswissenschaftler haben die Annahme derartiger Hilfsangebote schon aus guten Gründen bedauern müssen.« In der Tat sind in Publikationen der Zuckerindustrie immer wieder hochinteressante Forschungsberichte erschienen, ohne daß deren gesponserte Urheber ihre Zustimmung zu einer Veröffentlichung gegeben hätten.[9]

Ehrensachen

Die Nahrungs- und Arzneimittelgesetze der USA werden häufig als Meilensteine in der Geschichte der Sozialgesetzgebung bezeichnet. Nun sollte die Sorge um die Volksgesundheit in der Tat die vornehmste Aufgabe einer Regierung sein. Aber in welchem Ausmaß muß der gesundheitliche Verfall bereits um sich gegriffen haben, wenn die Regierung es für *notwendig* erachtet, Gesetze zu erlassen, die die Menschen davon abhalten sollen, sich in ihrem Streben nach Gewinn gegenseitig zu vergiften?

»Als die Menschen die Kunst des Lebens aus den Augen verloren«, schreibt Lao Tse, »führten sie für Liebe und Ehre Regeln ein.«

In England beschäftigte man sich jahrhundertelang mit der Frage, wie am besten zu verhindern war, daß Bier mit Zucker versetzt wurde. Schließlich erließ das britische Parlament 1816 ein Gesetz, das den Brauern sogar schon den *Besitz* von Zucker verbot. Wenn ein Brauer Zucker horte – so sagte man –, wolle er damit auch sicherlich sein Bier verpanschen. Wo man einst schurkische Brauer zur Strafe auf dem Fäkalienwagen durch die Stadt gekarrt hatte, begnügte sich das Parlament nun mit Geldbußen und Warnungen. Man behandelte Panscher jetzt »fortschrittlich« und »zivilisiert«: Sie wurden vor Gericht gestellt, und Anwälte übernahmen die Angelegenheit. Nachdem die Brauer daraufhin zwanzig Jahre lang das Parlament bedrängten, gestand man ihnen am Ende doch zu, nur für ihren eigenen Gebrauch einen Sirup aus Zucker herzustellen, mit dem sie ihr Bier dunkel färben konnten. Soviel zum Fortschritt.

Kurz zuvor war ein Aufschrei durch die britische Öffentlichkeit gegangen. Im Jahre 1830 hatte ein auf den Verbraucherschutz bedachter britischer Autor unter dem Titel *Deadly Adulteration and Slow Poisoning Unmasked, or Disease and Death in the Pot and the Bottle* [etwa: Enthüllungen über die schleichende Vergiftung durch tödliche Panschereien oder Krankheit und Tod in Topf und Flasche] anonym ein höchst kritisches Buch zu diesem Thema veröffentlicht. In diesem Buch wies er die Öffentlichkeit darauf hin, in welchem Ausmaß blutvergiftende und lebensgefährliche Panschereien bei der Herstellung von Wein, Schnaps, Bier, Brot, Mehl, Tee, *Zucker*, Gewürzen, Käse, Backwerk, Konfekt und Arzneimitteln üblich waren.

1850 kam ein britischer Arzt auf den glücklichen Einfall, sich verdächtige Nahrungsmittel mit Hilfe einer neuen Erfindung – des Mikroskops – einmal genauer anzusehen. Er berichtete im selben Jahr vor der Botanischen Gesellschaft Londons über die schockierenden Entdeckungen, die er bei der mikroskopischen Untersuchung von Zucker gemacht hatte. Wieder zog sich eine Welle der Empörung durch Presse und Öffentlichkeit. Nun wurde Dr. Arthur H. Hassall vom Verleger der renommierten britischen medizinischen Fachzeitschrift *The Lancet* beauftragt, seine mikroskopischen Untersuchungen auch auf andere Nahrungsmittel auszudehnen. Die öffentliche Panik erreichte ungekannte Ausmaße. *The Lancet* veröffentlichte vier Jahre lang Hassalls Berichte und legte damit unanfechtbare Beweise für den entsetzlichen Zustand der Nahrungsmittelversorgung in Großbritannien vor. In seinen Berichten scheute sich Hassall nicht, Roß und Reiter zu nennen – *The Lancet* druckte Namen und Adressen zahlloser Fabrikanten und Händler ab, denen man die Verfälschung von Nahrungsmitteln nachgewiesen hatte. Hassalls Zahlen waren erschreckend: Von 34 Kaffeeproben konnten nur drei als rein bezeichnet werden. Die untersuchten 49 Laibe Brot enthielten allesamt Alaun. Von 56 Kakaoproben waren nur 8 befriedigend, von 26 Milchproben waren

15 verpanscht, und von einigen hundert gezuckerten Süßigkeiten enthielten praktisch alle eine oder mehrere schädliche chemische Substanzen.[1]

Umgehend wurden parlamentarische Untersuchungskommissionen eingesetzt. Die Arbeit dieser Ausschüsse zog sich über Jahre hin. Sie führte unter anderem dazu, daß das Parlament strenge Gesetze erließ (um die wiederum diverse Prozesse geführt wurden). Um das Jahr 1899 wurde allerdings bereits ein großer Teil der britischen Nahrungsmittel industriell hergestellt, und damit hatte sich ein bis dato ungeahntes Problem aufgetan: Die großen Fabrikanten konnten die arglose Öffentlichkeit weitaus besser täuschen als die kleinen Handwerksbetriebe. Dann ereignete sich 1900 ein großes Unglück. 6000 Menschen wurden von einer seltsamen neuen Krankheit befallen, für die es noch keinen Namen gab. Sie wurde abwechselnd als »Alkoholismus«, »periphere Neuritis« und »multiple Neuritis« bezeichnet.

Noch ehe eines der medizinischen Superhirne eine fremdartige Bakterie, ein exotisches Insekt oder eine obskure Amöbe für diese Krankheit verantwortlich machen konnte, zeigte sich, daß die meisten ihrer Opfer (von denen ungefähr siebzig gestorben waren) eines gemeinsam hatten: Sie waren allesamt Biertrinker; viele von ihnen arbeiteten sogar in Brauereien. Bei einer schleunigst eingeleiteten Untersuchung stellte sich heraus, daß das verdächtige Gebräu eine gefährliche Menge Arsen enthielt. Das Bier wurde sofort vom Markt genommen – und die Epidemie war vorüber. So einfach kann das sein. Alle Brauereien, die in den Skandal verwickelt waren, hatten den Brauzucker – eine Mischung aus Rohrzucker und Invertzukkern – einer bestimmten Firma verwendet. Es stellte sich heraus, daß der Brauzucker dieser Firma bei der Herstellung mit Arsen kontaminiert worden war: Einige Proben enthielten 2,6 Prozent dieses Gifts.

Nun sollte eine königliche Kommission dem britischen Bierfaß auf den Grund gehen. Im Verlauf der Untersuchungen enthüllte sie erschreckende Details über die Zuckerraffinierung: die britischen Zuckerfabrikanten leiteten Kohlensäuregas durch den Saft des Zuckerrohrs oder der Zuckerrübe, um andere Verunreinigungen wie Kalk und Strontiumoxid auszufällen, die aus einer früheren Stufe der Raffinierung stammten. Wurde dieses Kohlensäuregas nun aus Kohle hergestellt, enthielt der Zucker anschließend häufig Spuren von Arsen. Sobald arsenhaltiges Malz oder andere arsenhaltige Zuckerzusätze zur Gärung gebracht wurden – wie es beim Brauen geschieht –, riß die sich abscheidende Hefe einen beträchtlichen Anteil der Verunreinigung mit sich, wodurch das Bier teilweise wieder gereinigt wurde. Doch bei jeder Weiterverwertung dieser kontaminierten Hefe sind die Endprodukte eben stark mit Arsen belastet.

Die königliche Kommission war also einer Sache auf die Spur gekommen, die der Landbevölkerung schon lange vorher intuitiv klar war, wenn sie panschende Brauer aus der Gemeinde gejagt hatte. Auf dem europäischen Kontinent wurde das Bier immer noch nach der alten Methode hergestellt – man trocknete dort das Malz nicht mit Hilfe von Verbrennungsgasen in Röstöfen, sondern auf von unten beheizten Malzdarren. Dieser traditionelle Herstellungsprozeß war unbedenklich. In Deutschland und anderen Ländern des Kontinents enthielt das Bier folglich kein Arsen. Das tödliche arsenhaltige Bier gab es nur im industrialisierten, fortschrittlichen Großbritannien! Und damit nicht genug. Invertierter Zucker kam dort nicht nur ins Bier – nachdem das Parlament doch noch nachgegeben und den Bierbrauern seine Verwendung 1847 gestattet hatte –, sondern er diente auch zur »Verfeinerung« vieler anderer Produkte wie Honig, Marmelade und Kandis.

Die *Encyclopaedia Britannica* formulierte in dezent zurückhaltender Form: »Die gegenwärtige Gesetzeslage läßt es nicht zu, eine derartige Beimischung eindeutig als eine Verfälschung zu bezeichnen. Sie erfolgte ursprünglich klar mit dem Ziel des Betrugs, doch das Gewohnheitsrecht und die Entscheidung des obersten Gerichtshofes haben dieser Praxis einen Hauch von Respektabilität verliehen.« Die Gesetzgebung zur Reinerhaltung von Nahrungsmitteln wurde in Großbritannien zu Grabe getragen, bevor die Vereinigten Staaten sich überhaupt das erste Mal mit dieser Frage befaßt hatten. In Großbritannien entzündete sich die Auseinandersetzung am Bier, in den USA wurde sie um Whisky und Coca-Cola geführt.

In beiden Staaten waren die Regierungen damals wie heute im Grunde nichts anderes als der verlängerte Arm der Wirtschaft. Politische Korruption ist ein Ableger der Korruption in der Wirtschaft; über die erstere war die Öffentlichkeit allerdings oft wesentlich besser im Bilde als über die letztere. Das gilt für die Whisky-Skandale in den siebziger Jahren des vergangenen Jahrhunderts ebenso wie für den Watergate-Skandal in den siebziger Jahren unseres Jahrhunderts. Regierungsgeschäfte können eben im Gegensatz zu den Geschäften privater Unternehmer nicht ganz im Verborgenen geführt werden. Am Geschäft mit Nahrungsmitteln läßt sich dieser Unterschied besonders schön verdeutlichen: Wer für den amerikanischen Kongreß kandidiert, muß sein Leben wie ein aufgeschlagenes Buch vor jedermann offenlegen. Aber obwohl seit 1975 für viele Nahrungs- und Genußmittel eine Kennzeichnungspflicht besteht, müssen Verbraucher, die sich etwa für die genaueren Inhaltsstoffe von Eiscreme interessieren, immer wieder erfahren, daß sie das offenbar nichts angeht.

Seit den frühen Tagen der amerikanischen Republik hatte die US-Regierung über die Steuerbehörden ihre Finger im Whiskygeschäft. Auf nach traditionellen Verfahren hergestellten Alkohol erhob sie eine hohe Verbrauchssteuer; dabei war es gleichgültig, ob dieser Alkohol nun industriell verwertet oder als Genußmittel getrunken wurde. Das konnte allerdings nichts daran ändern, daß Whisky über lange Zeit genau das blieb, was er anständigerweise zu sein hat: das mit einem Destillierkolben hergestellte Destillat aus vergorenem Getreidebrei. In diesem Brei waren alle natürlichen Bestandteile des Getreides enthalten; daneben natürlich noch Ethylalkohol und andere Alkohole, die allerdings beim Destillationsvorgang entfernt wurden. Außerdem mußte Whisky mindestens vier Jahre in Eichenfässern gelagert werden, bis er trinkfertig war; deshalb enthielt er noch Farbstoffe und bestimmte lösliche Substanzen, die er während dieser Zeit aus dem Holz der Fässer aufgenommen hatte. Das Wort *Whisky* ist das iro-schottische Gegenstück zum lateinischen *aqua vitae* (Wasser des Lebens); in Frankreich tragen Wein- und Obstbrände heute noch die Bezeichnung *eau de vie*, der skandinavische *Aquavit* kann seine Herkunft von dem lateinischen Wort gleichfalls nicht verhehlen. Im schottischen Gälisch hieß dieses Lebenswasser jedenfalls zunächst *uisge beatha*, später *usquebaugh* – und daraus entstand dann das angelsächsische Wort *Whisk(e)y*.

Die Erfindung einer Apparatur zur kontinuierlichen Destillation revolutionierte die Whiskyproduktion, denn nun ließ sich billiger, destillierter, unversteuerter Alkohol herstellen. Dieser Alkohol wurde unter echten Whisky gemischt, mit Aroma- und Farbstoffen versetzt und als Whisky verkauft. Das Whisky-Imitat, das nun unter der Bezeichnung »rektifizierter Whisky« verkauft wurde, war rein äußerlich kaum von echtem Whisky zu unterscheiden. Die industrielle Herstellung von billigem Alkohol hatte sich damit über Nacht zu einem gewaltigen neuen Geschäftszweig gemausert. Und der Kongreß unternahm nichts gegen diesen eindeutigen Betrug, weil er als Gegenleistung die Steuern auf das gefälschte Produkt kassieren durfte. Trunkenheit und Alkoholvergiftung konnte sich nun jedermann leisten, ob reich oder arm; der Alkoholismus entwickelte sich in kurzer Zeit zu einer Volkskrankheit. Und genauso schnell war das Gegenmittel zur Hand: die Prohibition sagte echtem wie nachgemachtem Schnaps ohne Unterschied den Kampf an.

Es war eine Zeit der unbegrenzten Möglichkeiten, was die Herstellung und den Verkauf von Speisen, Getränken und Drogen betraf. Heroin, Morphium und Kokain waren in Drugstores und Gemischtwarenläden erhältlich. Der Versandhandel mit patentierten Arzneien, die auf Basis suchtbildender Drogen hergestellt wurden, brachte gewieften Geschäftsleuten Milliarden ein. Rektifizierter Whisky wurde im Dorfladen und im Saloon verkauft. Die Hersteller suchtbildender Wundermittel waren die größten Werbekunden der Presse. Während des spanisch-amerikanischen Krieges von 1898 gingen die Armee-Lieferanten jedoch zu weit: Viele Soldaten erkrankten nach dem Verzehr von verdorbenem Rindfleisch; es gab sogar Todesfälle. Der Fleischskandal löste in der Öffentlichkeit große Empörung aus. Verschiedene Zeitschriften enthüllten, welche schockierenden Zusätze, Aroma- und Farbstoffe in Konservendosen und Getränkeflaschen steckten. Den entscheidenden Schlag gegen die Konservenbarone landete der Schriftsteller Upton Sinclair mit seinem Roman *Der Dschungel*: Die Schilderung der Zustände in den Schlachthöfen von Chicago rüttelte die Öffentlichkeit vollends auf und trug wesentlich dazu bei, daß nun Forderungen nach Gegenmaßnahmen der Regierung laut wurden.

Da trat Dr. Harvey W. Wiley, seines Zeichens Leiter der Abteilung für Chemie im Landwirtschaftsministerium, auf den Plan. Nachdem Wiley jahrzehntelang eher unbemerkt für Lebens- und Arzneimittelgesetze eingetreten war, führte er 1902 einen öffentlichen Versuch durch, den große Teile der Bevölkerung mit Interesse zur Kenntnis nahmen. Er hatte männliche Freiwillige in unterschiedliche Gruppen eingeteilt (in der Presse war hier bald nur noch von der »Gift-Schwadron« die Rede) und verpflegte diese gesunden jungen Männer zunächst mit traditioneller amerikanischer Kost. Dann wurden dem

Essen der verschiedenen Gruppen nach und nach die neu eingeführten Zusatzstoffe beigefügt, die auch in Ketchup, Dosenmais, Brot und Fleisch aus industrieller Herstellung enthalten waren. Die Nahrungsmittelindustrie bekam es mit der Angst zu tun, das Publikum klatschte Beifall und verfolgte das Experiment, über das die Presse täglich berichtete, mit regem Interesse. Fünf Jahre lang bekam die Gift-Schwadron mit dem täglichen Essen die Konservierungsstoffe, verfälschenden Zusätze und Farbstoffe verabreicht, die damals in der Nahrungsmittelindustrie allgemein üblich waren: Borsäure, Borax, Salicylsäure, Salicylate, Benzoesäure, Benzoate, Schwefeldioxid, Sulfite, Formaldehyd, Kupfersulfat und Salpeter. Gleichzeitig veröffentlichte Dr. Wiley regelmäßig Bulletins, in denen er über die schweren körperlichen Schäden berichtete, die durch diese chemischen Zusätze entstanden. Die Zeitungen machten Wileys Namen bald überall bekannt, und seine Gift-Schwadron war damals so berühmt wie in späteren Zeiten die Astronauten.

Die Nahrungsmittellobby, die Drogenlobby und die Lobby der Hersteller von rektifiziertem Whisky mobilisierten natürlich unverzüglich ihre vereinten Stoßtruppen gegen Dr. Wiley. Sie konnten allerdings nicht mehr verhindern, daß dem Kongreß nun endlich – nach bereits 25 Jahre währenden Bemühungen um eine derartige Reform – ein Gesetz über die Reinheit von Nahrungs- und Arzneimitteln vorgelegt wurde. Die gemeinsame Abstimmung von Senat und Parlament ergab 304 Stimmen für und nur 21 gegen dieses Gesetz. Am 1. Januar 1907 erhielt Dr. Wileys Abteilung den Auftrag, die Nahrungsmittelindustrie zu überwachen. Sie sollte Vorschriften erlassen, ihre Einhaltung kontrollieren und Verstöße anzeigen.

Wiley und sein Team legten das Gesetz buchstabengetreu aus. Sie beschlagnahmten Fässer mit nachgemachtem Whisky und zerrten die betreffenden Fabrikanten vor Gericht. Komplette Ladungen Coca-Cola wurden beschlagnahmt, weil sie verbotene Zusatzstoffe enthielten und überdies falsch ausgezeichnet waren.[2]

Was genau war eigentlich Coca-Cola?

Anfang des siebzehnten Jahrhunderts hatte ein italienischer Reisender in Südamerika beobachtet, daß die Indios unablässig die Blätter der Coca-Pflanze kauten; bei der Arbeit und auf ihren Märschen führten sie diese Blätter stets in kleinen Beuteln mit sich; wenn sie sich daraus bedienten, pflegten sie den Cocablättern noch ein wenig zerstoßenen Kalk oder etwas Asche aus Chinarinde zuzusetzen. »Vermittels dieser Mixtur vermögen sie zufrieden zu arbeiten und Märsche von ein oder zwei Tagen durchzustehen, ohne sich dabei auf irgendeine Weise zu erfrischen oder sonstige Nahrung zu sich zu nehmen«, notierte Francesco Carletto in seinem Tagebuch aus den Jahren 1594 bis 1606.

Drei- oder viermal am Tag wurde die Arbeit für die Coca-Pause unterbrochen, die für die peruanischen Indios seit jeher Erfrischung, Anregung, Schärfung des Geistes und Steigerung der Körperkräfte bedeutete. Heutzutage wird aus den Blättern der südamerikanischen Coca-Pflanze vermittels eines chemischen Verfahrens eine Gruppe von alkaloiden Drogen gewonnen, die wir besser als »Kokain« kennen; die Pflanze selbst wird mittlerweile auch auf den Westindischen Inseln, auf Java, Sumatra und in anderen Teilen der Tropen angebaut.

Die nordamerikanischen Indianer kauten oder rauchten aus einem ähnlichen Grund Tabak, und die westafrikanische Urbevölkerung kaute die Kerne der Colanuß, um sich in Stimmung zu bringen. Die Colanuß enthält Coffein und eine weitere anregende Substanz, die als das Herzmittel *Kolanin* Eingang in die westliche Medizin gefunden hat. In etwas geringeren Konzentrationen ist Coffein bekanntlich auch in Kaffee und Tee enthalten.

In der guten alten Zeit, als sich die hochgeborenen Ladies in den Südstaaten bei allerlei Wehwehchen noch regelmäßig kleine Dosen Laudanum und andere suchtbildende Opium-Sirups verordneten, nahm die Coca-Cola ihren Anfang als patentierte Arznei gegen Kopfschmerzen. Die Dealerei mit Drogen und Arzneimitteln war in jenen Tagen ein völlig anerkanntes und legales Geschäft, das unzählige Dollar-Milliarden einbrachte. Opium, Kokain, Morphium und später Heroin wurden auf den Titelseiten der Zeitungen und Zeitschriften als Allheilmittel angepriesen, die unter anderem gegen Syphilis und Mundgeruch helfen sollten. Und auch dieses patentierte Kopfschmerzmittel führte – wie die meisten zuckerhaltigen Arzneimittel – zur Abhängigkeit. Und man kann nicht behaupten, dieser Effekt sei unbeabsichtigt gewesen. Mit der Zeit hatte sich die Coca-Cola-Sucht im Süden der USA zu einem äußerst lukrativen Geschäft entwickelt. Noch in den neunziger Jahren des vergangenen Jahrhunderts wurde Coca-Cola in der Werbung als »wunderbares Stärkungsmittel für Nerven und Hirn und bemerkenswertes Heilmittel« angepriesen. Die amerikanische Bundesregierung nahm dieses »Stärkungsmittel« erst offiziell unter die Lupe, als im Jahre 1906 das erste Gesetz zur Reinerhaltung der Nahrungs- und Arzneimittel erlassen worden war. Im Zuge der Umsetzung dieses Gesetzes analysierte das Bureau of Chemistry des US-Landwirtschaftsministeriums Coca-Cola und fand soviel belastendes Material, daß man gegen die Hersteller Anzeige erheben konnte. Eine Ladung Coca-Cola wurde beschlagnahmt; Hersteller und Händler mußten wegen unerlaubter Zusätze und Falschauszeichnung vor Gericht.

»Diejenigen, die unsere Nahrungs- und Arzneimittel verfälscht haben, wußten ganz genau, daß sie sich nur dann vor Anklagen schützen konnten, wenn sie die Aktivitäten des Bureau of Chemistry lahmlegten«, schrieb sein Gründer und Leiter Dr. Harvey W. Wiley einige Jahre später. »Sie machten sich erfolgreich daran, die Arbeit meiner Abteilung lahmzulegen.« Nachdem sich in der Tat keine höhere Instanz bereitgefunden hatte, auch nur eine der Anklagen dieser Abteilung gegen die Firma Coca-Cola zu bestätigen, wurde das Bureau of Chemistry vom Landwirtschaftsministerium aufgefordert »seine Anstrengungen, die Coca-Cola-Company vor Gericht zu bringen, einzustellen und von ihnen Abstand zu nehmen«.

Alle Welt war davon überzeugt, daß hier jemand an allerhöchster Stelle die Finger im Spiel gehabt haben mußte – genau wie später bei Watergate oder der ITT-Affäre. Dann stattete Mr. Seeley, ein beherzter Zeitungsverleger aus Atlanta, Dr. Wiley einen Besuch in Washington ab. Er wollte wissen, warum seine Abteilung nicht gerichtlich gegen die Hersteller von Ketchup und Bohnenkonserven vorging und keine weiteren Schritte gegen Coca-Cola unternahm. Dr. Wiley legte ihm in aller Ruhe die vom Landwirtschaftsminister unterzeichneten Anordnungen vor. Mr. Seeley war erschüttert. »Er war sehr erstaunt, daß der Landwirtschaftsminister und das Justizministerium sich derart widersprechen konnten«, berichtete Dr. Wiley.

Sein zorniger Besucher stürmte umgehend zum Büro des Landwirtschaftsministers und »protestierte nachdrücklich gegen die Politik des Ministeriums, die darauf abzielt, Leute zu schützen, die sich der Verfälschung und irreführenden Auszeichnung von Nahrungsmitteln schuldig gemacht hatten«.

Seeley drohte, die ruhmreichen Einzelheiten dieser Politik in seiner Zeitung in Atlanta zu veröffentlichen, wenn der Minister seine Anordnung nicht zurücknähme. Als Reaktion auf diese Drohung erhielt das Bureau of Chemistry die Anweisung, die Strafverfolgung der Firma Coca-Cola wieder aufzunehmen. Das Landwirtschaftsministerium erklärte sogar öffentlich sein Einverständnis zu diesem Schritt. Ihm blieb eben keine andere Wahl. Insgeheim wurde allerdings weiterhin alles getan, um die Maßnahmen des Bureau of Chemistry von innen her zu sabotieren. Das Bureau wollte den Fall Coca-Cola in Columbia vor Gericht bringen, weil es auf diese Weise einfacher und billiger gewesen wäre, Experten anzuhören und Zeugen vorzuladen. Aber in der höchsten Etage des Ministeriums entschied man, daß der Fall in Chattanooga in Tennessee verhandelt werden sollte, wo sich das Hauptabfüllwerk der Firma Coca-Cola befand. Das Unternehmen besaß dort ausgedehnten Immobilienbesitz, unter anderem das erste Hotel am Ort – vielleicht verfügte es ja auch über ein oder zwei Richter. »Der ganze Ort stand auf der Seite von Coca-Cola«, sagte Dr. Wiley. »Das Ministerium mußte viel Geld bezahlen, um seine Wissenschaftler an einen so weit entfernten Ort zu senden. So gesehen hätten sie den Fall auch gleich in Atlanta verhandeln können.«

Das nun folgende Gerichtsverfahren zog sich immer mehr in die Länge und war in der Öffentlichkeit heiß umstritten. Beide Seiten boten zur eigenen Unterstützung ganze Scharen von Experten auf. Den Coca-Cola-Anwälten gelang es schließlich, den Fall auf ein formales Problem einzuschränken: Coffein, die schädlichste Substanz in Coca-Cola, konnte nach ihrer Auffassung nicht als Zusatz nach den Buchstaben des Gesetzes bezeichnet werden, weil es bereits in der ursprünglichen Rezeptur vorhanden war. Diese Argumentation übernahm der Richter von Chattanooga, und damit war die Angelegenheit erst einmal vom Tisch. Aber das Bureau of Chemistry legte gegen diese Entscheidung Widerspruch ein und ging damit bis vor den obersten Gerichtshof.

Im September 1917 formulierte der Vorsitzende des obersten Gerichtshofs, Charles Evans Hughes, die einmütige Auffassung des Gerichts, mit der es das Chattanooga-Urteil aufhob und dem Bureau of Chemistry recht gab. »Wir können nicht umhin, zu der Schlußfolgerung zu gelangen, daß Coffein ein Zusatzstoff im Sinne der Vorschriften ist. ... Die Antragsteller haben immer darauf bestanden und bestehen auch jetzt darauf, daß ihre Produkte beides enthalten [sowohl Bestandteile der Cocapflanze als auch der Colanuß]. ... Wir ziehen daraus die

Schlußfolgerung, daß sich der Gerichtshof in seinem Urteilsspruch geirrt hat, ... das Urteil ist hiermit aufgehoben. ...«[3]

Der oberste Gerichtshof hatte gegen die Firma Coca-Cola vorgebracht, daß das Coffein in Coca-Cola ein Zusatzstoff sei und der Name Coca-Cola nicht ausschließlich zur Unterscheidung von anderen Produkten diene, sondern eine beschreibende Funktion habe. Coca-Cola geriet nun in Schwierigkeiten. Doch die Richter konnten keine Maßnahmen ergreifen, um ihre Entscheidung durchzusetzen. Es ging ihnen hier nicht anders wie ihren Nachfolgern, die 1914 mit ansehen mußten, wie die Entscheidung des obersten Gerichtshofs zur Durchsetzung des Harrison Drug Control Act durch die Exekutive unterlaufen wurde. Nun verfügt die Legislative zwar ebensowenig über Truppen wie die Judikative; das heißt aber nicht, daß ihr nicht doch mehr Möglichkeiten der Einwirkung zur Verfügung stünden. Sie konnte hier problemlos auf die Spezialagenten des Finanzministeriums, die FBI-Männer und die Beauftragten des Landwirtschaftsministeriums zurückgreifen, die letzlich dem Weißen Haus unterstellt waren. Wenn es also um Recht und Ordnung geht, hat die Regierung einfach die besseren Chancen, ihre eigenen Auslegungen durchzusetzen. Was Coca-Cola hinter den Kulissen zur eigenen Rettung unternahm, können wir nur vermuten, aber als die Firma Coca-Cola 1917 wieder einmal vor Gericht stand, plädierten ihre Anwälte auf *nolo contendere*. Nach dem amerikanischen Rechtssystem bedeutet dies, daß ein Angeklagter eine Aussage macht, ohne dabei ein ausdrückliches Schuldeingeständnis abzulegen. Diese Aussage kann zwar zur Verurteilung des Angeklagten führen, er ist aber berechtigt, in weiteren Verfahren zur gleichen Sache seine Schuld zu leugnen.

Auf Drängen des Bezirksstaatsanwalts erließ das Gericht daraufhin ein Urteil, das auf den ersten Blick hart genug erschien, um den streitbaren Zeitungsherausgeber aus Atlanta zufriedenzustellen. Die Firma Coca-Cola wurde verurteilt, für alle Kosten der gerichtlichen Auseinandersetzung aufzukommen und erhielt die vierzig normalen und die zwanzig kleinen beschlagnahmten Coca-Cola-Fässer zurück. Gleichzeitig wurde ihr die Auflage gemacht, sich bei dem Verkauf oder der anderweitigen Abgabe von Coca-Cola an »die Bestimmungen des Food and Drugs Act sowie der Gesetze eines Staates, Gebietes, Distrikts oder Inselbesitztums der Vereinigten Staaten zu halten.«

Dieses Urteil war eigentlich deutlich genug: Coca-Cola durfte nach diesen Bestimmungen nicht außerhalb des Bundesstaates Georgia verkauft werden. Aber das Urteil enthielt auch eine Klausel, die als eine Art Sicherheitsventil zu verstehen war: »... Die angedrohte Geldstrafe soll für besagte Coca-Cola-Company und ihr Produkt nur bindend sein, soweit das vorliegende Verfahren und die in diesem Zusammenhang beschlagnahmten Güter betroffen sind. ...«

Die fraglichen vierzig normalen und zwanzig kleinen Fässer Coca-Cola durften also nicht außerhalb Georgias verkauft werden, doch es stand dem Unternehmen frei, *andere* Fässer und Fäßchen nach Belieben überallhin zu verkaufen. In Zukunft müßte die Regierung also in jedem Einzelfall erneut das Bureau of Chemistry mobilisieren und die Firma Coca-Cola wieder vor Gericht bringen. Für jedes Faß, jedes Fäßchen, jede Flasche Coca-Cola ein eigener Prozeß. Vermittels ein paar unscheinbarer juristischer Spitzfindigkeiten hatte sich ein Schlupfloch aufgetan, durch daß ganze Tankwagen mit Coca-Cola bequem hindurchfahren konnten.

Der Landwirtschaftsminister hatte sich ohnehin erst unter Druck dazu bereit erklärt, Maßnahmen gegen die Coca-Cola Company zu ergreifen. Nun konnte er sich fest darauf verlassen, daß die Öffentlichkeit – die inzwischen ohnehin mehr von der Aufrüstung zum alles entscheidenden Krieg gegen die barbarischen deutschen Hunnen in Anspruch genommen wurde – mit seiner eher symbolischen Geste schon zufrieden sein würde. Also verbot er dem Bureau of Chemistry abermals, weitere Gerichtsverfahren gegen die Firma Coca-Cola anzustrengen. Der tapfere Dr. Wiley war währenddessen zur Zielscheibe fingierter Anklagen geworden und mußte Untersuchungen über sich ergehen lassen, die den Charakter eines Racheaktes kaum verhehlen konnten.

Wiley schrieb später in seinem Buch:

> Diejenigen, die für die praktische Umsetzung des Nahrungsmittelgesetzes verantwortlich waren, unternahmen keinerlei Anstrengungen, dem Gerichtsurteil Nachdruck zu verleihen. Denn dann hätten sie Verfahren gegen die Coca-Cola Company anstrengen müssen, sobald deren Produkte die Staatsgrenzen überquerten. Solche Verfahren hätten nach der Überzeugung des obersten Gerichtshofes Aussicht auf Erfolg gehabt.
>
> Da es derartige Verfahren nicht gab, konnte die Coca-Cola-Company sich an der New Yorker Börse etablieren. Ihre Verkaufszahlen haben mittlerweile schwindelnde Höhen erreicht, und wie schon zuvor den Süden überflutet sie nun auch den Norden der USA mit ihrem Getränk. Das in Coca-Cola enthaltene freie Coffein ist – auf nüchternen Magen getrunken – bedeutend gefährlicher als eine vergleichbare Coffeinmenge, die man etwa zusammen mit der in Tee oder Kaffee enthaltenen Gerbsäure zu sich nimmt. Gesundheit und Wohlergehen unserer Bevölkerung sind durch die Ausweitung des Handels der Coca-Cola Company stärker bedroht als je zuvor. Das Unternehmen wurde an der New Yorker Börse zugelassen, obwohl ein Gericht der Vereinigten Staaten feststellte, daß die Produkte dieser Firma unzulässige Zusätze enthalten und falsch ausgezeichnet sind. Dieser unheilvolle Zustand hätte leicht vermieden werden können, wenn die für die Durchsetzung des Gerichtsbeschlusses zuständigen Beamten gegen die Ausweitung der Geschäfte der Coca-Cola Company eingeschritten wären. Sie hätten jederzeit die Möglichkeit gehabt, deren Produkte zu beschlagnahmen und Gerichtsverfahren gegen die Firma anzustrengen. Außerdem hätte es sicherlich auch zur Klärung der Situation beigetragen, wenn der oberste Gerichtshof sich zu der Straffreiheit geäußert hätte, die der Firma Coca-Cola durch ein Gericht zugestanden wurde.

Die Kampagne für den Erlaß des Gesetzes zur Reinerhaltung von Nahrungs- und Arzneimitteln hatte seinerzeit im Licht der Öffentlichkeit gestanden. Sabotiert wurde das Gesetz nun im Dunklen. Nahrungsmittelproduzenten und Hersteller von rektifiziertem Whisky machten gemeinsam Front gegen die Maßnahmen Wileys und seiner Abteilung. Vertreter der Nahrungsmittelbranche belagerten die Türen von Gesetzgebern, Kabinettsmitgliedern und dem Präsidenten der Vereinigten Staaten und klagten darüber, daß ihr heiliges Kapital konfisziert werde; mit Bitten, Betteln und Drohungen wollten sie von der Politik Wileys und seiner Mitarbeiter befreit werden. Aber Wiley war mittlerweile zum Symbol einer unbestechlichen Verwaltung geworden, die sich für das Gemeinwohl einsetzt. Deshalb waren die Herren gezwungen, sachte und auf Umwegen auf ihr Ziel loszusteuern.

Als die Ketchuphersteller und Dosenmaisfabrikanten im Weißen Haus vorsprachen, lauschte Präsident Teddy Roosevelt ihren schmerzlichen Bitten. Dann rief er seinen Landwirtschaftsminister und Dr. Wiley zu sich, damit auch sie die Klagen zu hören bekämen. Nachdem alle vernommen hatten, mit was für schrecklichen Restriktionen die Industrie hier am Geldverdienen gehindert wurde, wandte der Präsident sich an seinen Landwirtschaftsminister und fragte: »Was halten Sie davon, ist es angemessen, den Verfügungen Ihres Abteilungsleiters mehr Nachdruck zu verleihen?« (Von diesem Vorfall gibt es leider keine Tonbandaufnahme, sondern lediglich Wileys Notizen – wenigstens die blieben der Geschichte erhalten.)

Der Minister antwortete, Gesetz sei eben Gesetz. Substanzen, die Nahrungsmitteln hinzugefügt würden und der Gesundheit schadeten, seien verboten. »Dr. Wiley hat im Rahmen einer umfangreichen Versuchsreihe gesunden jungen Männern Nahrungsmittel verabreicht, die Zusätze von Benzoesäure enthielten. Und er hat zweifelsfrei festgestellt, daß die

Gesundheit dieser Männer durch derartige Substanzen beeinträchtigt wurde.«

Dann wandte sich Teddy an Wiley und fragte ihn, was er von der Sache denke.

»Mr. President«, antwortete Wiley, »ich *denke* nicht, daß diese Substanzen schädlich sind, ich *weiß* es. Im Verlauf meiner Untersuchung bin ich zu dem eindeutigen Schluß gekommen, daß Nahrungsmittelzusätze wie Natriumbenzoat und Benzoesäure die Gesundheit schädigen.«

Der Präsident haute mit der Faust auf den Tisch und teilte seinen wichtigen Besuchern mit: »Diese Substanz, die Sie da verwenden, schadet der Gesundheit, und Sie dürfen Sie nicht mehr einsetzen.«

Damit schien die Sache erledigt. Aber unter Roosevelts Besuchern war auch ein bedeutender und einflußreicher Politiker, der kurz vor der Wahl zum Vizepräsidenten der Vereinigten Staaten stand, um gegebenenfalls an die Stelle Roosevelts zu treten (Roosevelt war nach einem Attentat auf seinen Vorgänger McKinley Präsident geworden). James S. Sherman bekleidete eine hohe Position in der Republikanischen Partei, vertrat jedoch an jenem Tag seine eigene Firma, die Sherman Brothers aus New York.

»Mr. President«, begann er, »eine Sache, über die wir gestern mit Ihnen gesprochen haben, ist mit diesen Aussagen über die Benzoate aber noch nicht erfaßt. Ich meine die Verwendung von Saccharin in Nahrungsmitteln. Meine Firma konnte im letzten Jahr 4000 Dollar einsparen, weil wir Dosenmais mit Saccharin statt mit Zucker gesüßt haben. Wir hätten auch hierzu gern eine Entscheidung von Ihnen.«

Dr. Wiley war weder Politiker wie die anderen Anwesenden, noch war er ein Vertrauter des Präsidenten wie einige der Besucher. Hätte er jemals mit dem Präsidenten Kaffee oder Tee getrunken, dann wäre er Sherman nun nicht ahnungslos in die Falle getappt. Angesichts dieses unverhohlenen Appells war er jedenfalls so aufgebracht, daß er sich nicht mehr an das Protokoll hielt. Noch ehe der Präsident ihn nach seinem Standpunkt befragt hatte, platzte er einfach heraus:

»Jeder, der diesen Zuckermais gegessen hat, wurde betrogen. Er dachte, er würde Zucker essen, während er in Wirklichkeit ein Produkt aus Kohlenteer zu sich nahm, das keinerlei Nährwert hat und extrem gesundheitsschädlich ist.«

Wiley erinnerte sich in seinem Buch daran, daß der Präsident sich von einer Sekunde auf die andere von Dr. Jekyll in Mr. Hyde verwandelte. Er drehte sich zornig zu Wiley um und fragte ihn:

»Wollen Sie damit sagen, daß Saccharin gesundheitsschädlich ist?«

»Ja, Mr. President«, sagte Wiley, »genau das will ich sagen.«

»Dr. Rixey gibt es mir täglich«, antwortete der Präsident.

»Mr. President, er denkt möglicherweise, daß Sie diabetesgefährdet sind«, sagte Wiley.

»Wer behauptet, daß Saccharin gesundheitsschädlich ist, ist ein Idiot.« Der Präsident war verärgert. Das Treffen wurde ergebnislos abgebrochen, und Wiley sah den Präsidenten nie wieder. Der Vorfall im Kabinettsraum des Weißen Hauses ereignete sich während des ersten Jahres der Durchsetzung der Gesetze zur Reinerhaltung von Nahrungs- und Arzneimitteln. Dr. Wiley geht davon aus, daß er mit seinem Verhalten wesentlich zum Scheitern der Anstrengungen zur Durchsetzung dieser Gesetze beigetragen hat.[4]

Teddy Roosevelt war in seiner Jugend schwach und kränklich gewesen. Nachdem er seine gesundheitlichen Probleme überwunden hatte, wurde er ein engagierter New Yorker Polizeikommissar und diente als Freiwilliger bei der amerikanischen Kavallerie. Für viele verkörperte er den Typ des echten amerikanischen Helden. Glucosemangel wurde zu dieser Zeit noch nicht offiziell als Hypoglykämie bezeichnet. Diabetesgefährdete Patienten erhielten von ihren Ärzten recht oft den

Ratschlag, anstelle des Zuckers doch Saccharin zu nehmen. Wiley war nicht bekannt, daß Roosevelt zu diesem Personenkreis gehörte. Aber Sie können sicher sein, daß die bei diesem Treffen anwesenden Vertreter der Nahrungsmittel-Lobby sehr genau über Roosevelts Gesundheitszustand informiert waren. Und der Anwärter auf die Vizepräsidentschaft dürfte hier aller Wahrscheinlichkeit nach besonders gut im Bilde gewesen sein.

Wiley hatte einem Rat widersprochen, der vom Leibarzt des Präsidenten persönlich stammte. Das war so gut wie eine Majestätsbeleidigung und Hochverrat. Wer wußte in jenen Tagen denn schon, daß die ehemalige First Lady, Ida McKinley, bei Staatsempfängen zu epileptischen Anfällen neigte? Wem war später schon bekannt, daß Präsident Kennedy von seinen Ärzten Cortison und/oder Amphetamine verschrieben wurden oder daß Präsident Roosevelt in seinen letzten Tagen Morphium verabreicht bekam? Die Unsitte der amerikanischen Bevölkerung, Krankheiten und Gebrechen möglichst aus dem öffentlichen Bewußtsein zu verbannen, hatte dazu geführt, daß sich ein kleiner Schnitzer zu einer großen politischen Krise auswuchs. Wiley hat es sich nie verziehen, daß er versehentlich zum Scheitern der Reinheitsgesetze beitrug, für die er sein ganzes Leben lang gekämpft hatte.

Gleich am folgenden Tag holte Teddy Roosevelt zum Gegenschlag aus. Er berief einen aus wissenschaftlichen Experten zusammengesetzten Schiedsausschuß ein. Und er sorgte dafür, daß dieser Ausschuß in Zukunft stets auf der Seite des Präsidenten und seines Leibarztes stehen würde: Zum Vorsitzenden ernannte er Dr. I. Remsen, der für die Erfindung des Saccharin mit einer Medaille ausgezeichnet worden war. Dem Vorsitzenden stand das Recht zu, weitere Mitglieder in den Ausschuß zu berufen. Das war der Anfang vom Ende des Dr. Wiley und seines Bureau of Chemistry. Dann trugen die Hersteller von rektifiziertem Whisky ihren Fall ebenfalls dem Weißen Haus vor;

ein weiterer Ausschuß wurde eingesetzt – mit dem Ziel, Dr. Wileys Position zu untergraben. Von nun an hatte Wiley sich in seiner Abteilung endlos mit bürokratischen Fragen herumzuschlagen. Bei einer windigen Untersuchung tauchte fingiertes Belastungsmaterial auf, das den einzigen Zweck hatte, ihn anzuschwärzen. Daraufhin wurde er per Verwaltungserlaß zum Schweigen verpflichtet und durfte seine wissenschaftlichen Bulletins, in denen er vor immer neuen Nahrungsmittelzusätzen gewarnt hatte, nicht mehr veröffentlichen. Um überhaupt wieder in der Öffentlichkeit und vor dem Kongreß reden zu können, sah Wiley sich am Ende zum Rücktritt gezwungen.

> Im Gesetz war klar festgelegt, daß das Bureau of Chemistry alle Proben von verdächtigen Nahrungs- und Arzneimitteln überprüfen sollte, um festzustellen, ob sie verbotene Zusätze enthielten oder falsch ausgezeichnet waren. Wenn es fündig würde, sollten die entsprechenden Belege den Gerichten zur Entscheidung vorgelegt werden. Das Gesetz sah dies ausdrücklich vor. Verschiedene Unternehmen, denen das Bureau of Chemistry nachgewiesen hatte, daß sie falsch ausgezeichnete oder verfälschte Nahrungs- und Arzneimittel produzierten, legten daraufhin Rechtsmittel ein, um zu verhindern, daß sie vor einem Gerichtshof erscheinen und ihre Praktiken rechtfertigen mußten. Zu diesem Zweck bedienten sie sich auch noch verschiedener anderer Methoden, von denen viele zum Erfolg führten.
> Nach und nach bemerkte ich, wie das Bureau of Chemistry in seinen Aktivitäten immer mehr eingeschränkt wurde. Verschiedene Arten manipulierter Nahrungsmittel wurden unserem Zuständigkeitsbereich entzogen und entweder anderen, nicht im Gesetz vorgesehenen Körperschaften übertragen, oder die weitere Überwachung wurde gleich vollständig aufgehoben. Einige dieser Vorfälle sind öffentlich bekannt. Es sei hier nur an die Herstellung von sogenanntem Whisky aus Alkohol, Farb- und Aromastoffen, an Nahrungsmittelzusätze wie Benzoesäure und ihre Salze, Schwefelsäure und ihre Salze, Kupfersulfat, Saccharin und Alaun erinnert. Genannt sei auch die Herstellung von sogenanntem Wein aus Apfeltrester, Chemikalien und Farbstoffen; das Spülen von Austern in verunreinigtem Wasser mit dem

> Zweck, sie beim Verkauf fleischiger und größer wirken zu lassen; der Verkauf von verschimmeltem, angegorenem, verfaultem und falsch ausgezeichnetem Getreide; die Vermarktung von Glucose als »Maissirup« – einer Bezeichnung, die allein das aus Maiskolben hergestellte Produkt führen darf.
> Durch die offizielle Duldung derartiger Praktiken wurde der Handlungsspielraum des Bureau of Chemistry extrem eingegrenzt. In letzter Konsequenz wies man mich sogar an, von einer öffentlichen Äußerung meiner Meinung abzusehen, sofern sie die Auswirkungen dieser Substanzen auf die Gesundheit betraf. Diese Einschränkung widersprach meinem Recht, mich als Wissenschaftler über Fragen zu äußern, die für das Allgemeinwohl relevant sind.[5]

Upton Sinclairs Buch *Der Dschungel* hatte viel dazu beigetragen, die Öffentlichkeit von der Notwendigkeit der Gesetze zur Reinerhaltung von Nahrungs- und Arzneimitteln zu überzeugen. Nachdem Dr. Wiley aus dem Staatsdienst ausgeschieden war, verfaßte er seinerseits ein Buch, in dem er enthüllte, auf welch niederträchtige Weise die Regierung diese Gesetze untergraben hatte. Er konnte Roß und Reiter nennen und war fest entschlossen, sein Wissen nicht der Öffentlichkeit vorzuenthalten. Aber Wiley war eben kein Politiker. Wieder unterschätzte er die Kräfte, die sich gegen ihn stellten. Noch während er damit beschäftigt war, die Finanzierung des Buches sicherzustellen, übergab er sein kostbares Manuskript einer Druckerei. Bei dieser Gelegenheit »verschwand« das Manuskript auf rätselhafte Weise und tauchte nie wieder auf. Wie solche merkwürdigen Zufälle zustandekommen, läßt sich leider nur in den seltensten Fällen aufdecken.

Erschüttert, aber mit ungebrochenem Mut ging Dr. Wiley an die Arbeit und schrieb sein Buch von Grund auf neu. Dieses Unterfangen nahm ihn ganze zehn Jahre völlig in Anspruch. Er bemühte sich zwar, die Fakten soweit wie möglich auf den neuesten Stand zu bringen, doch mittlerweile waren viele seiner schockierenden Enthüllungen längst Schnee von gestern.

Einige der Hauptschurken hatten inzwischen das Zeitliche gesegnet; viele der beteiligten Politiker waren inzwischen unbedeutend geworden oder hatten sich zumindest von der Macht verabschiedet. Dennoch enthielt Wileys Buch gefährliche Enthüllungen über die Korruption der Regierung. Dieses Mal versuchte er sich zu schützen. Er wollte nicht noch einmal den Verlust seines Manuskripts riskieren und überwachte jeden Schritt der Produktion und des Drucks persönlich. Das Buch erschien 1929 unter dem Titel *The History of a Crime Against The Food Laws* [Die Geschichte eines Verbrechens gegen die Nahrungsmittelgesetze]. Zunächst sah es wirklich nach einem Bestseller aus. Die Regale des Buchhandels leerten sich rasant. Nur: Wiley erhielt keine Zuschriften von Lesern; es gab keine Glückwünsche, kein Lob, keine Besprechungen. Die Bestände der Buchhändler wurden immer geringer, aber seltsamerweise war außerhalb der Läden kein Exemplar des Buches aufzutreiben.

Verzweifelt verteilte Dr. Wiley die wenigen verbliebenen Exemplare des Buches auf Büchereien im ganzen Land – dort verschwanden die Bücher genauso schnell wie zuvor aus den Buchläden. Überzeugen Sie sich selbst: Suchen Sie die nächstbeste Bibliothek auf und sehen Sie nach, ob Sie ein Exemplar von Wileys Buch finden. Es sollte wirklich niemanden überraschen, daß so etwas heutzutage passieren kann. In einer Zeit, in der der Werbeetat eines Nahrungsmittelkonzerns größer ist als der Jahresetat der Regierungsabteilung, die für die Kontrolle der gesamten Nahrungsmittelindustrie zuständig ist, ist eben vieles möglich! In seiner Schlußbemerkung entwarf Dr. Wiley ein Bild, das 1929 prophetisch anmuten mußte. Angesichts unserer heutigen Wirklichkeit ist es schlicht erschütternd.

> Das Bureau of Chemistry hat versucht, das Gesetz seinem Wortlaut nach in die Praxis umzusetzen. Wie würden heute die Bedingungen auf dem Lebensmittelmarkt aussehen, wenn es das geschafft hätte? Kein Nahrungsmittel in unserem Land würde

auch nur eine Spur Benzoesäure, Schwefelsäure, keine Sulfite, kein Alaun und kein Saccharin enthalten, sofern nicht eine medizinische Notwendigkeit bestünde. In Erfrischungsgetränken fände sich kein Coffein oder Theobromin. Gebleichtes Mehl dürfte weder vertrieben noch eingeführt werden. Unsere Nahrungsmittel und Arzneidrogen wären naturbelassen; sie dürften weder Zusatzstoffe enthalten noch falsch ausgezeichnet werden. Der Gesundheitszustand unseres Volkes wäre erheblich besser, die Lebenserwartung erheblich höher. Die Nahrungsmittelproduzenten – allen voran die Betreiber von Mühlen – würden ihre Energie darauf verwenden, die Volksgesundheit zu fördern und mit Getreideprodukten von ganzem Schrot und Korn Glück und Zufriedenheit in jedes Haus zu bringen.
Die Abwehrkräfte gegen Infektionskrankheiten wären durch bessere, ganzheitliche Ernährung erheblich gestärkt. Die gesamte zivilisierte Welt würde sich ein Beispiel an uns nehmen; die gesamte Menschheit könnte in den Genuß der Wohltaten kommen, die unser Volk erfahren hat.
Wir hätten großen Männern der Wissenschaft die Schmach und Schande erspart, mit all ihrem Können eines der großartigsten Gesetze zu bekämpfen, das jemals zum Schutz des Allgemeinwohls erlassen wurde. Bedeutende Vertreter unserer Regierung wären nicht durch eine aufgebrachte Öffentlichkeit angegriffen worden, weil sie diesen Betrug erlaubt und unterstützt haben. Die Sache der ganzheitlichen Ernährung wäre nicht um fünfzig oder gar hundert Jahre zurückgeworfen worden. Und diese Geschichte des Verbrechens hätte nie geschrieben werden müssen.

Das Bureau of Chemistry wurde schließlich auf legalem Wege entmachtet. An seine Stelle trat das Ministerium für Ernährung, Arzneimittel und Schädlingsvernichtungsmittel, der Vorläufer des heutigen FDA (Food and Drug Administration; Ministerium für Ernährung und Arzneimittel). Die Ergebnisse aus den Experimenten der Gift-Schwadron, jener Gruppe gesunder junger Männer, an denen Dr. Wiley die Nahrungsmittelzusätze getestet hatte, *bevor* diese Nahrungsmittel in großem Umfang auf den Markt kamen, zählten nicht mehr. Statt dessen gab das FDA nun die GRAS-Liste (*G*enerally *R*egarded as *S*ave) der allgemein als unbedenklich eingestuften Zusätze heraus. Mit dieser Liste erlaubter Farbstoffe, Zusätze und Streckmittel stellte man der herstellenden und weiterverarbeitenden Nahrungsmittelindustrie praktisch einen Freifahrtschein aus. Die Zusatzstoffe durften nun so lange verwendet werden, *bis* es eindeutige Beweise für eine gesundheitsschädliche Wirkung gab. Der ursprüngliche Zweck des Gesetzes zur Reinerhaltung von Nahrungs- und Arzneimitteln war damit vollkommen auf den Kopf gestellt.

Im Grunde war nun jeder Bürger ein Angehöriger der Gift-Schwadron. Heute hat die GRAS-Liste einen derartigen Umfang, daß der durchschnittliche Amerikaner mit seiner Nahrung pro Jahr gut und gern fünf Pfund chemischer Zusatzstoffe zu sich nimmt – von den schätzungsweise fünfzig Pfund versteckten Zuckers einmal ganz abgesehen.

Das FDA verwendet – wie schon zweihundert Jahre zuvor die Britische Admiralität – einen Gutteil seiner Zeit darauf, den Fahnenschwenker für die Nahrungsmittelindustrie zu mimen und uns einzureden, die Qualität der durchschnittlichen amerikanischen Ernährung sei weltweit unübertroffen. Allerdings wurde auch Dr. Wiley posthum von der amerikanischen Regierung geehrt: Sie brachte eine Briefmarke mit seinem Namen und seinem Porträt heraus, und zu guter Letzt wurde er gar für die Hall of Fame der USA nominiert. In den siebziger Jahren wird er wohl kaum noch in diese New Yorker Ruhmeshalle einziehen, doch eines fernen Tages können wir seine Statue sicherlich dort im Pantheon amerikanischer Helden bewundern. Vielleicht geschieht das genau an dem Tag, an dem die allgemeine Panik ausbricht, weil das FDA uns leider mitteilen muß, daß Wiley mit seinen Ansichten über das Saccharin (und andere Stoffe) absolut recht hatte.

1971 strich das FDA klammheimlich das Saccharin von der GRAS-Liste und bestätigte damit nach gut sechzig Jahren stillschweigend die Ansichten Wileys. Mittlerweile hat das Ministerium also doch Schritte zur Einschränkung der Verwendung von Saccharin unternommen; ausgenommen bleiben davon allerdings die Hersteller kalorienreduzierter oder zuckerfreier Getränke, die auch weiterhin den größten Teil der Saccharinproduktion verbrauchen. Denn das Geschäft mit zuckerfreien, diätetischen Nahrungsmitteln boomt in dem Maße, in dem die Amerikaner sich bewußt werden, wie sehr sie am Zuckerblues leiden. Mit ihrem Verkaufsrenner Diätlimonade setzt diese Branche pro Jahr mehr als eine Milliarde Dollar um. Im Verlauf der vergangenen fünfzig Jahre gab es mehr als genug Warnungen vor der zunehmenden Zuckersucht in den USA. Und wie oft haben sich unsere höchstoffiziellen Gesundheitshüter vom FDA zu diesem Thema zu Wort gemeldet? Soweit mir bekannt ist, kein einziges Mal. Ganz im Gegenteil - wenn die Verantwortlichen der zuständigen Regierungsstellen versehentlich einmal in die Auseinandersetzung um den Zucker hineingeraten, erklären sie postwendend, auf diesem Gebiet sei alles in bester Ordnung.

1961 landete eine Nahrungsmittelfirma aus Ohio einen echten Coup. Sie brachte ein neues Produkt auf den Markt: angereicherten Zucker. »Angereichertes« und »verfeinertes« Getreide, Mehl und Brot - nachdem man diese Lebensmittel zunächst aller natürlichen Vitamine und Mineralien beraubt hatte, setzte man ihnen eben einen Schuß synthetische Vitamine zu - waren schon seit Jahren zu kaufen. Vom FDA war zu hören, das angereicherte Mehl sei genauso wertvoll wie natürliches Mehl, und die Werbung hatte die amerikanischen Hausfrauen mit einer milliardenschweren Kampagne darauf programmiert, »verfeinerte« und »angereicherte« Produkte zu kaufen. Warum also nicht gleich auch angereicherten Zucker? Und nun kam tatsächlich jemand damit auf den Markt. Der »angereicherte« Zucker wurde in einer Packung verkauft, auf der eine Liste mit Vitaminen und Mineralien abgedruckt war: Jod, Eisen, Vitamin C, vier Vitamine des B-Komplexes und 400 Einheiten Vitamin A.

Was sollten die Zuckerdealer jetzt tun? Sollten sie dem Produkt den Kampf ansagen oder sich mit der Konkurrenz verbünden? Mit einer Aufstellung der Mineralien und Vitamine war bei ihrem »reinen« Zucker nicht viel Staat zu machen; eine Liste aus lauter Nullen wäre nicht sonderlich beeindruckend gewesen. Ein Zusammenschluß mit der Konkurrenz hatte allerdings auch seine Tücken. Würden die Zuckerdealer sich auf ein gemeinsames Vorgehen einlassen und ihren raffinierten weißen Zucker ebenfalls mit Vitaminen und Mineralien anreichern, dann würden sie ebenfalls in der Klemme sitzen. Einige der größten Abnehmer von raffiniertem Zucker – etwa Coca-Cola und andere Limonadenhersteller – könnten eine solche Vorgehensweise schließlich für ausgesprochen geschäftsschädigend halten.

Wir werden nie erfahren, was im hohen Rat der Zuckerindustrie vor sich ging. Aber das FDA nahte schon zur Rettung. Wessen Rettung? Regierungsinspektoren beschlagnahmten angereicherten Zucker und erklärten per amtlicher Verlautbarung, das Produkt sei »falsch ausgezeichnet«. Zu diesem Argument nahm das FDA immer dann Zuflucht, wenn es zwar Anklage erheben wollte, aber noch nicht die rechten Indizien ausgegraben hatte.

Bei früheren FDA-Aktionen wurde der Begriff »Falschauszeichnung« etwa folgendermaßen ausgelegt: Wenn ein Naturkostladen ein Buch anbietet, aus dem hervorgeht, daß brauner, ungeschälter Reis gut gegen Gesundheitsbeschwerden und allgemein gesünder als weißer Reis ist, dann muß im Laden zwischen Buch und Reis ein Abstand von mindestens fünfzehn Metern liegen. Andernfalls liegt nämlich eine »Falschauszeichnung« des Reises vor, und das FDA kann dann entweder den Reis oder das Buch beschlagnahmen oder verbrennen. Da das Bücherverbrennen einige sensible Menschen in der westlichen Welt an Hitler erinnert, entscheidet sich das FDA in solchen Fällen dafür, den Reis zu verbrennen, wie es schon in Vietnam geschehen war. Manche Leute finden das vollkommen in Ordnung.

Die Hersteller des angereicherten Zuckers waren davon ausgegangen, daß sie nichts zu befürchten hätten. Schließlich befanden sie sich in einem freien Land und hatten das Geld und die Anwälte, um die Sache ihrerseits vor Gericht zu bringen. Doch der Rechtsstreit mit dem FDA zog sich über zwei Jahre hin. Das FDA brachte vor, die Auflistung von Vitaminen und Mineralien auf den Paketen mit angereichertem Zucker sei insofern eine Falschauszeichnung, als daß diese Zusätze »von ihrem Nährwert her unbedeutend« seien, da sie »in vergleichbaren Mengen bereits in der durchschnittlichen amerikanischen Ernährung enthalten sind«.

Es behauptete also, daß angereicherter Zucker überflüssig sei, weil es schon angereichertes Brot gibt. Dieser Argumentation konnte sich der zuständige Bundesrichter nicht anschließen. »Wäre die Beschwerde der Regierung begründet gewesen«, sagte er, »könnte jedes mit Vitaminen angereicherte Produkt herangezogen und beschlagnahmt werden, weil ... diese Nährstoffe über andere Nahrungsmittel verfügbar sind. ... Die Position der Regierung ist eindeutig unhaltbar.«

Die Hersteller des angereicherten Zuckers hatten ihren Prozeß gewonnen. Aber sie hatten dabei auch etwas gelernt. Oder haben Sie etwa in der letzten Zeit irgendwo angereicherten Zucker gesehen?

1951 wurde vor einem Kongreßausschuß ein Arzt angehört, der während des Zweiten Weltkrieges bei der US-Navy an ernährungswissenschaftlichen Forschungen beteiligt war. Nachdem die Navy entdeckt hatte, wieviel Geld ihre Soldaten für Coca-Cola ausgaben, ließ sie alle Colagetränke untersuchen: die Getränke enthielten über 10 Prozent Zucker. Dr. McCay berichtete vor dem Ausschuß:

»Ich mußte zu meinem Erstaunen feststellen, daß die Getränke beträchtliche Mengen Phosphorsäure enthielten. ...

Daraufhin legten wir im medizinischen Forschungsinstitut der Navy menschliche Zähne in ein Cola-Getränk. Sie wurden innerhalb kurzer Zeit weich und begannen sich aufzulösen.«

Den Kongreßabgeordneten blieb erschüttert der Mund offenstehen. Doch der Arzt hatte noch mehr zu berichten. Er fuhr fort:

»Der Säuregehalt von Cola-Getränken ... entspricht ungefähr dem Säuregehalt von Essig. Da der Zucker in Coca-Cola die Säure verdeckt, merken Kinder nicht, daß sie eigentlich eine seltsame Mischung aus Phosphorsäure, Zucker, Coffein, Farb- und Aromastoffen trinken.«

Ein Kongreßabgeordneter fragte den Arzt, welche Regierungsabteilung für die Genehmigung der Inhaltsstoffe von Erfrischungsgetränken verantwortlich sei.

»Soweit ich weiß, genehmigt sie niemand. Dafür ist niemand zuständig«, antwortete der Doktor.

»Niemand genehmigt die Inhaltsstoffe von Erfrischungsgetränken?« fragte der Kongreßabgeordnete.

»Ja, soweit ich weiß, ist dafür niemand zuständig.«

Ein anderer Kongreßabgeordneter fragte, ob der Arzt untersucht habe, wie sich Colagetränke auf Metall und Eisen auswirken. Als der Doktor verneinte, berichtete der Kongreßabgeordnete: »Ein Freund hat mir einmal erzählt, daß er Nägel in eine Colaflasche gelegt hatte, und nach achtundvierzig Stunden hatten sie sich vollständig aufgelöst.«

»Sicher«, antwortete der Doktor: »Die Phosphorsäure in diesen Getränken löst Eisen oder Kalkstein auf. Sie können sie hier auf die Treppe schütten und zusehen, wie sie die Treppenstufen zerfrißt ... Probieren Sie es aus.«[6]

Schließlich empfahl der Arzt: »Da solche Erfrischungsgetränke eine immer wichtigere Rolle in der Ernährung der US-Amerikaner spielen und allmählich sogar Nahrungsmittel wie Milch ersetzen, müßten wir sie unbedingt sorgfältig im Auge behalten.«

Das war 1951. Mittlerweile hat sich die Situation noch verschlimmert. Zahlen belegen, daß den amerikanischen Konsumenten 25 Prozent ihres jährlichen Zuckerverbrauchs in Form von Erfrischungsgetränken die Kehle hinunterläuft.

Zwischen 1962 und 1972 ging der Verbrauch an Kaffee und Milch zurück, wogegen sich der Konsum von Erfrischungsgetränken fast verdoppelte – wo 1962 nur ungefähr 60 Liter pro Kopf verkauft wurden, war er 1972 auf fast 115 Liter pro Kopf gestiegen.

Bier und Tee stehen auf der Liste der Lieblingsgetränke der amerikanischen Bevölkerung heute an vierter und fünfter Stelle. In den vergangenen zehn Jahren haben diese beiden Getränke ein wenig aufrücken können; die gestiegenen Verkaufszahlen für Tee sind zum großen Teil darauf zurückzuführen, daß immer mehr Fertigtees angeboten werden, die teilweise schon Zitrone und Zucker enthalten. Und weil der Tee sich damit in ein gezuckertes Erfrischungsgetränk verwandelt hat, kann er wieder mit anderen Getränken konkurrieren. Was immer die Amerikaner heutzutage trinken – Kaffee, Erfrischungsgetränke, Milch, Bier, Tee, Säfte, Branntwein und Wein – fast immer ist Zucker oder Süßstoff darin enthalten.

Unsere Trunksucht – von der Wiege bis zum Grabe – ist nichts anderes als Zuckersucht.

Vor Jahrhunderten geriet die Landbevölkerung schon in Aufruhr, wenn schurkische Brauer ihrem Bier ein wenig Zukker zusetzten, um die Gärung zu beschleunigen. Als der populistische Senator von Wisconsin Robert LaFollette in den zwanziger Jahren unseres Jahrhunderts der Zucker-Lobby den Kampf ansagte, mußte er feststellen, daß die Zuckerindustrie nicht nur die Preise, sondern auch die Regierung kontrolliert.

Heute haben die Zuckerdealer und Cola-Magnaten die gerade amtierenden Präsidenten und Premierminister fest in der Hand. Die berühmte Küchendebatte, die der damalige Vizepräsident Nixon und Premierminister Chruschtschow in den sechziger Jahren in Moskau führten, war in erster Linie ein schlau eingefädelter Reklametrick: man wollte unbedingt ein Photo, auf dem Chruschtschow eine Flasche Pepsi-Cola in der Hand hält. Und Nixon war früher einmal Rechtsberater der Firma Pepsi-Cola gewesen. Nachdem er zum Präsidenten der Vereinigten Staaten aufgestiegen war, wurde der Präsident der Pepsi-Cola-Gesellschaft zum Präsidenten der Nixon-Stiftung bestimmt. 1972 bekam die Firma Pepsi-Cola die erste russische Konzession für den Verkauf ihrer Produkte in der Sowjetunion. Im Austausch dafür erhielt Rußland das Recht, in den USA sowjetische Weine und Spirituosen zu verkaufen.

Dr. McCay, der im Zweiten Weltkrieg für die Navy gearbeitet hatte, riet dem Kongreß, die milliardenschweren Geschäfte der Erfrischungsgetränke-Industrie sehr sorgfältig im Auge zu behalten.

Wir können uns darauf verlassen, daß die Industrie das schon von sich aus besorgt.

Was sagen die Spezialisten?

Ob es nun eine Schüssel gezuckerte Cornflakes oder Kaffee und Kuchen zum Frühstück, Hamburger zum Mittagessen oder ein komplettes »Gourmetmenü« zum Abend sein mag – die durchschnittlichen amerikanischen Ernährungsgewohnheiten müssen einfach Magendrücken verursachen.

Falls wir nicht gerade einen drohenden Insulinschock abzuwehren haben, gibt es nicht den geringsten Grund, puren Zucker zu essen. Wir sind auf Zucker genausowenig angewiesen wie auf das Nikotin im Tabak. Verlangen ist eine Sache – Notwendigkeit eine andere. Seit den Tagen des Persischen Weltreichs wurde der Zucker fast ausschließlich dazu benutzt, in der Küche oder bei Tisch dem Geschmack von Speisen und Getränken ein wenig nachzuhelfen. Lassen wir deshalb im Moment einmal die bekannten (langfristigen und kurzfristigen) Auswirkungen von Zucker auf den Körper beiseite und sehen uns an, wie Zucker wirkt, wenn wir ihn zusammen mit anderen Nahrungsmitteln aufnehmen.

Unsere Großmütter haben uns als Kinder nicht ohne Grund davor gewarnt, daß gezuckerte Kekse vor den Mahlzeiten »den Appetit verderben«. Sie wußten, wovon sie redeten. Sie hätten für diesen Ratschlag vielleicht keine Erklärung abgeben können, die einen Chemiker zufriedenstellt, aber ihre Regeln stammten aus langen Jahren der praktischen Erfahrung und trafen den Nagel genau auf den Kopf. Was die Ernährungswissenschaft neuerdings über sinnvolle Nährstoffkombinationen in Erfahrung gebracht hat, war noch für unsere Großmütter oft eine schlichte Selbstverständlichkeit.

Jede Ernährungsweise oder Diät, die wir einzig zum Zweck der Gewichtsabnahme einhalten, ist schon von ihrer Anlage her gefährlich. Fettleibigkeit wird erst im Amerika des zwanzigsten Jahrhunderts als Krankheit bezeichnet und behandelt. Im Grunde ist sie gar keine Krankheit, sondern ein Symptom, eine Warnung, ein Zeichen dafür, daß der Körper aus dem Gleichgewicht geraten ist. Es ist genauso albern und gefährlich, Abmagerungskuren zu machen, wie Aspirin gegen Kopfschmerzen einzunehmen, bevor klar ist, woher die Kopfschmerzen kommen. Wenn Sie lediglich ein Symptom bekämpfen, stellen Sie dieses Alarmsignal ab. Die wirkliche Ursache des Alarms bleibt davon unberührt.

Ernährungsweisen oder Diäten, die nicht ausschließlich der vollständigen und umfassenden Wiederherstellung unserer Gesundheit dienen, sind gefährlich. Viele übergewichtige Menschen sind in der Tat zugleich auch unterernährt. (Dieses Thema behandelt Dr. H. Curtis in dem Buch *Overfed but Undernourished* [Überfüttert, aber unterernährt] von 1971.) Wenn diese Menschen einfach nur weniger essen, ohne dabei auch auf die Qualität ihrer Nahrung zu achten, können sie ihre Situation weitaus verschlimmern.

Viele von uns – darunter auch Ärzte – nehmen an, daß wir bei jeder Gewichtsabnahme Fett verlieren. Das ist aber nicht unbedingt der Fall. Jede Diät, die sämtliche Kohlenhydrate in einen Topf wirft, ist gefährlich. Jede Diät, die die Qualität der Kohlenhydrate nicht beachtet und auf den lebenswichtigen und alles entscheidenden Unterschied zwischen natürlichen, unraffinierten Kohlenhydraten wie Getreide und Gemüse einerseits und den raffinierten Kohlenhydraten wie Zucker und weißem Mehl andererseits keine Rücksicht nimmt, ist gefährlich. Jede Diät, die raffinierten Zucker und weißes Mehl – unter welchen »wissenschaftlichen« Bezeichnungen auch immer – beinhaltet, ist gefährlich.

Jede vernünftige, natürliche Ernährungsweise muß im Kern

darin bestehen, auf Zucker und Weißmehl zu verzichten und statt dessen Vollkorngetreide, Gemüse und frische Früchte der jeweiligen Jahreszeit zu essen. Sobald Sie auf die Qualität der Kohlenhydrate achten, werden Sie Ihre Lebensqualität erheblich steigern. Und die Frage der Quantität erledigt sich ganz von selbst, wenn Sie natürliche Nahrungsmittel von guter Qualität zu sich nehmen. Niemand ißt gleich ein halbes Dutzend Zuckerrüben oder eine halbe Kiste Zuckerrohr auf einmal. Und selbst wenn – das wäre immer noch harmloser als eine Handvoll Würfelzucker.

Zucker jeder Art hemmt die Absonderung von Magensäften und die natürliche Magentätigkeit. Für den natürlichen Zucker in Honig und Früchten (Fructose) gilt das ebenso wie für den raffinierten weißen Zucker (Sucrose). Zucker wird weder wie Getreide im Mund noch wie Fleisch im Magen verdaut. Wenn er pur verzehrt wird, durchläuft er in Windeseile den Magen und gelangt in den Dünndarm. Nehmen Sie ihn hingegen zusammen mit anderen Nahrungsmitteln zu sich – etwa in Form von zuckerhaltigem Ketchup zum Steak –, dann verbleibt er zunächst eine Weile im Magen. Der Zucker in Ketchup und Coca-Cola wartet dann zusammen mit Steak und Brot darauf, verdaut zu werden. Und während der Magen versucht, das tierische Protein und die raffinierte Stärke aus dem Brot zu verarbeiten, versetzt der Zucker die ganze Mischung in Gärung. Im Magen herrschen schließlich ideale Bedingungen für Gärung: Wärme und Feuchtigkeit.

Ein Würfel Zucker im Kaffee, den Sie zu Ihrem Sandwich trinken, ist schon genug, um diesen Gärungsprozeß in Ihrem Magen in Gang zu bringen. Ein Becher Limonade zum Hamburger, und Ihr Magen verwandelt sich in einen Destillierkolben. Wenn Sie Zucker mit Getreideflocken essen, führt das fast zwangsläufig zu einer Säuregärung; dabei ist es gleichgültig, ob Sie die Flocken schon gezuckert kaufen oder den Zucker selbst hinzufügen. Seit dem Anbeginn der Zeiten richtete sich die Zusammenstellung der Nahrung nach den Gesetzen der Natur. Bei Tieren können wir das heute noch beobachten: Vögel fressen zu einer bestimmtem Tageszeit Insekten, zu einer anderen Samen. Auch andere Tiere machen sich nach Möglichkeit nur über jeweils eine Futterquelle her. Und die fleischfressenden Tiere verschlingen ihr tierisches Protein roh und unbehandelt.

Im Orient ist es Tradition, Yang-Nahrungsmittel vor Yin-Nahrungsmitteln zu essen. Zum Frühstück gibt es dort Misosuppe (gegorenes Sojaprotein, also Yang); jede andere Mahlzeit beginnt mit rohem Fisch (ebenfalls ein Yang-Protein); danach folgen Reis (weniger Yang als Miso oder Fisch) und Gemüse (Yin). Falls Sie jemals bei einer traditionsbewußten japanischen Familie zum Essen eingeladen sind und diese Reihenfolge nicht beachten, werden Ihre Gastgeber Sie wahrscheinlich höflich, aber entschieden zurechtweisen. Das orthodoxe jüdische Gesetz verbietet ebenfalls zahlreiche Zusammenstellungen von Nahrungsmitteln; insbesondere Fleisch und Milchprodukte dürfen nicht gemeinsam verzehrt werden. Dieses Tabu geht sogar so weit, daß Fleisch und Milchprodukte weder in den gleichen Gefäßen aufbewahrt, noch mit den gleichen Gerätschaften zubereitet werden dürfen. Der Mensch hat schon sehr früh begriffen, daß eine verkehrte Zusammenstellung der Nahrung dem Körper schaden kann. Wer nach rohem Obst mit Getreide oder nach Honig mit Haferbrei Bauchweh bekam, griff damals nicht zu Magenpillen – er vermied diese Kombinationen in Zukunft. Als sich in späteren Zeiten Völlerei und Überfluß ausbreiten konnten, entstanden recht schnell religiöse Gebote und Regeln: nahezu allen Religionen gilt die Völlerei als Todsünde. Die Warnung vor dem Zuckerverzehr oder ausdrückliche Zuckerverbote finden wir hier allerdings nicht, denn der Zuckermißbrauch spielte (wie Drogenmißbrauch überhaupt) erst eine unrühmliche Rolle im Weltgeschehen, als die heiligen Schriften längst abgefaßt waren.

»Warum müssen wir alles normal finden, was wir in einem kranken und geschwächten Menschengeschlecht antreffen?« fragt Dr. Herbert M. Shelton. »Müssen wir immer wie selbstverständlich davon ausgehen, daß die heutigen Ernährungsgewohnheiten der zivilisierten Menschen normal sind?

Als normal gelten mittlerweile etwa ... fauliger Stuhl, Durchfall, Verstopfung, kieselähnlicher Stuhl, übermäßige Entwicklung von Faulgasen, Dickdarmkatarrh, Hämorrhoiden, Blut im Stuhl und die Unfähigkeit, ohne Toilettenpapier auszukommen.«[1]

Stärke und komplexe Zucker (wie sie in Honig und Obst enthalten sind) werden bei ihrer Verdauung in Einfachzucker, Monosaccharide, aufgespalten. Diese Substanzen kann der Körper verwerten – es sind Nährstoffe. Nehmen wir jedoch Stärke und Zucker zusammen auf, dann gehen sie in Gärung über und werden in Kohlendioxide, Essigsäure, Alkohol und Wasser aufgespalten. Mit Ausnahme des Wassers handelt es sich hier um nicht verwertbare Substanzen – um Gifte. Proteine werden bei der Verdauung in Aminosäuren aufgespalten, also wiederum in nutzbare Substanzen – in Nährstoffe. Verzehren wir Proteine dagegen zusammen mit Zucker, dann verfaulen sie in unserem Körper und werden in verschiedene Ptomaine und Leucomaine aufgespalten. Wieder haben wir es mit nicht verwertbaren Substanzen zu tun, sondern mit Fäulnisgiften. Die enzymatische Verdauung bereitet Nahrungsmittel für die Nutzung durch unseren Körper vor; die bakterielle Zersetzung hingegen führt dazu, daß unser Körper diese Nahrungsmittel nicht mehr nutzen kann. Beim ersten Vorgang entstehen Nährstoffe, beim zweiten Gifte.

Die sogenannte moderne Ernährung ist größtenteils von einer geradezu manischen Zählwut geprägt. Oft wird der Körper dabei wie ein Girokonto behandelt: Zahlen Sie Kalorien ein, und Sie können Energie abheben. Investieren Sie in Proteine, Kohlenhydrate, Fett, Vitamine und Mineralien (natürlich wie bei allen Aktien in der richtigen Mischung), und die Dividende wird – theoretisch – in Form von Gesundheit ausgeschüttet. Die meisten Menschen betrachten sich heute doch schon als gesund, wenn sie es schaffen, aus dem Bett zu kriechen, zum Büro zu fahren und dort ihre Karte abzustempeln. Wer dazu nicht in der Lage ist, läßt sich krankschreiben, in eine Klinik einweisen oder eine Kur verordnen. Die Hauptsache ist, dabei springt etwas raus – angefangen von einem Tag Krankengeld bis hin zu einer künstlichen Niere auf Kosten der Steuerzahler.

Doch was nützt es, wenn jemand täglich die theoretisch erforderlichen Kalorien und Nährstoffe zu sich nimmt, aber diese Ansammlung von Nahrungsmitteln im Verdauungstrakt gärt und fault, weil sie genauso hastig gegessen wie zusammengestellt wurde? Was nützt es dem Körper, wenn wir ihm Proteine zuführen, nur damit sie dann im Magen-Darm-Kanal verfaulen? Aus Kohlenhydraten, die im Verdauungstrakt vor sich hin gären, entstehen Alkohol und Essigsäure und keine verdaubaren Monosaccharide.

»Nahrungsmittel haben für uns nur dann einen Nährwert, wenn sie verdaut werden«, warnte uns Dr. Herbert M. Shelton schon vor Jahren. »Sie dürfen nicht verfaulen.«

Eine gewisse Menge an Giften scheidet der Körper mit dem Urin und dem Schweiß wieder aus. Die Menge der Gifte im Urin gilt auch als Anzeige für die Vorgänge, die sich im Darm abspielen. Mit einem anderen Teil dieser Gifte kann der Körper mit der Zeit umgehen – etwa in der Art, in der er sich auch auf die Zufuhr einer gewissen Menge Heroin einstellen kann. Doch, so sagt Shelton, »das durch die Ansammlung von Gasen entstehende Unbehagen, der Mundgeruch und die fauligen und unangenehmen Ausdünstungen sind ebensowenig wünschenswert wie die Gifte selbst«.[2]

Im Mai 1973 fand in Amerika eine Gesundheits-Aktionswoche zum Thema Verdauungsbeschwerden statt. Ich habe mir damals David Susskinds Fernseh-Talkshow angesehen, in der sich drei namhafte New Yorker Gastroenterologen und ein Psychiater anderthalb Stunden lang über Magengeschwüre unterhielten. Ich hatte vorher gewettet, daß diese drei ehrenwerten Verdauungsspezialisten neunzig Minuten reden könnten, ohne auch nur einmal das Wort Zucker in den Mund zu nehmen. Also mußte ich auf jedes Wort achten, weil ich wissen wollte, ob ich meinen Gewinn wirklich einstreichen könnte.

Im Verlauf der Sendung wurden bekannte Klassikerzitate erwähnt (»Schon Jago quälte sich ...«) und detaillierte psychologische Diskussionen über die Persönlichkeit des typischen Magengeschwür-Patienten geführt (Taxifahrer, Flughafenwachmänner, Frauen nach den Wechseljahren). Man würdigte die Leistung von William Beaumont, dem Vater der Gastroenterologie, der einen Mann mit einer Schußwunde im Magen untersucht hatte; gab ausgefeilte Theorien über Erbanlagen und Tendenzen in der Familie von Patienten kund (Frustrationen nagen am Menschen); gab bekannt, welche Symptome sich typischerweise bei einem Magengeschwür zeigen (Wenn Sie Blut erbrechen und hungerartige Schmerzen haben, die sich auch nicht legen, nachdem Sie etwas gegessen haben, dann sollten Sie sofort Ihren Arzt aufsuchen, einen Barium-Einlauf und zur Sicherheit noch eine Röntgenaufnahme machen lassen).

Vereinzelt wurde eher beiläufig auf bestimmte Gefahren hingewiesen. Aspirin löst zum Beispiel bei 70% der Patienten mit Magengeschwüren Blutungen aus, weil sich Magengeschwüre durch Aspirin entzünden können. Aber wie oft haben Sie schon erlebt, daß in einer Werbesendung ein Arzt auf mögliche Gefahren des angepriesenen Produktes hinweist? Einer der Spezialisten sagte: »Ich hasse Aspirin. Meine Schwiegermutter nimmt es am laufenden Band ein. Verstecktes Aspirin ist erwiesenermaßen eine Ursache für Magengeschwüre!« Worin ist Aspirin aber versteckt? Das hat er uns leider nicht erzählt.

Doch die Ärzte sahen auch einige Hoffnungsschimmer am Horizont. So habe Neil Miller vom Rockefeller Institut etwa ein Medikament entwickelt, das die Magensäure regulieren soll, und in Japan würden spezielle, winzige Geräte hergestellt, mit denen sich Magengeschwüre aufspüren lassen. Die Mediziner gaben außerdem großmütig medizinische Irrtümer der Vergangenheit zu – in der Vergangenheit hatte die Amputationschirurgie oft recht voreilig bei der Behandlung von Magengeschwüren den Magen ganz oder teilweise entfernt.

Am Ende der Sendung gingen die Ärzte auf einzelne Fälle ein. Bei einem sauren Magen besteht die Gefahr von Magengeschwüren. Keine Säure – keine Magengeschwüre. Die meisten von uns, so wurde uns mitgeteilt, haben einen sauren Magen. Was verursacht einen sauren Magen? Naja, eben Säure.

Als Susskind von den Ärzten wissen wollte, ob sie Patienten mit Magengeschwüren an einen Psychiater überweisen, antworteten sie: Normalerweise nicht, Medikamente gegen Magensäure erscheinen uns sinnvoller. Danach fühlt sich der Patient wesentlich schneller wieder wohl. Medikamente, die den Heilungsprozeß beschleunigen, gibt es allerdings nicht. Wir müssen eben alle mit Streß leben.

Säure führt also bei Patienten mit Magengeschwüren zu Schmerzen, erzählten sie uns. Als Mittel gegen diese Schmerzen schlug einer der Ärzte eine normale, reizarme Ernährung vor. Essen Sie etwas, das Ihnen gut schmeckt, aber nicht zu sehr Ihren Appetit anregt. Nehmen Sie drei Mahlzeiten und eine kleine Zwischenmahlzeit in normaler Menge zu sich. Vermindern Sie die Säurewerte, indem Sie weniger Currygerichte essen. Haben Sie schon jemals einen Werbespot für Currygerichte gesehen? Coffein ist Säure. Schwarzer Kaffee ist out, trinken Sie ihn nur mit Sahne. Die Ärzte kamen gefährlich nahe an den Punkt heran, an dem ich meine Wette verloren hätte, doch der Kelch ging an mir vorüber. Niemand erwähnte Zucker oder Coca-Cola, die ja sowohl Coffein als auch Zucker enthält.

Als strenge Diät für Menschen mit großen Schmerzen rieten die Ärzte zu warmer Milch, Grießbrei, Vanillepudding und Götterspeise. Sie erwähnten nicht, daß hier fast überall Zucker enthalten ist – ganz besonders, wenn die arglosen Patienten zu den Plastikbechern aus dem Supermarkt greifen. Bei einer solchen Ernährung sollten die Beschwerden von durchschnittlichen Magengeschwür-Patienten nach zwei bis sechs Wochen abklingen. Und danach?

»Dann«, sagte einer der Ärzte (ohne daß ihm die anderen widersprachen), »können Sie wieder alles essen, was Sie wollen.« Gegenwärtig sei kein Arzt in der Lage – so erfuhren wir – Magengeschwüre zu heilen. Ein chirurgischer Eingriff sei das letzte Mittel, aber nicht ungefährlich. Anstelle der in gar nicht so ferner Vergangenheit noch üblichen Amputationschirurgie würde nun ein Eingriff durchgeführt, bei dem man nicht gleich den ganzen Magen, sondern lediglich bestimmte Nerven entfernte und so die Schmerzwahrnehmung blokkierte. Allerdings müßten 50 Prozent der Patienten innerhalb von zwei Jahren, 75 Prozent innerhalb von vier Jahren mit einem Rückfall rechnen.

Schmerz ist ein gottgegebenes Warnsignal der Natur. Er zeigt uns, daß etwas nicht stimmt. Mit der operativen Entfernung des Magengeschwürs beseitigen die Ärzte also nur das Alarmsignal. Das ist natürlich ausgesprochen lässig ... Stellen Sie sich vor, in Ihrem Haus bricht ein Feuer aus. Die Sirene schrillt, die Feuerwehr erscheint. Aber Sie stellen nur den Feueralarm ab und kümmern sich überhaupt nicht um das Feuer. Wie fänden Sie das? Nach einer solchen Logik ist Abtreibung ein Verhütungsmittel.

Zwanzig Millionen Amerikaner haben Magengeschwüre. Nach dieser Fernsehsendung war mir klar, daß selbst führende New Yorker Spezialisten äußerst wenig von der Sache verstehen. Was läßt sich gegen diesen Mißstand unternehmen? Allgemein wird gefordert, daß der Staat noch mehr Geld für weitere Forschungen zur Verfügung stellen soll. Diese Ärzte waren in neunzig Minuten nicht in der Lage, dem Durchschnittsmenschen einen einzigen einfachen und konstruktiven Vorschlag zu machen, wie sie ihre Ernährung so umstellen können, daß sie keine Magengeschwüre bekommen. Sie haben tatsächlich neunzig Minuten lang geredet, ohne ein einziges Mal das Wort »Zucker« in den Mund zu nehmen.

Einen Monat später trugen drei Gastroenterologen einem Unterausschuß des Senats vor, daß Aspirin und andere aspirinhaltige Medikamente wie etwa Alka-Seltzer genau die Magenbeschwerden, die sie angeblich lindern sollen, noch verstärken.

Dr. J. Donald Ostrow, Assistenzprofessor für Medizin an der Universität Pennsylvania, schlug vor, die Alka-Seltzer-Produzenten zur Herstellung und Ausstrahlung einer Fernsehsendung zu verpflichten, in der ein Mann gezeigt wird, der »Blut spuckt und ein Gastroskop in die Speiseröhre geschoben bekommt«. Er berichtete, daß er während der vergangenen achtzehn Monate in seinem Krankenhaus in Philadelphia achtzehn Patienten hatte, »deren Magen-Darm-Blutungen auf das Konto von Aspirin-Präparaten gingen. Fünf dieser Patienten hatten wiederholt und über einen langen Zeitraum Alka-Seltzer eingenommen und damit ihre Magenschmerzen unterdrückt, obwohl diesen Schmerzen schwere Funktionsstörungen zugrundelagen«.[3]

Ostrow machte deutlich, welcher Teufelskreis beginnt, sobald jemand gegen seine Magenschmerzen Alka-Seltzer einnimmt: Kurzfristig scheint diese Methode zu funktionieren, aber sobald die säurehemmende Wirkung des Medikaments nachläßt, ist der Schmerz stärker als zuvor. Daraufhin wird noch mehr Alka-Seltzer eingenommen, der Schmerz nimmt noch mehr zu – und der Teufelskreis endet damit, daß der Patient mit Magenblutungen ins Krankenhaus eingeliefert wird. Die Zahlen, die die Alka-Seltzer-Hersteller zur Verfügung stellen, lassen vermuten, daß in den USA alle vier Monate ungefähr 600000 Personen große Mengen dieses Präparats einnehmen und am Ende unter stärkeren Beschwerden als zuvor leiden.

In dem erwähnten Unterausschuß des Senats versicherte ein anderer Arzt, daß Aspirin im Magen gesunder Menschen keine massiven Blutungen verursache. Natürlich nicht. Gesunde Menschen nehmen das Zeug ja auch nicht. Was soll mit diesem Argument also bewiesen werden?

Besonders interessant wird es, wenn Ärzte versuchen, sich selbst zu heilen. Haben Sie schon einen Arzt kennengelernt, der alternative Heilmethoden praktiziert? Es könnte sein, daß er bei dem vergeblichen Versuch, sich nach den offiziellen Regeln seiner Kunst zu heilen, darauf gestoßen ist. Und nachdem das alles nicht fruchten wollte, hat er vermutlich irgendwann sein Lehrbuch beiseite gelegt und auf eigene Verantwortung herumexperimentiert. Schmerz und Leid können das Vetrauen in die konventionellen Behandlungsmethoden gewaltig untergraben. Nach einiger Zeit ist man bereit, wirklich alles auszuprobieren. Und vielleicht kommt man dann ja sogar auf die vernünftige Idee, doch einmal die eigenen Eßgewohnheiten näher zu beobachten. Genau so soll es jedenfalls großen unorthodoxen Heilern wie Dr. Tilden, Dr. Hal Beiler und vielen anderen Ärzten in Amerika und auf der ganzen Welt ergangen sein.

Dr. John Yudkin, der bedeutende britische Arzt, Biochemiker und ehemalige Professor für Ernährungswissenschaft an der Universität London, berichtet in seinem Buch *Süß, aber gefährlich*, wie man vor fünfundzwanzig Jahren Magengeschwüre bei ihm diagnostizierte. Sein Arzt gab ihm den üblichen Rat: Nehmen Sie es leicht, regen Sie sich nicht auf, vermeiden Sie stark gewürzte und scharfe Speisen, essen Sie häufiger kleine Mahlzeiten und zögern Sie einen chirurgischen Eingriff so lange hinaus, bis er sich nicht mehr vermeiden läßt. Yudkin nahm säurereduzierende Medikamente, sobald er Schmerzen hatte. Als er wie viele Männer in seinem Alter an Gewicht zulegte, verordnete er sich selbst eine Abmagerungskur, bei der er unter anderem seinen Zuckerverzehr einschränkte. Nach ein paar Monaten waren seine Magenschmerzen fast völlig verschwunden.

In den nächsten zwei Jahren führte Dr. Yudkin zielgerichtete Experimente durch, bei denen er Informationen von 41 Patienten zusammentrug. Zwei seiner Patienten sagten, es ginge ihnen bei einer kohlenhydratarmen Kost schlechter; elf gaben an, sie würden keinen nennenswerten Unterschied bemerken. Die entschiedene Mehrheit von achtundzwanzig Patienten berichtete dagegen über deutliche gesundheitliche Verbesserungen. Viele Patienten erklärten, sie würden diese Ernährungsweise auch in Zukunft beibehalten. Bei Dr. Yudkins Patienten handelte es sich um Männer und Frauen, die sämtlich an Magen- oder Zwölffingerdarmgeschwüren litten; bei einigen von ihnen war es sogar schon zu einem Durchbruch gekommen.

»Niemand kann jetzt mehr behaupten, daß eine schwere Dyspepsie nicht durch eine Umstellung der Ernährung heilbar wäre«, sagt Dr. Yudkin. »Bei der richtigen Ernährungsweise ist dies durchaus möglich. Nur falsch zusammengesetzte Diäten zeigen hier keinen Erfolg.«

Warum wirkt sich eine richtige Ernährung so positiv aus? »Zucker stört das Zusammenwirken zwischen dem oberen Verdauungskanal, der Speiseröhre, dem Magen und dem Zwölffingerdarm . . .« Yudkin empfahl seinen Patienten eine zuckerarme Ernährung.[4]

Bei seiner Studie arbeitete Dr. Yudkin mit Patienten, die nicht im Krankenhaus lagen, also nicht vollständig kontrolliert werden konnten. Er und seine Mitarbeiter mußten sich deshalb darauf verlassen, daß die Patienten ihnen regelmäßig mitteilten, was sie aßen und wie streng sie die Anweisungen befolgten. Unter kontrollierten Bedingungen – etwa in der Armee oder in einem Gefängnis – hätte eine vergleichbare Untersuchung vermutlich noch zu weit überzeugenderen Ergebnissen geführt.

In seinem Buch berichtet Dr. Yudkin noch über eine ähnliche Untersuchungsreihe. Seine Versuchspersonen waren hier sieben junge Männer, denen er jeden Morgen mittels einer Magensonde im nüchternen Zustand Magensaft entnahm. Nach einem leichten Frühstück, das äußerst reich an Pektin war, wurden dann in fünfzehnminütigen Abständen weitere Proben entnommen. Anhand dieser Proben ließ sich Säuremenge und Verdauungsaktivität des Magens bestimmen. Während der folgenden zwei Wochen erhielten die Patienten eine sehr zuckerreiche Ernährung, und danach wurde ein weiterer Test durchgeführt. Dabei zeigte sich, daß nach zwei Wochen zuckerreicher Diät sowohl die Magensäure als auch die Verdauungsaktivität der Magensäfte in einem Maße erhöht waren, wie es sonst nur bei Patienten mit Magen- oder Zwölffingerdarmgeschwüren üblich ist. Die »Zuckerdiät« hatte die Magensäure um ungefähr 20 Prozent ansteigen lassen; die Enzymaktivität lag nun sogar fast um das Dreifache höher. (Beide Werte wurden auf nüchternen Magen ermittelt.)

Derartige Studien sind vermutlich wieder einmal viel zu simpel, als daß sie das Interesse der Magengeschwür-Spezialisten wecken könnten. Bei den meisten der heute geläufigen Diäten und Ernährungspläne geht es nach wie vor in erster Linie um die Quantität. Kalorienzählerei ist immer noch angesagt. Es heißt dann: Essen Sie Proteine, achten Sie auf das Fett, reduzieren Sie vielleicht die Kohlenhydrate. Gelegentlich ist auch von einem qualitativen Unterschied zwischen pflanzlichen und tierischen Fetten, gesättigten und ungesättigten Fettsäuren die Rede. Insgesamt werfen die meisten Bücher und Artikel zum Thema Ernährung weiterhin sämtliche Kohlenhydrate in einen Topf; Proteine sind dort weiterhin nichts anderes als Proteine. Wenn es darum geht, Lebensmittel zu unheiligen und unverdaulichen Kombinationen zusammenzustellen, haben Kochbuchautoren und Fernsehköche die Nase vorn. Und wir haben immer noch nicht begriffen, was uns der Körper mit einem Kater oder mit Sodbrennen signalisieren will. Der Griff zur Alka-Seltzer ist ja auch bequemer.

»Lieber Luckies als Lutscher?«

Der größte Zuckerverbraucher der USA ist die nahrungsmittelverarbeitende Industrie. Wer auch sonst. Aber wer liegt hier auf Platz zwei und legt noch ständig zu? Die Antwort wird Sie überraschen: die Tabakindustrie. Genaue Zahlen werden allerdings als Firmengeheimnisse behandelt. Wir erfahren zwar auf jeder Zigarettenschachtel und in jedem Werbespot vom Gesundheitsminister, daß Rauchen unserer Gesundheit schadet, aber die Zigarettenfabrikanten selbst sind nicht verpflichtet, uns weitere Informationen zu geben.

Bonbonproduzenten müssen auf Packungen und Tüten den Hinweis unterbringen, daß ihr Produkt im wesentlichen aus Zucker besteht. Auch auf jeder Konservendose finden Sie mittlerweile eine Aufstellung der Inhaltsstoffe. Wer hingegen eine neue Sorte Waffeleis auf den Markt bringen will, muß zwar in allen Einzelheiten angeben, woraus die Waffeln bestehen – über die Zusammensetzung der Eiscreme zwischen den Waffeln darf er sich allerdings ausschweigen. Beim Tabak sieht das ähnlich aus: Wir erfahren etwas über den Teer- und den Nikotingehalt von Zigaretten, die Hersteller lassen sich lang und breit über die Filter aus, aber was sonst noch im Tabak enthalten ist, sagen sie uns nicht. Ein Vertreter der amerikanischen Tabakindustrie berichtete im März 1973 in der *Medical World News*, daß bei der Herstellung von Zigaretten durchschnittlich 5 Prozent Zucker zugesetzt werden. Bei Zigarren sind es bis zu 20, bei Pfeifentabak ungefähr 40 Prozent. Dieser Zucker gelangt größtenteils in Form von Melasse in den Tabak.

Der Zuckerwahn hat in den USA solche Ausmaße angenommen, daß in den 60er Jahren der Zuckerverbrauch der Nahrungsmittelindustrie innerhalb eines Zeitraums von nur vier Jahren um 50 Prozent steigen konnte. Gibt es in der Tabakindustrie eine ähnliche Entwicklung? Einer im Herbst 1972 von der British Broadcasting Corporation ausgestrahlten Fernsehdokumentation zufolge nimmt der Zuckeranteil im Tabak tatsächlich seit langem beständig zu. Und weil diese Dokumentation von den Sendern wohl kaum wiederholt werden dürfte, möchte ich Ihnen auch eine weitere Information nicht vorenthalten: chemische Untersuchungen und Testreihen haben ergeben, daß der Zucker im Tabak möglicherweise eine der Ursachen von Lungenkrebs ist. So gab es etwa einen interessanten Vergleich zwischen Lungenkrebs-Statistiken aus Ländern, in denen zuckergebeizter Tabak geraucht wird, und Ländern, in denen der Tabak mit anderen Verfahren (ohne den Zusatz von Zucker) behandelt wird.

In der Kultur des Westens ist der Tabak fast ebenso neu wie der raffinierte Zucker. Soviel wir wissen, haben die amerikanischen Indianer schon seit undenklichen Zeiten ihre Friedenspfeifen geraucht, aber der weiße Mann lernte diesen Brauch erst kennen, als Kolumbus 1492 auf Kuba beobachten konnte, wie die einheimische Bevölkerung dort Tabak rauchte und kaute. Für die Urbevölkerung des amerikanischen Kontinents bestand ein enger Zusammenhang zwischen dem Rauchen und wichtigen religiösen Stammeszeremonien. Gelegentlich wird behauptet, *tobacco* sei in Mexiko das indianische Wort für »Kraut« gewesen; andere Vermutungen gehen dahin, daß die Indianer die y-förmige, hölzerne Röhre, mit der sie den Rauch durch die Nase inhalierten, als *tobacco* bezeichnet haben.

Nach Europa gelangte die Tabakpflanze 1558 durch einen Arzt, den Philipp II. von Spanien ausgesandt hatte, um die Flora und Fauna Mexikos zu erforschen. Wenig später überreichte der französische Gesandte in Portugal seiner Königin Katharina von Medici einige Tabaksamen als Geschenk. Der

Name jenes Gesandten – Jean Nicot – wurde in dem latinisierten Namen der Tabakpflanze verewigt: *Nicotinia.* Wie schon dem Zucker wurden nun auch der Nicotinia heilkräftige medizinische Eigenschaften zugeschrieben. Sie entwickelte sich schnell zur Wunderdroge ihrer Zeit. Von ihrer Anhängerschaft wurde die Pflanze auch *herba santa* (heiliges Kraut) oder *herba panacea* (Kraut für jeden Zweck) genannt. Schon im siebzehnten Jahrhundert hatte sich die Tabaksucht wie ein Lauffeuer in allen europäischen Ländern ausgebreitet. Auch die oft ablehnende Haltung von Kirche und Staat, die den Tabakgenuß mit Exkommunikation und Todesstrafe belegten, hatte das nicht verhindern können. Und als selbst die Drohung mit der Todesstrafe nicht fruchtete, verlegten die Regierungen sich eben darauf, den Tabak mit Steuern zu belegen.

Tabak wurde im Laufe der Zeit auf der ganzen Welt angebaut, aber die größten Plantagen finden sich nach wie vor in den USA. Ursprünglich beizte man den Tabak dort in der althergebrachten Weise, die man von den Indianern übernommen hatte: Die angewelkten Blätter wurden einfach auf einem Gestell in der Sonne getrocknet. Mit der Zeit wurden diese Gestelle dann überdacht oder zum Schutz der Ernte vor Regen gleich in Scheunen aufgestellt.

Die Luftbeize – hier werden die Blätter so in einer Scheune aufgehängt, daß die Luft sie frei umstreichen kann – unterschied sich kaum von der Sonnenbeize. Wurde es zu kalt, dann konnte man den Trocknungsprozeß hier mit künstlicher Hitze unterstützen. Der Großteil des Zigarrentabaks ist heutzutage luftgebeizt. Bei diesem Verfahren dauert es etwa drei Monate, bis die Tabakblätter mürbe genug sind, und durch die Fermentierung verbleiben nur Spuren des natürlichen Zuckers im Tabak.

Bei der Rauchbeize (der sogenannten Virginia-Beize) wird der Tabak frisch vom Feld in einem Raum aufgehängt, in den man vermittels eines Rohrsystems die Rauchgase eines

Feuers leitet. Da die Temperaturen bei diesem Verfahren bis auf 170 Grad ansteigen, trocknet der Tabak wesentlich schneller. Und weil Zeit im Geschäft mit dem Tabak (wie auch bei allen anderen Geschäften) Geld ist, ist die Rauchbeize natürlich billiger als die oben genannten Methoden. Das Problem ist allerdings, daß die intensive Hitze die natürlichen Enzyme blockiert, die bei den anderen Verfahren den im Tabak enthaltenen natürlichen Zucker in Gärung versetzen. Deshalb kann rauchgebeizter Tabak zu mehr als 20 Gewichtsprozenten aus Zucker bestehen.

Noch komplizierter wird die Angelegenheit dadurch, daß vor allem für Zigaretten- und Pfeifentabak verschiedene Sorten miteinander vermischt und mit Würzsaucen versetzt werden – bei diesem Prozeß kommt schon seit langer Zeit Zucker (Sucrose) zum Einsatz. In Großbritannien wurden die Tabakblätter um die Jahrhundertwende angeblich nur mit reinem Wasser angefeuchtet, aber in den USA verwendete man bereits damals »bestimmte Saucen, die aus einer Mischung aus in Wasser aufgelösten aromatischen Substanzen wie Zucker, Süßholz, gewöhnlichem Salz und Salpeter bestehen. Diese Saucen sollen den Geschmack und die Brenneigenschaften der Tabakblätter verbessern«.

Wer jemals eine französische Zigarette nach einigen Zügen zur Seite legen mußte, konnte beobachten, daß sie im Aschenbecher von selbst ausgeht. Amerikanische Zigaretten hingegen qualmen von alleine weiter. Nun kann man in Frankreich noch oft Zigaretten mit gelbem, ungebleichtem Papier kaufen. Der erste Franzose, dem ich eine amerikanische Zigarette anbot, nahm sie zwar mit Vergnügen an, schnitt sie dann aber mit einem Messer der länge nach auf, nahm den Tabak heraus und wickelte sich mit seinem gelben Papier daraus seine eigene Zigarette. Als er dann das weiße amerikanische Zigarettenpapier unter meiner Nase anzündete, hatte ich das Gefühl zu ersticken.

Ich muß gestehen, daß ich nicht die geringste Ahnung vom Zucker im Tabak hatte, bis ich in den siebziger Jahren in englischen Zeitungen Berichte über Auseinandersetzungen um den Zuckergehalt von Zigaretten las. Nachdem die britische Regierung im Herbst 1972 angekündigt hatte, daß sie eine Tabelle mit dem Teer- und Nikotingehalt britischer Zigarettenmarken veröffentlichen würde – wie zuvor bereits in den USA geschehen –, blies die *London Sunday Times* mit einem Leitartikel zum Angriff. Sie beklagte, daß eine solche Liste irreführend sein könnte und zitierte Untersuchungen, nach denen britische Zigaretten aus rauchgebeiztem Tabak (der viel Zucker enthält) das Lungenkrebs-Risiko erhöhen, obwohl ihre Teer- und Nikotinwerte relativ niedrig sind.

Der inzwischen verstorbene Dr. Richard D. Passey vom Londoner Chester-Beatty-Institut hat zwanzig Jahre lang die Zusammenhänge zwischen Rauchen und Krebs erforscht. Als ihm dabei auffiel, daß Zigarrenraucher viel seltener an Lungenkrebs litten als Zigarettenraucher, untersuchte er den Unterschied zwischen Zigarren- und Zigarettentabaken genauer. Er stellte fest, daß der größte Teil der britischen Zigarettentabake rauchgebeizt ist, Zigarrentabake hingegen nach dem Verfahren der Luftbeize fermentiert werden. In vielen Ländern (so auch in den USA) enthalten die Zigaretten Mischungen beider Tabaktypen, und in fast allen Ländern Osteuropas und Asiens bestehen sie sogar meist vollständig aus luftgebeiztem Tabak.

Nach den Aussagen Dr. Passeys entwickelt sich beim Verbrennen der verschiedenen Tabakarten jeweils ein völlig anderer Rauch. Beim Verbrennen von Tabak mit hohem Zuckeranteil entsteht stark säurehaltiger Rauch, während der Rauch von Tabak mit niedrigem Zuckergehalt nur schwach sauer oder sogar alkalisch ist.

Diese These unterstützt auch Dr. G. B. Gori, der stellvertretende Direktor des nationalen Krebsinstituts der USA und Vorsitzende der Tobacco Working Group, die jährlich sechs

Millionen Dollar für die Suche nach einer »sichereren« Zigarette ausgibt. Er sagt: »Wenn der Rauch sauer ist, neigen wir dazu, mehr zu inhalieren, und deshalb glaube ich, daß rauchgebeizter Tabak auf die Dauer gefährlicher als luftgebeizter sein dürfte«.

Der britische Tabakexperte Dr. Passey hatte die Zigarettenmarken verschiedener europäischer Staaten mit den jeweiligen Krebsraten dieser Staaten verglichen:

> England und Wales weisen die weltweit höchste Lungenkrebsrate bei Männern auf, und britische Zigaretten haben mit 17 Prozent den weltweit höchsten Zuckergehalt.
> In Frankreich liegt der Zirarettenkonsum pro Kopf zwar um etwa zwei Drittel höher als in England, die Krebsrate dagegen ist dort nur ein Drittel so hoch. Französische Zigaretten werden aus luftgebeiztem Tabak hergestellt, der nur zwei Prozent Zucker enthält.
> In den USA werden pro Kopf zwar mehr Zigaretten geraucht als in Großbritannien, aber die Lungenkrebsrate ist nur halb so hoch. Amerikanische Zigaretten werden aus einer Mischung beider Tabaktypen hergestellt – sie enthalten durchschnittlich 10 Prozent Zucker.
> In Rußland, China, Formosa und anderen Ländern werden die Zigaretten aus luftgebeiztem Tabak hergestellt – die Methode, nach der man den Tabak dort trocknet und fermentiert, ähnelt dem Verfahren, das schon die Indianer vor der Erfindung der Zuckersaucen anwandten. In diesen Ländern läßt sich überhaupt kein Zusammenhang zwischen Rauchen und Krebs feststellen.[1]

Obwohl das maoistische Regime in China unausgesetzt zur Leibesertüchtigung aufruft, ist China eines der wenigen Länder der Welt, in denen es keine staatliche Nichtraucherkampagne gibt. Chinesische Zigaretten haben angeblich extrem niedrige Teer- und Nikotinwerte und enthalten nur sehr wenig Zucker.[2]

In Indien sind Herzerkrankungen unter den wohlhabenden Bevölkerungsschichten relativ weit verbreitet, spielen aber hinsichtlich der Gesamtbevölkerung kaum eine Rolle. R. P. Malhotra und N. S. Pathania konnten hier 1958 in einem Artikel in einer britischen medizinischen Fachzeitschrift aufzeigen, daß diese Herzerkrankungen bei den Sikhs genauso häufig auftraten wie bei den üblicherweise tabakabstinenten Hindus.

Die britische Fachzeitschrift *The Lancet* brachte einige gewichtige Argumente gegen Dr. Passeys Theorie und seine Daten vor. Dr. Gori vom nationalen Krebsinstitut äußerte: »Ich denke nicht, daß man den Zucker hier besonders herausgreifen darf.« Alle Experten stimmten jedoch darin überein, daß diese Frage genauer untersucht werden sollte.

Das nationale Krebsinstitut der USA befaßt sich nicht allein mit den Auswirkungen der verschiedenen beim Tabakanbau eingesetzten Düngemittel und den Effekten der Chemikalienvielfalt, die sich mittlerweile in handelsüblichen Zigaretten findet; auch hier will man sich mit der Zuckerfrage auseinandersetzen.

»Wir haben vor, dieses Thema detailliert zu untersuchen«, schrieb mir Dr. Gori im Jahre 1973. »Schon heute bestimmen wir die verschiedenen Inhalationsmuster von Rauchern. Wir wollen herausfinden, ob der jeweilige Tabaktypus hier einen Unterschied macht – ob also luftgebeizter Tabak (niedriger Zuckergehalt, hoher ph-Wert) zu einem anderen Inhalationsverhalten als rauchgebeizter Tabak (hoher Zuckergehalt, niedriger ph-Wert) führt. Lassen sich solche Unterschiede nachweisen, dann liegt es nahe, einen Zusammenhang zwischen Zuckergehalt des Tabaks, Rauchverhalten und höherem respektive geringerem Krebsrisiko anzunehmen.«

Meine fernöstlichen Freunde wie Sakurazawa Ohsawa und Herman Aihara staunen immer wieder über die offizielle amerikanische Ansicht, Rauchen verursache Lungenkrebs. Sie glauben, das nationale Krebsinstitut der USA werde in absehbarer Zeit zugeben müssen, daß unser erschreckender Zuckerkonsum, die chemischen Zusätze in unseren Nahrungsmitteln und vor allem auch die chemisch verseuchten tierischen Eiweiße in unserer Ernährung bei der Entstehung von Lungenkrebs eine gewichtige Rolle spielen.

Ihrer Ansicht nach bekommen viele Menschen deshalb Krebs, weil sie zuviel an Yin-Nahrungsmitteln zu sich nehmen – eben Zucker und künstliche chemische Zusätze.

> Rauchen ist ausgesprochen Yang und deshalb dem übermäßigen Konsum von Früchten, Obstsäften, Limonaden und anderen kohlenhydrathaltigen, coffeinierten Zuckerzubereitungen vorzuziehen.
> Es ist weitaus wichtiger, weniger Drogen, Zucker und Früchte zu sich zu nehmen, als völlig mit dem Rauchen aufzuhören.
> Bei den Indianern stand der naturbelassene Tabak einst im Ansehen eines Heilmittels gegen eine Vielzahl von Krankheiten.
> Da die handelsüblichen Zigaretten unnatürliche Chemikalien und Zucker enthalten, sollten Sie diese meiden und sich Ihre Zigaretten selbst drehen. Verwenden Sie dabei nach Möglichkeit natürlich angebauten Tabak und chemisch unbehandeltes Zigarettenpapier.
> Menschen mit schwachen Lungen, Nieren oder einer schwachen Leber haben generell eine schwache Konstitution und sollten nur wenig rauchen.
> Tabak ist keine Notwendigkeit wie das Essen, sondern ein Genußmittel.
> Bei Genußmitteln kommt es immer darauf an, ein gesundes Gleichgewicht zwischen dem Genuß und seinen schädlichen Wirkungen einzuhalten.

Als das Beargwöhnen des eigenen Gewichts in Amerika (vor allem in der Damenwelt) zur Mode wurde, griff ein Zigarettenhersteller den neuen Trend mit einem Werbeslogan auf: »Lieber Luckies als Lutscher!«

Dieser Slogan war möglicherweise vernünftiger, als wir immer gedacht haben.

Mittlerweile zeigt sich, daß die Anti-Raucher-Kampagnen des Gesundheitsministeriums und des Diseasestablishments keine großen Erfolge gebracht haben. Die Luft, die wir atmen, können wir als einzelne nicht verbessern, aber wir können sehr wohl bestimmen, *welche* Nahrungsmittel wir zu uns nehmen und *welche* Tabaksorte wir rauchen. Gezuckerte Zigaretten sind überflüssig. Wenn die Raucher das durch ihr Kaufverhalten klarstellen, wird die Zigarettenindustrie sich hier wohl oder übel anpassen müssen.

Seit den siebziger Jahren fördert die US-Politik staatliche Maßnahmen gegen das Zigarettenrauchen. In Zügen und Bussen gab es schon immer Nichtraucherabteile; mittlerweile finden wir sie auch in Flugzeugen, aber in Bars und Restaurants müssen Nichtraucher nach wie vor damit rechnen, in Rauch eingehüllt zu werden. In Warenhäusern, Büros, Theatern, Krankenhäusern und einigen öffentlichen Gebäuden gelten strenge Rauchverbote; vielerorts haben Feuerschutzbestimmungen den gleichen Effekt. Nahezu überall wird Tabak hoch besteuert. In einigen Ländern (so etwa in Schweden) dient die immense Tabaksteuer sicherlich weniger der Füllung des Staatssäckels als vielmehr dem sozialpolitischen Zweck, so viele Menschen wie möglich vom Rauchen abzuhalten.

Nichtraucher können sich auf Gesetze und Benimmregeln berufen, wenn ihnen Qualm in die Nase steigt. Sie können bitten, drohen, toben oder einfach weggehen. Solange es noch Spuren des Geruchssinns gibt, lassen sich die rauchenden Übeltäter eben leicht aufspüren. Aber wie sehr sich Nichtraucher auch zu recht von ihren rauchenden Mitmenschen belästigt fühlen mögen – im Vergleich zu den Belastungen von Diabetikern, Hypoglykämikern oder Menschen, die vernünftigerweise einfach nur zuckerfrei leben wollen, nimmt sich der Tabakqualm wie eine frische Morgenbrise aus.

Wer sich bewußt dem Zucker verweigern will, steht ziemlich allein da und kommt sich vor wie ein Blinder, der durch ein Minenfeld tappt. Sobald Sie den Mund aufmachen, begeben Sie sich in unsicheres Terrain. So greifen Sie etwa des Morgens ganz ohne Hintergedanken als erstes zur Zahnpasta.

Woher wollen Sie wissen, daß sie keinen Zucker enthält? Die Werbeleute erzählen Ihnen, wie wunderbar die Zahnpasta schmeckt und wie gründlich sie Ihren Atem reinigt. Auf der Tube finden Sie ein paar unverständliche Sprüche über die eingebauten Karieskiller. Aber was verrät Ihnen die Zahnpastatube sonst über ihren Inhalt? Auch wenn Sie das Kleingedruckte gelesen haben, sind Sie hier nicht schlauer. Wenn Sie eine verläßliche Auskunft haben wollen, müssen Sie Ihre Zahnpasta schon zur Analyse an ein unabhängiges Lebensmittellabor schicken. Am besten wäre es freilich, Sie zeigen den Werbestrategen die kalte Schulter und greifen zu einem Zahnpulver, das weder beworben wird noch süßlich schmeckt. Sie können sich natürlich auch von einer Europareise wirklich zuckerfreie Zahnpasta mitbringen oder selbst Zahnpasta herstellen – aus Meersalz und Auberginenasche.

Im März 1974 tauchte Leutnant Hiro Onado aus den philippinischen Dschungeln auf, in denen er nahezu dreißig Jahre lang ein einsames, gefährliches Leben geführt hatte. Er hatte sich die ganze Zeit über dort versteckt gehalten, weil er immer noch auf einen direkten Kapitulationsbefehl seines zuständigen Offiziers wartete. Jetzt flog er nach Tokio und wurde dort als Held empfangen. Nachdem die Ärzte ihn untersucht hatten, verkündeten sie: Keine Löcher in den Zähnen! Von der Kariesvorbeugung mit fluoriertem Trinkwasser hatte der Mann niemals gehört, aber er hatte eben auch dreißig Jahre lang keinen Zucker gesehen. Die zuckertrunkenen Amerikaner dagegen haben in seinem Alter durchschnittlich schon die Hälfte ihrer Zähne verloren; mit 55 Jahren kann jeder zweite Amerikaner des Nachts sein künstliches Gebiß ins Zahnputzglas legen.

In der *New York Times* findet sich im Juni 1975 eine Notiz mit dem Titel »44 Prozent aller Schotten über sechzehn zahnlos«. Die Zeitung bezog sich auf Statistiken des staatlichen schottischen Gesundheitsdienstes, nach denen lediglich zwei Prozent der untersuchten Personen zahnmedizinisch als gesund bezeichnet werden konnten. Abschließend heißt es in der Notiz: »In Schottland wird mit 120 Pfund pro Kopf und Jahr weltweit der meiste Zucker konsumiert.«

Die Zeitschrift *Esquire* veröffentlichte in ihren Ausgaben vom Februar und August 1973 zwei umfangreiche Artikel zum Thema Gesundheit; in einem geht es um Abmagerungsdiäten, der andere berichtet über die hohen Kosten der zahnmedizinischen Versorgung. In beiden Artikeln wird der Zucker – die Hauptursache von Fettsucht und Karies – kein einziges Mal erwähnt. In einem weiteren Artikel über Abmagerungskuren benutzt der Autor – immerhin ein Arzt – das Wort Zucker genau einmal: »Zucker ist reines Kohlenhydrat.« Seltsamerweise findet sich in dem Artikel über Zahnverfall aber die Bemerkung: »Die Hauptverursacher von Karies sind Kohlenhydrate.«

Wer Zucker ißt, kann sich ruhig nach jedem Bissen die Zähne putzen und dreimal täglich den Zahnarzt aufsuchen. Vor dem Zuckerblues wird ihn das nicht retten.

Fortschrittliche Zahnärzte haben neuerdings die alte Erkenntnis wiederentdeckt, daß es sich bei dem Gebiß um ein Körperteil handelt. Es gab in der Tat eine Zeit, in der die Zähne als »inaktive Organe« galten; Zahnverfall wurde dementsprechend nur als ein begrenztes Ereignis auf der Zahnoberfläche betrachtet und als solches behandelt. Zahnärzten maß man zu dieser Zeit eine ähnliche Bedeutung wie Mechanikern, Kosmetikern, Kesselflickern oder Friseuren zu. Sobald ein Zahnarzt es wagte, mit seinen Patienten über etwas anderes als Zahnlöcher oder -füllungen zu reden, betrat er das eifersüchtig verteidigte Terrain der Mediziner.

Diese Zeiten sind vorbei. Zahnmedizinische Untersuchungen haben eindeutig bewiesen, daß die Zähne genauso an den Stoffwechselprozessen beteiligt sind wie auch alle anderen Körperteile. Der Körper ist eine Einheit.

Auf der Grundlage von Techniken, die ursprünglich zur

Beobachtung des Flüssigkeitstransports in Organen wie Leber und Niere entwickelt wurden, haben zwei Forscher von der Loma Linda School of Dentistry herausgefunden, daß Zucker leichte Veränderungen in der inneren Aktivität der Zähne bewirkt. Diese Veränderungen können ein frühes Zeichen für einen späteren Kariesbefall sein.

In ihrem Bericht vor der Versammlung der Internationalen Vereinigung für Zahnmedizinische Forschung in Chicago zeigten Dr. R. E. Steinman und Dr. John Lenora, daß Zucker vor allem einen Effekt auf den Flüssigkeitstransport innerhalb der Zähne hat – durch winzige Kanäle im Zahnbein fließen dort Hormonsubstanzen von der Pulpa zum Zahnschmelz.

Ohne eine umfassende körperliche Gesundheit können wir auch keine gute Widerstandskraft gegen Karies entwickeln, denn die Selbstschutzmechanismen der Zähne bedürfen höchst komplexer physiologischer Prozesse. Die Forscher fanden unter anderem folgendes heraus:

– Eine zuckerreiche Ernährung verlangsamt die Fließgeschwindigkeit der Hormonsubstanzen *innerhalb einer Woche* auf zwei Drittel des Anfangswertes.

– Zähne mit träger innerer Aktivität sind sehr kariesanfällig.

– Ein vom Hypothalamus abgegebenes Hormon regt die Speicheldrüse zur Ausschüttung eines weiteren Hormons an, das die Geschwindigkeit der Flüssigkeitsbewegung in den Zähnen steigert.

– Eine zuckerreiche Ernährung stört das Hormongleichgewicht und verringert die Geschwindigkeit der Flüssigkeitsbewegung im Körper. Das schwächt die Zähne und macht sie anfälliger für Karies.

– Gesunde Zähne können normalerweise nicht durch die stets im Mund vorhandenen Mikroben angegriffen werden.

Wer kann schon Wert darauf legen, all die nützlichen Bakterien im Mund loszuwerden? Wohl nur die verrückten Leute, die Mundwasser verkaufen.

Aber lassen Sie uns ins Badezimmer zurückkehren. Sie sind also aufgestanden, haben sich die Zähne geputzt und stehen nun da und blicken den Schwierigkeiten des Tages mehr oder weniger mutig ins Auge. Zu Ihrer Aufmunterung greifen Sie vielleicht zu einer ersten Zigarette. Besteht sie den Zuckertest? Das Gesundheitsministerium teilt Ihnen mit, daß Rauchen Ihre Gesundheit gefährdet. Was ist drin im Glimmstengel? Auf den Zigarettenpäckchen steht, wieviel Teer und Nikotin die Zigaretten enthalten. Aber welcher Tabak ist mit Zucker gebeizt, welcher nicht? Wenn Sie zu zuckerfreien Importzigaretten greifen, kassiert der Staat wegen der hohen Zölle doppelt soviel Steuern wie bei den einheimischen Marken. Oder Sie drehen sich Ihre Zigaretten selbst. Dann sollten Sie sich importierten Tabak und importierte Blättchen ohne Zusatz von Chemikalien und Salpeter besorgen. Die Freiheit der Wahl ist eine Farce, wenn man sein Lieblingskraut erst an ein Untersuchungslabor schicken oder selbst ein Tabakexperte werden muß, um eine zuckerfreie Zigarette rauchen zu können.

Sie sind immer noch im Badezimmer. Als nächstes drücken Sie Ihre Morgenzigarette aus und greifen nach einem Röhrchen Vitamintabletten. Nun teilt die Regierung uns einerseits mit, daß wir durch das Rauchen unserem Körper bestimmte Vitamine entziehen. Andererseits versichert sie uns aber, daß wir uns keine Sorgen machen müssen, weil die durchschnittliche Ernährung genug wichtige Vitamine enthält. Was sollen wir glauben? Um sicherzugehen, nehmen Sie jedenfalls von Zeit zu Zeit ein paar Vitaminpillen. Können Sie sagen, welche von diesen kleinen Pillen in einem Zuckermantel stecken? Die Hersteller von Vitaminpillen haben die Pflicht, auf den Verpackungen alles mögliche aufzuführen. Doch wo steht, ob ihre Pillen zuckerummantelt sind oder nicht? Was sollen Sie also tun? Etwa im Laden nachfragen oder gar einen Brief an den Hersteller schreiben?

In Flugzeugen gibt es heutzutage Raucher- und Nichtraucherbereiche. Sie können normalerweise schon beim Buchen angeben, wo Sie lieber sitzen wollen. Wenn Sie allerdings an Bord zuckerfreie Speisen oder Getränke zu sich nehmen möchten, müssen Sie entweder selbst für ihr Lunchpaket sorgen oder 48 Stunden vor dem Flug bei der Fluggesellschaft anrufen und um eine Diätmahlzeit bitten. Ich wollte immer schon eine von diesen Mahlzeiten ausprobieren, aber ich habe es nie geschafft, rechtzeitig an die Bestellung zu denken. Dieser Festschmaus ist mir deshalb bisher entgangen.

Letztlich reisen aber auch nur magere drei Prozent der US-Bevölkerung mit dem Flugzeug, obwohl die Konkurrenz unter den Fluggesellschaften groß ist und alle lautstark um Kunden werben. Flugreisen machen also nur einen kleinen Prozentsatz des Reiseverkehrs aus. Gereist wird in Amerika mit dem Auto. Und auf den modernen Super-Highways sucht man vergeblich nach Picknickplätzen, Straßenimbissen, Kiosken, Trucker-Treffpunkten und örtlichen Restaurants mit eigener Küche.

Der hungrige Autofahrer hat heutzutage keine Wahl: In den großen Restaurantketten mit ihrem festgeschraubten Norm-Mobiliar werden überall die gleichen Standard-Gerichte serviert – von Küste zu Küste, von Maine bis Kalifornien. In der Werbung versuchen uns diese Restaurants mit ihrer Eiscreme-Auswahl in vielen köstlichen Geschmacksrichtungen zu verlocken (obwohl sie in Wirklichkeit meistens nur drei Sorten führen: Vanille, Schokolade und eine etwas ausgefallenere Geschmacksrichtung). Außerdem immer im Angebot: Erfrischungsgetränke, verschiedene Cola-Marken und gezuckerte Snack-Riegel in allen möglichen verlockenden Verpackungen, damit die Kinder nur ja ein tüchtiges Geschrei machen. Nach zuckerfreien Speisen und Getränken müssen Sie hier ziemlich lange suchen.

Überall das gleiche Lied. Brot, Brötchen und Kuchen,

Cracker und Kekse, Donuts und Waffeln, Pfannkuchen und Toast, Gelee und Marmelade, Relish und Ketchup, Gemüse und Obst, Fleisch und Kartoffeln, Suppen und Nüsse – alles ist mit Zucker eingefroren, vorgekocht und aufgepeppt. Morgens können Sie vielleicht noch den zuckerbeladenen, abgepackten Frühstückshäppchen entgehen, indem Sie eine Schüssel mit einfacher Hafergrütze kaufen. Wenn Sie beharrlich genug sind, sucht Ihnen die Bedienung vielleicht sogar etwas Honig, mit dem Sie Ihre Grütze süßen können. Aber Vorsicht! Selbst der Honig könnte mit Zucker gefiltert und gestreckt sein, die Hafergrütze wird normalerweise während des Kochens gesalzen, und auch das Salz enthält häufig Zucker. Wenn Sie dreist genug sind, können Sie hier ja mal nachhaken. Die Baked Beans sind sowieso voller Zucker. Und der Schinken wird nicht selten mit Zucker schön mürbe gemacht.

Auf der Suche nach Gerichten, die aller Wahrscheinlichkeit nach keinen Zucker enthalten, studieren Sie also die Speisekarte. Plötzlich stoßen Sie einen Seufzer der Erleichterung aus: es gibt auch Muschelsuppe. Sie geben also Ihre Bestellung auf und halten den Atem an. Sie sind fest davon überzeugt, daß die Kellnerin Ihnen freundlich mitteilen wird, Muschelsuppe sei entweder gerade ausgegangen oder zu dieser Jahreszeit nicht verfügbar. Wenn Sie Glück haben, können Sie der Kellnerin trotzdem einen Teller Suppe abhandeln – aus Dosenmuscheln, verkochtem Gemüse und hoffentlich nicht allzuvielen anderen Zutaten. Sie gratulieren sich zu Ihrer Findigkeit, aber was Sie da auf Ihrem Teller sehen, erinnert Sie in erster Linie daran, wie gut Muschelsuppe doch früher einmal war. Naja. Sie stellen sich also vor der Kasse an, und was sehen Sie? Zwischen den Süßigkeiten stehen doch tatsächlich ein paar Dosen mit Muschelsuppe für den Verkauf außer Haus. Neugierig nehmen Sie eine Dose und sehen sich das Etikett an. Ihr Magen zieht sich jäh zusammen ... als erstes springt Ihnen der Inhaltsstoff ins Auge, dem Sie unbedingt entfliehen wollten: Zucker. In der

Dose ist wirklich mehr Zucker als Muschelfleisch. Wieder einmal angeschmiert. In Zukunft werden Sie Ihr eigenes Frühstück, Mittagessen und Abendbrot auf die Reise mitnehmen müssen.

Die Zeit ist reif für eine Renaissance des Henkelmanns. Ich selbst habe einen von diesen alten Henkelmännern mit Thermodeckel. Und ich trete keine längere Autofahrt ohne vollen Henkelmann und eine kleine Notration an. Als ich das letzte Mal eine Reise von Küste zu Küste unternahm, war ich kurz vorher auf eine wunderbare, einfache Notverpflegung gestoßen – Reisbällchen. Kochen Sie einen Topf ungeschälten braunen Reis und lassen ihn abkühlen. Rösten Sie dann ein paar japanische Nori-Blätter (bei uns sind sie als Meersalat bekannt) auf kleiner Flamme, bis sie sich knusprig kräuseln. Entkernen Sie ein paar gesalzene Umeboshi-Pflaumen. Nun rollen Sie eine Handvoll Reis zu einer Kugel; wenn sie vorher die Hände in etwas kaltem Wasser mit einer Prise Meersalz anfeuchten, wird der Reis dabei nicht so sehr kleben. Drücken Sie eine halbe Pflaume in die Mitte der Kugel und wickeln Sie das Ganze in ein Stückchen von dem passend zurechtgezupften, gerösteten Seetang. Am Ende wickeln Sie die Reisbällchen in Butterbrotpapier ein – aber bitte nicht zu fest, denn der Reis sollte noch Luft bekommen. Aufbewahren können Sie diese Notration in der Butterbrotdose oder in einer Papiertüte. Die Salzpflaumen sorgen dafür, daß der Reis nicht so schnell schimmelt; durch die Hülle aus geröstetem Seetang trocknet er nicht so schnell aus. Die Reisbällchen halten sich je nach den klimatischen Verhältnissen drei bis vier Tage. Wenn Sie auf Ihrer Fahrt der Hunger überkommt, haben Sie immer ein köstliches Reisbällchen zur Hand. Achten Sie darauf, daß Sie jeden Bissen eine gute Minute lang kauen; das ist wichtig für die Verdauung. Der Seetang nimmt ein wenig Feuchtigkeit aus dem Reis auf und sorgt so dafür, daß die Bällchen genau die richtige Konsistenz behalten; durch die Salzpflaume bekommen sie eine pikante Note. Sie werden eine wunderbare Fahrt haben – ohne die Höhen und Tiefen zwischen einem vollen Bauch und nagendem Hunger. Am wichtigsten aber ist, daß Sie bei einer solchen Kost hellwach auf die unvorhersehbaren Manöver reagieren können, mit denen unvorsichtige Fahrer auf dem Highway alle anderen Verkehrsteilnehmer gefährden.

Das Gemetzel auf den amerikanischen Highways fordert mehr Todesopfer als alle Kriege zusammen. Obwohl der Staat Jahr für Jahr Milliarden Dollar für Straßenbau, Sicherheitsmaßnahmen, Verkehrserziehung und die polizeiliche Überwachung der Highways ausgibt, nimmt die Zahl der Todesopfer stetig zu. Die wahren Ursachen solcher tödlichen Unfälle werden allerdings gar zu oft mit den Unfallopfern begraben. Dabei werden Studien über Studien in Auftrag gegeben; mit Radargeräten, Computern und den Erkenntnissen der Verhaltenswissenschaft versucht man den Unfallursachen auf den Grund zu gehen. Im Fernsehen können wir schockierende Appelle sehen, bei denen uns der Schreck in sämtliche Glieder fährt. Trockene Alkoholiker fordern uns auf, Betrunkene nicht ans Steuer zu lassen. Bei Ferienbeginn werden alle Autofahrer gebeten, den letzten Drink stehenzulassen und vor der Fahrt lieber eine Tasse Kaffee zu trinken. Aber wieviele Fernsehsendungen haben Sie gesehen, in denen Sie aufgefordert wurden, keine Zuckersüchtigen mehr ans Steuer zu lassen?

Wir können diese Gefahr einfach nicht länger ignorieren. 1971 führte der Spezialist für innere Medizin Dr. H. J. Roberts eine der umfassendsten Studien über Highway-Unfälle durch, die es je gab. Er stellt dort die These auf, daß wir den Begriff »Unfallursachen« aus einer vollkommen neuen Perspektive betrachten sollten und kann dies auch anhand von tausend Seiten Text und etlichen Tabellen belegen. Dr. Roberts hält bei solchen Vorfällen schon die Bezeichnung »Unfall« für falsch, denn ein Unfall ist ein Ereignis, das aus ungeklärten Ursachen eintritt. Aber was steht dahinter, wenn jemand ein Stoppschild überfährt, über eine Kreuzung rast, auf die falsche Fahrbahn gerät, auf einer Steigung andere Fahrer überholt, am Anfang einer Kurve beschleunigt und die Kontrolle über sein Fahrzeug verliert? *Warum* hat sich der Fahrer so verhalten?[3]

Im Krieg, bei Autounfällen, bei Überschwemmungen und in jeder körperlichen Krise können wir die Erfahrung machen, daß ein paar Sekunden eine Ewigkeit bedeuten können und nicht selten über Leben und Tod entscheiden. Als Soldat, als Taxifahrer, beim Skilaufen, beim Bergsteigen und bei anderen Extremsportarten müssen wir schnell, unmittelbar und präzise auf Anforderungen oder Gefahren reagieren. Ob und wie weit wir diese Fähigkeit besitzen, zeigt uns, wie es um unsere Gesundheit bestellt ist. Wirklich gesund sind wir nur dann, wenn wir spontan richtig reagieren können. Ein Amerikaner, der gerade in London angekommen ist, kann leicht aus Versehen vom Bürgersteig aus in den fließenden Verkehr geraten – schließlich ist er in einer fremden Stadt, und muß sich erst daran gewöhnen, daß die Autos hier links fahren. Eine geistig wachsame Person erfaßt einen solchen Irrtum sofort und springt zurück, bevor es zu spät ist. Wenn Sie beim Bergsteigen an einen Felsvorsprung geraten, mit dem Ihre Künste überfordert sind, versuchen Sie eben instinktiv, ihn zu umgehen. Genauso verhält es sich es mit dem Autofahren.

Dr. Roberts gelangte 1971 in seiner Studie zu der Schlußfolgerung, daß es eine »wesentliche Ursache« für viele unerklärliche Unfälle gibt: »Millionen amerikanischer Fahrer leiden an krankhafter Schläfrigkeit und Hypoglykämie aufgrund eines funktionell bedingten Hyperinsulinismus.« Er schätzt, daß auf den amerikanischen Straßen ungefähr zehn Millionen davon betroffene Fahrer unterwegs sind.

Bei vielen Menschen sind also durch einen niedrigen Glucosespiegel die Hirnfunktionen, die Wahrnehmungs- und Reaktionsfähigkeit beeinträchtigt. Wie kommt das? Der Arzt schreibt: »Das offensichtlich erhöhte Vorkommen von Hyperinsulinismus und Narkolepsie [abnormale Schlafanfälle] während der letzten Jahrzehnte könnte weitgehend auf die Auswirkungen eines enormen Anstiegs des Zuckerkonsums bei einer gesundheitlich geschwächten Bevölkerung zurückzuführen sein.«[4]

Amerikaner nehmen inzwischen eine von fünf Mahlzeiten in Restaurants ein. Dort ist niemand verpflichtet, auf der Speisekarte oder auf andere Weise mitzuteilen, ob die Gerichte Zucker enthalten oder nicht.

Es gibt Menschen, die mit der genormten Einheitskost zurechtkommen, die uns überall im Land in den genormten Einheitsraststätten vorgesetzt wird: mit den Mahlzeiten voller Zucker, der Eiscreme, der Coca-Cola, dem Kaffee, dem Keks zum Kaffee, dem Kaugummi und der verwirrenden Vielfalt an Schokoriegeln, die an der Kasse ausliegen. Andere Menschen haben damit ihre Schwierigkeiten. Bisher konnten sie vielleicht mit diesem Essen gut leben, aber irgendwann geht es dann eben nicht mehr. Das stellt sich häufig erst in dem Moment heraus, in dem sie nicht nur genug, sondern *zuviel* davon gegessen haben. Leider enden sie dann häufig im Krankenhaus, sind verkrüppelt oder tot.

Hyperinsulinismus oder ein niedriger Glucosespiegel können laut Dr. Roberts durch bestimmte Faktoren noch verstärkt werden. Einer davon ist das Alter. Roberts zitiert verschiedene Studien, die zeigen, daß drei von vier älteren Menschen Zukker nur mangelhaft umwandeln können. Ein weiterer Faktor sind Medikamente wie Beruhigungsmittel oder Antihistaminika, die nicht selten schläfrig machen. Kommt die Einnahme derartiger Medikamente noch zu einer schweren Zuckersucht hinzu, dann kann das verheerende Auswirkungen haben. Auch durch Alkohol können Komplikationen auftreten. Obwohl man nach ein oder zwei Drinks noch durch den Alkoholtest kommt, haben diese Drinks manchmal sehr unangenehme Auswirkungen. Wer Probleme mit der Umwandlung von Zucker hat, sollte genau darauf achten, welche alkoholischen Getränke er zu sich nimmt. Whisky, Bier und Wein enthalten in den USA eben nicht immer nur Alkohol. Ihr Zuckeranteil kann erheblich schwanken. Und zusammen mit Zucker schlägt der Alkohol viel heftiger zu. Aber wie erschreckender ist der Umstand, daß viele – wenn nicht alle – Alkoholiker zugleich an Hypoglykämie oder an Hyperinsulinismus leiden, also zu einem niedrigen Glucosespiegel neigen. Roberts führt Studien an, nach denen Alkoholiker außerordentlich oft in Autounfälle verwickelt sind – *selbst in nüchternem Zustand.*

Nachdem ich jetzt schon lange Zeit ohne Zucker lebe, kann ich bereits an einfachen Anzeichen feststellen, welche Nahrungsmittel Zucker enthalten. Der Geschmack allein ist hier nicht unbedingt ein zuverlässiger Ratgeber, vor allem wenn ich in einem Restaurant oder an einem anderen Ort esse, an dem ich keinen Einfluß darauf habe, was alles an Gewürzen in das Essen kommt. Werde ich jedoch nach einem solchen Essen schläfrig, dann kann ich sicher sein, daß Zucker im Spiel war. Eine ähnliche Wirkung haben bei mir auch Honig und verschiedene Früchte – vor allem die zuckerreichen tropischen Köstlichkeiten. Ich kenne eine Japanerin, die in ihrem gesamten Leben noch keinen Zucker gegessen hatte. Bei ihrem ersten USA-Aufenthalt brachte ihr ein wohlmeinender Mensch ein Weißbrot mit, sie aß etwas davon, legte sich sofort schlafen und verpaßte prompt ihr Flugzeug – dabei war das Brot nur mit Honig gesüßt.

Damit es auf den Highways sicherer zugeht – so schlägt Dr. Roberts vor – sollten Autofahrer generell auf Glucose und Sucrose verzichten. Ich selbst lebe seit den sechziger Jahren ohne raffinierten Zucker, habe also die Sucrose aus meiner Ernährung gestrichen. Im Lauf der Zeit lernte ich Hunderte junger Menschen kennen, die durch eine Krankheit oder ihre Arzneimittel- und Zuckerabhängigkeit den Weg zu einer gesunden Ernährung gefunden haben. Dank dieser Ernährung war ihre Gesundheit bald wiederhergestellt, und uns verbindet immer noch unser gemeinsames Interesse an Ernährungsfragen. Um das etwas überstrapazierte Wort Lifestyle zu benutzen: wir praktizieren einen zuckerfreien Lebensstil. Ich bin mit vielen von ihnen in Verbindung geblieben und begegne ihnen häufig auf dem Campus von Universitäten oder in Kommunen oder auf einer unserer vielen Reisen. Das eine Mal treffe ich einen meiner jungen Bekannten in Boston, die nächste Woche stolpere ich in Südkalifornien über einen anderen. Auf diese Weise bin ich in einer langen Zeit bestimmt mehreren hundert Freunden begegnet, die viel unterwegs sind, aber nur zwei von ihnen hatten jemals einen Autounfall.

Da mich die besonderen Umstände dieser Unfälle interessierten, fragte ich nach. In beiden Fällen war der Fahrer allein. Einer von ihnen hatte früher an Epilepsie gelitten. Nachdem er seine Ernährung auf zuckerfreie Kost umgestellt hatte – er aß ausschließlich Vollkorngetreide, Gemüse, manchmal etwas Fisch und sehr selten Obst –, war die Epilepsie nach einigen Jahren fast verschwunden. Es ging ihm inzwischen so gut, daß er sein altes Leiden ganz vergessen hatte. Seinen letzten leichten Anfall hatte er ein Jahr vor dem Autounfall gehabt. Doch dann wurde er von einem pensionierten Priester in einer katholischen Pfarrei in Boston zum Essen eingeladen – es gab eine Mahlzeit, die für einen Erzbischof gereicht hätte, und sie wurde durch eine echte Zuckerbombe gekrönt. Obwohl er keinen Wein getrunken hatte, wurde ihm auf dem Freeway schwarz vor Augen: ein epileptischer Anfall. Nach dem Unfall steckten seine beiden Beine in Gips.

Der zweite Bekannte, der einen Highway-Unfall erlitt, war seit seinem siebzehnten Lebensjahr Diabetiker und hatte sich zehn Jahre lang Insulin gespritzt. Durch seine Erfahrungen mit Alkohol und Marihuana hatte er so viel über seinen Stoffwechsel gelernt, daß er sich eine Diät verordnen konnte, die zu ihm paßte. Mit Hilfe einer Kost, die ein nur auf Quantitäten bedachter Ernährungswissenschaftler als extrem kohlenhydratreich bezeichnen würde, konnte er seine Insulindosis um mehr als die Hälfte reduzieren. Er ernährte sich im wesentlichen von Vollkorngetreide und Gemüse. Zu der Zeit, in der er seine Ernährungsweise noch nicht umgestellt hatte und noch mit Insulin und Marihuana herumexperimentierte, bekam er auf einer Nebenstraße in Kalifornien einen Blackout und fuhr in den Graben. Eine Polizeistreife brachte ihn ins Krankenhaus. Nachdem die Polizisten in seiner Hosentasche die Karte mit dem Aufdruck »Ich bin Diabetiker« gefunden hatten, zogen sie seinen Führerschein ein.

Wenn Sie in der heutigen Zeit einen Führerschein beantragen, müssen Sie beweisen, daß Sie rückwärts einparken können, und in einem schriftlichen Test zeigen, daß Sie die Verkehrsregeln auswendig gelernt haben. Ein Beamter fährt mit Ihnen um den Block, um zu sehen, ob Sie anfahren und halten können und das Fahrzeug im Griff haben. Ihre Sehfähigkeit wird getestet. Computer werden auf die Spur Ihrer Verkehrsunfälle angesetzt. Doch all diese Maßnahmen werden solange nicht zu einer allgemeinen Sicherheit auf den Highways führen, solange auf den Straßen immer noch zuckerberauschte Autofahrer unterwegs sind.

Aussteigen

Niemand hat behauptet, daß Ihnen der Zuckerentzug leicht fallen wird, aber die Umstellung Ihrer Ernährung wird Ihnen weit mehr Vergnügen bereiten, als Sie jetzt vielleicht annehmen. Für Singles eignet sich wahrscheinlich am besten der »kalte Entzug«: Steigen Sie von heute auf morgen aus! Spüren Sie in Ihrer Wohnung sämtliche Lebensmittel auf, die auch nur im entferntesten unter dem Verdacht stehen, Zucker zu enthalten; werfen Sie sie in den Müll und beginnen Sie ein neues Leben. So laufen Sie nicht Gefahr, Speisekammer und Kühlschrank zu plündern, wenn Sie der Heißhunger auf Zucker hinterrücks überfällt. Zumindest zu Hause werden Sie der süßen Verlockung einfacher widerstehen können. Was Ihre Einkaufs- und Kochgewohnheiten anbelangt und den Zeitraum, bis Sie ein ganz neues Eßvergnügen entwickelt haben – nun, das wird schätzungsweise schon seine vier, fünf Wochen dauern. Wie sich Ihr täglicher Kampf nun im einzelnen gestaltet, ist nicht so wichtig; die allgemeine Marschrichtung hingegen ist von vitaler Bedeutung.

Einige nützliche Erfahrungswerte können Ihnen die Umstellung auf eine zuckerfreie Ernährung allerdings ein wenig erleichtern.

Wenn Sie bisher eine ausgeprägte Schwäche für Eiscreme gehabt haben, sollten Sie nicht den Fehler begehen und von einem Tag auf den anderen gar kein Eis mehr essen.

Köstliche Eissorten, die statt mit Zucker ausschließlich mit Honig zubereitet werden, sind fast überall erhältlich.

Zum Beispiel bietet die Firma Shiloh Farms im Osten der

USA ein zuckerfreies Eis an, bei dessen Herstellung nur natürliche Emulgatoren und Honig verwendet werden. Auch das dänische *Häagen-Dasz*-Eis ist über diese Firma zu beziehen. Aber Achtung: *Häagen Dasz* stellt zwei verschiedene Eissorten her – die eine enthält Honig *und* Zucker, die andere nur Honig. Die Tatsache, daß auf dem Etikett »zubereitet mit Honig« steht, bedeutet ohne den Zusatz »zuckerfrei« erst einmal überhaupt nichts. Sobald Sie sich auf Honig-Eis umgestellt haben, können Sie Ihren Eisverzehr schrittweise reduzieren. Gönnen Sie sich ein Eis als Belohnung bei speziellen Anlässen, und kaufen Sie Eis nur portionsweise ein. Machen Sie sich über Ihre Gewohnheiten Notizen, halten Sie fest, wieviel Eis Sie essen, welche Eissorten Sie bevorzugen und wo Sie es einkaufen. Sie werden sehen: Ihre Fortschritte bereiten Ihnen diebisches Vergnügen. Wenn Ihre Bekannten versuchen, Sie aufzuziehen, präsentieren Sie ihnen Ihre genaue Marschroute in Form von schriftlichen Aufzeichnungen.

Vielleicht leiden Sie unter dem gleichen Problem, wie ich es hatte: Ich habe meinen Kaffee am liebsten literweise getrunken, und zwar nur mit Sahne und Zucker. In diesem Fall ist es mit Sicherheit am besten, vorerst ganz auf Kaffee zu verzichten. Ich hatte das Gefühl, daß gar kein Kaffee immer noch besser ist als Milchkaffee ohne meine zwei bis drei Würfel Zukker. Glücklicherweise trinke ich gerne einfachen ungesüßten schwarzen Tee – deshalb konnte ich problemlos auf Tee umsteigen. Wenn Sie keinen Tee mögen, könnte das daran liegen, daß Sie bisher immer nur Beuteltee getrunken haben. Ab damit in die Mülltonne; kaufen Sie sich statt dessen lieber losen japanischen oder chinesischen Tee. Zwischen japanischem Ban-Cha-Tee aus Blättern oder Zweigen und den Teeschnipseln, die in einem Lipton-Beutel stecken, liegen Welten! Rösten Sie Ban-Cha-Tee vor dem Aufgießen leicht in einer Pfanne an und lassen ihn 15 bis 20 Minuten in einer hitzebeständigen Teekanne auf dem Stövchen ziehen. Sie können auch gleich einen großen Topf Tee aufbrühen und ihn bei Bedarf wieder aufwärmen oder verlängern. Selbst ein zweiter Aufguß ist dem Geschmack nicht abträglich. Wenn Sie bisher Beuteltee gewohnt waren, werden Sie von dieser Art Tee angenehm überrascht sein – er ist auf jeden Fall einen Versuch wert.

Gehören Sie wie ich zu den Menschen, die in einem Büro oder in einer Fabrik arbeiten, wo die Kaffeepause, der Kaffeewagen oder der Gang zum Kaffeeautomaten ein tägliches Ritual ist? Setzen Sie Ihr eigenes Ritual dagegen: Investieren Sie in eine Thermoskanne, am besten gleich ein Designer-Modell, trinken Sie in der Pause aus dieser Kanne Ihren Tee – um Gesprächsstoff im Büro brauchen Sie sich dann erst einmal keine Sorgen mehr zu machen. Nur vermeiden Sie bitte einen Fehler: Sondern Sie sich auf keinen Fall ab! Machen Sie es sich zur Gewohnheit, Ihren schmackhaften zuckerfreien Tee jeden Tag mit einer anderen Kollegin oder einem anderen Kollegen zu teilen. Ein Tag reicht. Danach können sie sich ihre eigene Thermoskanne mitbringen.

Nachdem Sie sich an einfachen Tee gewöhnt haben, schmeckt Ihnen vielleicht auch zum ersten Mal schwarzer Kaffee (ohne Zucker) oder schwarzer Kaffee mit einer Zitronenscheibe. Probieren Sie ruhig einmal eine der großartigen europäischen Kaffeersatz-Mischungen, von denen einige aus geröstetem Getreide und andere mit Löwenzahnblättern hergestellt werden. Nach einer langen Kaffee-Durststrecke können diese Mischungen köstlich sein. Mir persönlich hat ein deutscher Kaffee-Ersatz mit dem Namen Perso sehr gut geschmeckt, und Bambu-Kaffee fand ich auch sehr angenehm. Ein wunderbarer Kaffee-Ersatz aus Kanada heißt Dandylion. All diese Sorten werden einfach wie Instantkaffee aufgebrüht. Füllen Sie sie in Ihre Thermoskanne und streuen Sie ein wenig geriebene Zitronenschale darüber. Sie werden schnell herausfinden, daß sich ohne Zucker alles mögliche verändert: Ihr Geschmack, Ihre Gelüste auf bestimmte Speisen und die

Gewohnheiten, von denen Sie immer gedacht hatten, ihr Leben lang nicht davon loszukommen. Alles, was Sie essen, schmeckt soviel besser, wenn Sie erst einmal auf raffinierten Zucker verzichten. Zuerst schieben Sie diese Erfahrung wahrscheinlich auf Ihre neuen Zubereitungsmethoden, aber dann wird Ihnen klar, daß sich Ihr Körper verändert hat!

Jahrelang gab es in den Regalen der Naturkostläden noch hellbraunen, dunkelbraunen und sogenannten »Roh«-Zucker zu kaufen; und die Kuchen, Pasteten, Kekse – selbst Brot –, die in diesen Läden verkauft wurden, enthielten oft »teilweise raffinierten« Zucker. Dadurch entstand der Eindruck, daß solcher Zucker besser sei als das weiße Zeug aus dem Supermarkt.

Die Angestellten dieser Naturkostläden erweckten oft den Eindruck, als müsse die Naturkostindustrie ihren Zucker den Klauen der Zuckerraffinerien regelrecht entreißen, bevor er in einem letzten Verarbeitungsschritt in raffinierten Zucker verwandelt wird.

In den späten 60er Jahren schossen die Naturkostläden und Nahrungsmittelkooperativen wie Pilze aus dem Boden. Dort arbeiteten junge Leute, die selber alles hinterfragten, was sie verkauften. In dieser Zeit kamen auch einem jungen Pionier der Naturkostbewegung aus Nordkalifornien Zweifel am braunen Zucker.

Fred Rohe hatte in seinen New-Age-Läden in Nordkalifornien schon immer »rohen« und braunen Zucker verkauft. Nun fragte er bei den Firmen, von denen er den Zucker bezog, an, woher der Zucker kam und wie er behandelt worden war. Als er darauf keine klaren Antworten erhielt, besuchte er kurzentschlossen verschiedene Zuckerraffinerien in Hawaii und Kalifornien.

Dort waren seine Fragen schnell geklärt. Hellbrauner, dunkelbrauner und roher Zucker werden auf genau dieselbe Weise hergestellt: In allen drei Fällen wird raffiniertem, weißen Zucker Melasse beigemengt – nur die Anteile sind unterschiedlich. »Brauner Zucker ist einfach nur weißer Zucker in braunem Kostüm«, war Rohes bittere Erkenntnis. »Kleenraw« enthält fünf Prozent Melasse, hellbrauner Zucker zwölf Prozent und dunkelbrauner dreizehn. Die Illusion des Naturbelassenen, »Rohen« entsteht durch einen Kristallisationsprozeß, der speziell dazu entwickelt wurde, diesen ästhetischen Effekt zu erzielen. Nach seiner Reise strich Fred Rohe den gefärbten Zucker komplett aus seinem Warenprogramm und beteiligte sich an der Gründung einer Organisation von Naturkostladen-Besitzern mit dem Namen »Händler für organische Lebensmittel«. Einer der wesentlichen Grundsätze dieser Organsation bestand darin, Zucker und sämtliche mit Zucker hergestellten Produkte aus ihren Läden zu verbannen. Zur Unterrichtung seiner Kunden schrieb Rohe ein vernichtendes zweiseitiges Pamphlet, *The Sugar Story*, in dem es unter anderem hieß:

»Wir wollen keinem Menschen den Spaß am Leben verderben, wir wollen die Qualität der amerikanischen Lebensmittel verbessern. Die Lebensmittelindustrie wird spätestens dann aufhorchen, wenn wir uns keinen Müll mehr andrehen lassen – und erst recht nicht den teuren.«

Die »Händler für organische Lebensmittel« verkaufen statt Zucker Honig und empfehlen, zumindest die Hälfte der in Rezepten angegebenen Zuckermengen durch andere Süßmittel zu ersetzen. Als Ersatzstoffe werden Carob-Melasse, Carob-Sirup und Sirup aus nicht raffiniertem Zuckerrohr angeboten, des weiteren Melasse aus Zuckerhirse und Dattelzucker sowie natürlicher Glucosesirup aus Reis und Gerste. Naturkostläden haben sich mittlerweile zu einer Art Ernährungsschule entwickelt, in der man eine Menge über Nahrungsmittel lernen kann. Sie bieten keinen raffinierten Zucker an – weder weißen noch gefärbten.

Als ich mich von meiner Zuckersucht befreien wollte, war dieser Ratschlag eine besonders große Hilfe: Verzichten Sie gleichzeitig auch auf dunkles Fleisch (was heute natürlich um so leichter fällt, da es mittlerweile ein kleines Vermögen kostet). Sobald Sie kein dunkles Fleisch mehr essen, werden Sie sehr schnell genau das herausfinden, was im Osten schon seit ewigen Zeiten bekannt ist: Fleisch (männliches Yang) erzeugt in Ihrem Körper ein machtvolles Verlangen danach, wieder ein Gleichgewicht durch weibliche Yin-Elemente herzustellen. Sie haben dann einen regelrechten Heißhunger auf süße Yin-Nahrungsmittel wie Obst und Zucker.

Ihr Verlangen nach einem süßen Nachtisch entsteht gar nicht erst, wenn Sie statt dunklem Fleisch Fisch oder Geflügel essen – es fällt Ihnen dann leichter, einen süßen Pudding oder eine Paradiescreme durch frisches Obst zu ersetzen oder ganz auf den Nachtisch zu verzichten. Je mehr tierische Proteine Sie durch pflanzliche ersetzen, desto schneller werden Sie Zucker, süßes Gebäck und ähnliches vergessen. Einen besonderen Trick habe ich von einer gewitzten jungen Frau gelernt. Immer wenn sie zum Essen eingeladen war, bestellte sie sich eine Vorspeise, zum Beispiel eine Suppe, vorher vielleicht sogar einen Apéritif, und anschließend das Hauptgericht – soweit war alles ganz normal. Doch ließ sie nun die Nachspeise aus und lud ihren Begleiter oder ihre Begleiterin nicht wie üblich zu einem Drink ein, sondern bewirtete sie mit einem selbstgemachten Dessert und einem Tee oder Ersatzkaffee bei sich zu Hause. Das ist nicht nur ein guter Trick, raffinierten Zucker zu vermeiden, sondern auch ein raffinierter Trick, Menschen einander näherzubringen.

Der Verzicht auf Zucker kann sich als ein ziemlich schwieriges Unterfangen herausstellen, wenn Sie nicht alleine leben und Ihre Mitbewohner weiterhin Zucker konsumieren möchten. Leben Sie mit einem gleichgesinnten Partner zusammen, dann kann es Spaß machen, gemeinsam auf Zucker zu verzichten. Für Eltern gilt dasselbe. Solange Sie sich mit Ihrem Partner oder Ihrer Partnerin darin einig sind, ein Leben ohne

Zucker zu beginnen, können Sie die ganze Angelegenheit spielerisch angehen. Kleine Kinder lieben neue Spiele; warum also nicht aus einer neuen Ernährung ein Spiel machen? Das Spiel »Wo ist der Zucker?« kann Kindern soviel Spaß machen, daß selbst die Eltern sich von dieser Begeisterung anstecken lassen. Außerdem zeigt der Verzicht auf Zucker gerade bei Kindern oft so verblüffende Auswirkungen, daß ihre Eltern dadurch sogar noch zusätzlich motiviert werden, das Experiment weiterzuführen. Denken Sie daran, daß keine medizinische Autorität dieser Erde behaupten würde, Zucker sei ein notwendiger Bestandteil der Ernährung oder gar gesund für kleine Kinder. Und Sie werden auch keine medizinische Autorität finden, die eine zuckerfreie Ernährung für bedenklich hält. Es wird höchstens gesagt, daß Zucker gut schmeckt und Kalorien liefert. Wenn Sie also mit einem zwei- bis fünfjährigen Kind zusammenleben, kann aus dem gemeinsamen Verzicht auf Zucker ein echtes Erlebnis werden.

In unserer Gesellschaft gibt es nur wenige Möglichkeiten, ein Ernährungsexperiment unter kontrollierten Bedingungen durchzuführen. Genaue Kontrollen können wir nur in einer isolierten Gemeinschaft wie in einem Gefängnis oder einer Armee-Einheit durchführen. Schon in einem Krankenhaus können wir keine hundertprozentig genauen Angaben darüber machen, was und wieviel die Patienten zu sich nehmen; es sei denn, die Krankenzimmer werden von der Außenwelt abgeschnitten und womöglich noch bewacht. Wenn Sie jedoch ein Kleinkind haben, das noch nicht laufen kann und für dessen Ernährung Sie alleine zuständig sind, haben Sie diese Möglichkeit, ein kontrolliertes Experiment durchzuführen.

Wenn Ihr Kind bereits an eine bestimmte Menge Zucker gewöhnt ist (durch Fertigbrei, Kindersäfte, Puddings etc.), sollten Sie seine Ernährungsgewohnheiten zunächst nicht abrupt ändern. Behalten Sie die Baby- und Kindernahrung, wenn Sie in Ihrer Wohnung nach potentiell zuckerhaltigen Lebensmitteln fahnden und diese wegwerfen. Aber notieren Sie ganz genau, wie sich Ihr Kind verhält! Ist Ihr Baby beim Aufwachen schlecht gelaunt? Spielt es zufrieden vor sich hin? Achten Sie sorgfältig darauf, was es tut, welche Laune es hat und welche Wörter es schon sagen kann. Beobachten Sie Ihr Baby drei bis fünf Tage lang und füttern Sie es in dieser Zeit mit der gezuckerten Folgemilch, dem gezuckerten Getreide- und Gemüsebrei, den überzuckerten Säften und Milchgetränken und all den anderen süßen Leckereien, die es gewohnt ist. Stellen Sie erst dann die Ernährung des Babys von einem Tag auf den anderen um. Werfen Sie alles, was zusätzlich zur natürlichen Süße noch Zucker enthält in den Mülleimer. Bieten Sie Ihrem Baby Äpfel, Birnen, Nüsse und Rosinen an und geben Sie ihm Saft zu trinken, der nachweislich keine Zucker- oder sonstigen Zusätze enthält.

Beobachten Sie Ihr Baby nun weitere zehn Tage. Sie werden kaum glauben wollen, wie sehr sich sein Verhalten gegenüber den ersten zehn Tagen verändert hat. Vielleicht liefern Ihnen die zuckerfreien Tage Ihres Babys die wissenschaftlichen Belege, die Sie noch brauchen, um Ihre Familie von der Fortsetzung des Experiments zu überzeugen. Ich habe zuckerfrei ernährte Babys in Europa und Amerika gesehen. Es ist einfach unglaublich, wie sehr sie sich von all den anderen mit Zucker gepäppelten Kindern unterscheiden! Das Wundervolle dabei ist, daß Kinder, die völlig ohne Zucker aufgewachsen sind, eine natürliche Immunität gegenüber den Versuchungen der Zuckerkultur herausbilden. Wenn man solchen Kindern Schokolade, Bonbons oder gezuckerte Erfrischungsgetränke anbietet, findet man in ihnen keine dankbaren Abnehmer. Je jünger Ihre Kinder sind, desto weniger Schwierigkeiten werden Sie haben, den Zucker aus ihrem Ernährungsplan zu streichen.

Sind Ihre Kinder schon älter, gibt es wahrscheinlich erheblich größere Probleme. Dann sollten Sie den Zucker langsam und behutsam aus der Ernährung entfernen. Bieten Sie Ihren Kindern anstelle von Coca-Cola oder anderen Zuckerlimonaden ungesüßten Apfelsaft an. Stören Sie sich nicht an Wutanfällen. Backen Sie Honigkekse und servieren Sie öfter mal einen selbstgemachten Nachtisch - aber seien Sie nicht gar zu enttäuscht, wenn Ihre Kinder ihn ablehnen. Kaufen Sie Honigeis statt der handelsüblichen gezuckerten Eissorten. Wenn Sie eine pubertierende Tochter haben, können Sie sie schneller für den Verzicht auf Zucker gewinnen, als Sie es bei Kindern in diesem aufmüpfigen Alter für möglich halten. Machen Sie ihr klar, daß eine zuckerfreie Ernährung eine positive Auswirkung auf das Aussehen - gerade auf die Haut - hat und Zucker Menstruationskrämpfe eher noch begünstigt. Sie werden schon sehen, wie schnell Ihre Tochter wenigstens die Honigkekse oder den Früchtekuchen probiert, den Sie vielleicht sogar gemeinsam gebacken haben. Aber auch Jungen sind manchmal so sehr mit ihrem Aussehen und anderen für die Pubertät typischen Problemen beschäftigt, daß sie sich für das Familienexperiment interessieren lassen. Kinder, die gerne beim Kochen und Backen mithelfen, finden es möglicherweise ohnehin spannend, sich auf diese Weise aktiv an der Ernährungsumstellung beteiligen zu können. Sind Ihre Kinder siebzehn oder älter, dann kann sich die Sache oft schon ganz anders darstellen, denn heute interessieren sich viele Teenager sehr für Naturkost und wissen oft mehr darüber als ihre Eltern.

Eine Familie ist nicht nur eine Gruppe von Menschen, die miteinander leben, sondern die einzelnen Familienmitglieder sind auch blutsverwandt. In den ersten Lebensmonaten ernährt sich das Kind über das Blut der Mutter, danach wird es mit Muttermilch gestillt. Später erneuert der menschliche Organismus täglich eigenständig sein Blut. Grundlage dafür ist die Ernährung und damit die gemeinsamen Familienmahlzeiten. Sie festigen also die Blutsverwandtschaft. Nicht zuletzt aus diesem Grund waren früher Küche und Eßzimmer die wichtigsten Räume in einem Haus. Die Mutter brachte die ganze Familie an einen Tisch. Das gemeinsame Essen war lange Zeit die wichtigste Zeremonie im Zusammenleben der Menschen.

Unter diesem Gesichtspunkt ist es kein Wunder, daß heutzutage viele amerikanische Familien auseinanderbrechen – im zwanzigsten Jahrhundert könnte man die Familie als eine Gruppe von Menschen mit derselben Adresse und derselben Telefonnummer definieren. Babys werden während ihrer ersten Lebenstage mit einer Flasche Flüssignahrung aus dem großen Topf in der Küche der Säuglingsstation gefüttert. Zu Hause wird diese Ernährung mit den gezuckerten Milchbreis aus dem Supermarkt fortgesetzt. Sobald das Kind krabbeln kann, wird es mit Bonbons und anderem Klebezeugs belohnt, und wenn es etwas ausgefressen hat, darf es zur Strafe keine Coca-Cola trinken. Wenn der Sprößling einmal besonders brav gewesen ist, bringt ihm die Mama vielleicht einen Karton Cornflakes mit (natürlich die gezuckerten), in dem der pfiffige Hersteller irgendwo ein Plastikspielzeug versteckt hat. Heute trinken durstige Kinder Milch von Kühen, die sie nie gesehen haben und eisgekühlten Saft von Früchten, die sie niemals anfassen konnten. Der Eismann kommt mit seinen eisigen Zuckerkugeln direkt in die Straße. Was früher auf Kindergeburtstagen ein Fest war – Pizza, Zuckertörtchen, Kekse, Eis und Cola –, ist heute als Tiefkühlkost zu einem gefrorenen Ersatz für das tägliche Brot geworden. Noch bevor kleine Kinder selbst bestimmte Essensvorlieben herausbilden können, machen ihnen ihre größeren Geschwister schon vor, wie man sich mit Waffeln aus der Tüte und mit Pfannkuchen aus der Packung bedient. Durch diese Entwicklungen haben die Wörter »Festschmaus« und »Imbiß« ihre Bedeutung verloren, denn die Kinder besorgen sich selbst ihren Festschmaus, wenn ihnen danach ist: aus dem Kühlschrank oder der Gefriertruhe, im

Süßigkeitenladen, in der Schul-Cafeteria, am Getränkeautomaten. Wäre es immer noch allgemein üblich, Gott vor dem Essen um seinen Segen zu bitten, dann würden wir den ganzen Tag über nicht mehr aus dem Beten herauskommen.

Grundlegend verändert hat sich auch die Art, *wie* wir unsere Mahlzeiten zu uns nehmen. Mutter holt sich zu jeder Mahlzeit ihr Weight-Watchers-Fertiggericht aus der Schachtel, während Vater sein Mittagessen inclusive zwei Martinis im Selbstbedienungsrestaurant neben dem Büro einnimmt und per Kreditkarte bezahlt. Die Kinder essen in der Schule, wo der allmächtige Staat sie mit einer Mahlzeit versorgt, oder sie verschleudern ihr Essensgeld am Kiosk. Nach der Schule geht es mit der Dauervöllerei auf Geburtstagsparties weiter, bei der sich die Kids mit Snacks aus dem Supermarkt und süßer Limo den Magen verderben. Wenn Mutter gerade ihre Migräne hat oder mal keine Lust hat, die in den Werbespots angepriesene Tiefkühlpizza (bei der das Tablett schon mitgeliefert wird) in die Mikrowelle zu schieben, sausen eben alle zum nächsten Schnellrestaurant und bestellen sich dort das, wonach ihnen gelüstet.

Kürzlich habe ich selbst eine Befragung durchgeführt, bei der mir jede junge weibliche Zuckersüchtige dasselbe berichtet hat: Keine von ihnen hat je eine normale Menstruation ohne Schmerzen, Krämpfe oder andere Beschwerden erlebt! Kein Wunder, daß in der Fernsehwerbung die Mutter ihrer halbwüchsigen Tochter zeigt, welche Erleichterung ihr die schmerzstillenden Medikamente »gegen die Beschwerden an den ganz besonderen Tagen« bringen.

Auf dieses Thema wurde ich durch eine junge Schauspielerin aufmerksam, die am Tag des großen Auftritts ihre Szenen so launisch spielte wie Marilyn Monroe höchstpersönlich. Ich hatte eine Vermutung, welches Schicksal sie an diesem Tag ereilt hatte, und auf meine Frage hin wurde sie bestätigt. Ich überzeugte sie, es statt mit Schmerzmitteln mit einer zuckerfreien Ernährung zu versuchen. Die junge Frau war zu allem bereit, um nur die Tortur loszuwerden, die sie seit den Tagen ihrer Pubertät jeden Monat durchmachte. Bei ihrer nächsten Periode ging es ihr schon erheblich besser, und nach zwei Monaten hatte sie völlig vergessen, daß ihre Menstruation bevorstand. Die Schmerzen, die sie bisher 24 Stunden vor dem Einsetzen der Menstruation vorgewarnt hatten, waren einfach ausgeblieben.

Nach dieser Erfahrung fühlte ich mich fast wie Dr. Kildare [R. Chamberlain in einer Fernsehrolle als junger Arzt]. Meine hübsche Patientin verbreitete die Nachricht von ihrer wunderbaren »Heilung« in den Kostümschneidereien und Ankleideräumen von New York bis Kalifornien. Später habe ich erfahren, daß viele Ärzte (vor allem in Frankreich) schon seit Jahrzehnten wissen, welche schädlichen Auswirkungen der Zucker auf das Gleichgewicht des weiblichen Hormonhaushaltes hat.

Dr. Victor Lorenc schrieb in der Zeitschrift *La Vie Claire*:

> Leidet eine Frau unter starken Menstruationsschmerzen, so ist die Ursache im Verzehr von Zucker zu suchen. Betrachten wir exemplarisch den Fall der Sophie Z. ... Sophie Z. nahm täglich etwa 100 Gramm Industriezucker zu sich. Im Alter von dreißig Jahren waren ihre Menstruationsschmerzen so heftig, daß sie sie kaum mehr ertragen konnte. Als ihr die Beschaffung von Zucker 1911 fast unmöglich geworden war, ließen neben dem Verzehr dieses »mörderischen Nahrungsmittels« auch ihre Krämpfe während der Menstruation nach.
> Seither haben wir viele ähnliche Fälle beobachtet. Das sollten vor allem Menschen wissen und weiterverbreiten, die in ihren Unternehmen Frauen beschäftigen. Zuckerabstinenz befreit Frauen von dem, was als »natürliche Schwäche« bezeichnet wird: von der Nervosität, den Stimmungsschwankungen und dem Unvermögen zu arbeiten, die häufig das Resultat einer schmerzhaften Menstruation sind.

Haben Sie Sommersprossen? Dann essen Sie vielleicht viel Zucker. Wenn Sie erst einmal ein Jahr lang keinen Zucker mehr zu sich genommen haben, werden Sie feststellen, daß Ihre Haut auf die Sonne ganz anders reagiert. Bisher mußten Sie sich vermutlich vor dem Sonnenbad immer dick mit irgendeinem chemischen Kleister eincremen, um sich gegen einen Sonnenbrand zu schützen. Sobald Sie den Zucker aus Ihrem Leben verbannt haben, können Sie normalerweise *ohne irgendeine Schutzlotion* in der Sonne liegen und bekommen trotzdem keinen Sonnenbrand. Selbst wenn Ihre Haut doch einmal rot werden sollte, einen richtigen Sonnenbrand bekommen Sie nicht mehr. Meine Haut pellt sich nie. Als Kind hatte ich nach der ersten Frühjahrssonne immer einen ziemlich schmerzhaften Sonnenbrand. Nach zehn zuckerfreien Jahren kann ich jetzt eine Stunde genüßlich in der Wüstensonne brutzeln und bekomme sofort eine gebräunte Haut – aber keine Rötungen, keine juckenden Pusteln, kein Brennen oder eines der anderen bekannten Symptome. Probieren Sie es aus, und warten Sie ab, was passiert. Aber bitte lieber keine gewagten Experimente! Denn manche Menschen reagieren schon von Natur aus sehr empfindlich auf die Sonne und dürfen sich grundsätzlich nicht zu lange in der prallen Sonne aufhalten, ob sie sich nun zuckerfrei ernähren oder nicht.

Stellen Sie sich vor, Sie sitzen bei einem Picknick am Strand oder im Park, und die typische amerikanische Familie tritt auf den Plan. Die Kinder quellen schon aus dem Auto, bevor Daddy die Zündung ausgestellt hat. Mum lädt den Wagen aus und instruiert Daddy, wo er die Decke ausbreiten soll. Bevor Mum die Kühltasche aufmacht, verpestet sie Luft, Sand und Vegetation mit garantiert todsicherem Insektenspray, denn beim letzten Ausflug war sie die Picknickwiese der Mücken gewesen. Mum hat vergessen, falls sie es überhaupt jemals wußte, daß Zucker in unserem Blut Mücken, Mikroben und Parasiten anzieht, ebenso wie ein bißchen verstreuter Zucker in der Küche Ameisen und Insekten anlockt.

Eine der größten Freuden des zuckerfreien Lebens ist es, am Strand zu liegen oder sich in den Bergen zu sonnen, ohne von Mücken oder ähnlichen Plagegeistern heimgesucht zu werden. Dieses Vergnügen gibt es wahrscheinlich schon gratis, nachdem Sie ein Jahr lang ohne Zucker gelebt haben. Wenn Sie mit einer Person unterwegs sind, die immer noch zuckerabhängig ist, legen Sie sich neben sie und achten Sie genau darauf, wen die Mücken stechen und wen nicht.

Die ersten Fälle von Gelbfieber in der westlichen Hemisphäre sind 1647 gewiß nicht zufällig auf der Zuckerinsel Barbados aufgetreten – das Gelbfieber wird von Moskitos übertragen, und Moskitos werden nun einmal magisch von Zucker angezogen. Die neue Krankheit wurde am Anfang *nova pestis* genannt und verbreitete sich von einem Zuckerzentrum zum nächsten: Von Guadelupe nach St. Kitts, Jamaica, Brasilien, Britisch-Guinea, Spanien, Portugal, New Orleans und schließlich nach Kuba. Dort führte die US-Army zur Zeit der Jahrhundertwende, als Kuba amerikanische Zuckerkolonie war, einen massiven Feldzug gegen die Moskitos durch.

Heute ist die Zuckerabhängigkeit ein weltweites Phänomen – insgesamt werden derzeit 150 Milliarden Pfund Zucker produziert! Die Preise für Zucker sind wieder gestiegen. In reichen Ländern wie den USA wird bedeutend mehr Zucker verzehrt als in den armen Ländern, pro Kopf und Jahr in den Vereinigten Staaten durchschnittlich an die hundert Pfund, in den Entwicklungsländern dagegen oftmals weniger als zehn Pfund.

Doch die Zuckerdealer blicken schon längere Zeit begierig auf Asien und Afrika; dort vermuten sie einen neuen Absatzmarkt. Wenn die Zuckerindustrie auch nur ein paar Millionen Menschen aus der Bevölkerung dieser Kontinente dazu bringen könnte, Coca-Cola zu trinken, würde sie einen unvorstellbaren Aufschwung erleben – wenn das geschieht, wird aus der

Ernährungskrise im Handumdrehen eine Ernährungskatastrophe.

In vielen tropischen Ländern haftet an der Zuckerrohrernte noch der Makel der Sklaverei, und viele militante Schwarze lehnen deshalb den Zuckerrohranbau in der heißen tropischen Sonne ab. Andererseits ist der Zucker in diesen Ländern inzwischen zu einem Symbol des süßen Lebens avanciert. Viele Nationen, die erst kürzlich unabhängig geworden sind, eifern dem Lebensstandard in den reicheren Ländern nach. Gerade deshalb lassen sich die Menschen in diesen Ländern nur schwer dafür gewinnen, ohne Zucker zu leben. Sie müßten schließlich etwas aufgeben, was sie zuvor nie besessen haben. Die Weißen hatten dagegen jahrhundertelang ihren Zucker und mußten für diesen Zucker noch nicht einmal in der Sonne schwitzen.

In unglaublich kurzer Zeit ist China in großen Sprüngen ins moderne Industriezeitalter gestürmt und hat auf seinem Weg viele Stufen ausgelassen – ein Entwicklungssprung, der einem Umstieg vom Ochsenkarren auf den Düsenjet gleichkommt. Aber eine Anpassung an die moderne Technologie ist etwas anderes als die Anpassung des menschlichen Körpers an eine zuckerversessene Umwelt. Menschen, die noch nie in ihrem Leben Zucker gegessen haben, können über Nacht von der Unschuld in die Abhängigkeit geraten – wie Großstadtkinder, die mit Drogen herumexperimentieren. Überall, wo das geschieht – sei es in den Slums der amerikanischen Großstädte oder in Sibirien –, ist die Katastrophe absehbar und unausweichlich.

Während Hunderte von Forschungsteams in ihren teuren Laboratorien immer noch nach einem pseudowissenschaftlichen Trost für die Zuckerindustrie suchen, haben drei britische Wissenschaftler eine umfassende Studie über das Ausmaß der Gesundheitsschädigungen durch Zuckerkonsum angefertigt. Untersuchter Personenkreis: die gesamte Erdbevölkerung.

Ort der Erhebung: der gesamte Erdkreis. Man könnte also – wie schon bei Dr. Price in den 30er Jahren geschehen – von einem »Globalabor« sprechen.

Die britischen Ärzte gingen von dem Phänomen aus, daß die Entwicklung der Menschheit nur noch in einem weltweiten Zusammenhang zu verstehen ist. Wie schon der Arzt und Botaniker Rauwolf im 16. Jahrhundert sehen sie den Menschen als Produkt seiner Umwelt und nicht, wie heute allgemein üblich, als Datenträger in einer Tabelle oder auf einem Computerausdruck. Die Arbeit der britischen Wissenschaftler beruht auf den Erkenntnissen Darwins, und sie bemühen sich, die Erfahrungen des Ostens soweit wie möglich mit dem Wissen des Westens zu verbinden. Die Ergebnisse ihrer Forschungen wurden in dem Buch *Krank durch Zucker* veröffentlicht, in dem sie zeigen, daß die Warnungen unserer Freunde aus dem Osten durchaus berechtigt sind. Die Autoren vergleichen Lebensweise und Gesundheit afrikanischer Zulus, die noch in ihrer Heimat leben, mit der ihrer in Städte abgewanderten Brüder oder Cousins – auf die gleiche Art und Weise werden Schwarze in den USA den Afrikanern in Afrika gegenübergestellt; ebenso werden Inder in Indien mit Indern in Südafrika verglichen, Cherokee-Indianer mit Menschen aus Ost-Pakistan, Eskimos mit Isländern, Jemeniter in Jemen mit Jemenitern in Israel. Aus diesen Vergleichen können wir eines ganz deutlich erkennen: zu welcher physischen Degeneration der Zuckerkonsum bereits weltweit geführt hat.

Dies ist das erschütternde Ergebnis, zu dem die drei Wissenschaftler, die im folgenden genannt werden sollen, gekommen sind. Surgeon-Captain T. L. Cleave (früher Mitglied der Royal Navy, jetzt im Ruhestand), Dr. G. D. Campbell von der diabetischen Klinik des King Edward VIII-Krankenhauses im südafrikanischen Durban und Professor N. S. Painter von der Londoner Königlichen Chirurgen-Vereinigung sind in ihrem Buch unter anderem zu folgenden Schlußfolgerungen gelangt:

Wenn die unterschiedlichen Symptome einer Arsenvergiftung, der Syphilis und anderer Krankheiten ein und derselben Ursache entspringen, werden wir diese normalerweise nicht als Symptome verschiedener Krankheiten einordnen. Warum sollten wir also von den vielfältigen Symptomen, die durch den Zuckerkonsum verursacht werden, auf verschiedene Krankheiten schließen? Von allen Nahrungsmitteln, die die Menschheit herstellt, durchlaufen Weißmehl und raffinierter Zucker (unsere beliebtesten Kohlenhydratspender) die größten Verwandlungsprozesse: bei der Raffinierung werden 90 Prozent des Zuckerrohrs bzw. der Zuckerrübe und 30 Prozent des Weizens zu Abfallprodukten. Die Veränderungen, die später noch durch das Kochen eintreten, sind im Vergleich dazu harmlos. Wenn wir die menschliche Geschichte insgesamt betrachten, findet eine derartige Verfälschung natürlicher Nahrungsmittel im Grunde erst seit gestern statt. Der Mensch kann ausschließlich von Pflanzen bzw. ihren Produkten leben – Millionen von Asiaten ernähren sich seit Jahrhunderten von Vollkornreis. Es ist mehr als nur auffällig, daß es überall dort, wo Menschen von vollwertigen Nahrungsmitteln leben, so gut wie keine Zuckerkranken gibt. Die raffinierten Kohlenhydrate wie weißer Zucker und Weißmehl schädigen den Körper in dreierlei Weise:

1. Der Gehalt an raffinierten Kohlenhydraten ist in Zucker achtmal so hoch wie in Mehl, damit achtmal so unnatürlich – und wahrscheinlich auch achtmal so gefährlich. Es ist diese Unnatürlichkeit des Zuckers, der die Geschmacksnerven und den Appetit in die Irre führt und die Menschen zu übermäßigem Konsum verführt. Wer würde schon täglich ein Kilo Zuckerrüben essen? Eine entsprechende Menge raffinierter Zucker wiegt nur ca. 150 Gramm. Übermäßiger Zuckerkonsum führt zu Diabetes, Fettsucht, Koronarthrombose und anderen Krankheiten.

2. Das Fehlen der natürlichen Pflanzenfasern im raffinierten Zucker begünstigt die Entstehung von Karies, Parodontose, Magenbeschwerden, Krampfadern, Hämorrhoiden und Divertikularkrankheiten [Ausbuchtungen von Hohlorganen wie z. B. dem Darm].

3. Der Proteinmangel kann Magengeschwüre verursachen.

Es wäre erstaunlich, wenn Zucker und Weißmehl nur die Zähne angreifen würden und nicht obendrein auch noch schädliche Auswirkungen auf andere Bereiche des Körpers hätten.

Bisher galten Herzkrankheiten oft als eine Begleiterscheinung des Diabetes. Aber Herzbeschwerden und Diabetes haben einen gemeinsamen Verursacher: weißen Zucker und weißes Mehl.

Die in Südafrika lebenden Inder konsumieren etwa neunmal soviel Zucker wie ihre in Indien lebenden Verwandten, was vor einiger Zeit zu einer explosionsartigen Ausweitung der Diabeteskrankheit unter der indisch-südafrikanischen Bevölkerung geführt hat. Schätzungen zufolge weisen sie auf der ganzen Welt den höchsten Anteil an Diabetes-Kranken auf. Wenn alle Menschen im dicht bevölkerten Indien ebensoviel Zucker kaufen und konsumieren könnten, dann wären die Konsequenzen innerhalb eines Jahrzehnts »weitaus schlimmer, als wir es uns jemals vorzustellen wagen«.

Der Schwerpunkt der öffentlichen Gesundheitsvorsorge sollte nach Ansicht der Autoren von *Krank durch Zucker* nicht mehr auf der Früherkennung von Diabetes liegen, sondern sich auf Werbekampagnen für eine vorbeugende Ernährung verlagern – auf Maßnahmen, die im wesentlichen darauf zielen, raffinierte Kohlenhydrate durch natürliche Kohlenhydrate zu ersetzen.

Eine vorbeugende Ernährung könnte zeitweise auch die »prinzipiell nicht viel bessere« Verwendung künstlicher Süßstoffe einschließen. Die britischen Ärzte vergleichen den Verzehr von Süßstoffen mit der Einnahme der Antibabypille: Nebenwirkungen sind zwar in beiden Fällen »nicht erwünscht, aber meistens das kleinere Übel«.

Als Heroin auf dem Markt eingeführt wurde, galt es als harmloser Ersatz für Morphium, der nicht auf der Stelle süchtig macht. Noch nicht ganz so lange ist es her, daß Methadon als harmloser, nicht in die Abhängigkeit führender Ersatz für Heroin angepriesen wurde. Mittlerweile hat man festgestellt, daß die synthetischen Drogen genauso gefährlich sind wie ihre altmodischen Vorgänger.

Nicht anders verhält es sich mit den künstlichen Süßstoffen, die als harmloser Ersatz für Zucker vermarktet werden: Saccharin und Cyclamate haben in der medizinischen Zunft sehr viele Fürsprecher, da sie im Vergleich mit Zucker immer noch besser abschneiden.

Während also einerseits ein Heer hochqualifizierter Wissenschaftler in rasender Eile versucht, neue Formeln für neue künstliche Süßstoffe zu entwickeln, arbeiten zur gleichen Zeit andere Forschungsteams an dem Nachweis, daß die neuen Süßstoffe große Risiken für die menschliche Gesundheit mit sich bringen. Solche Forschungsteams werden nicht selten von der Zuckerindustrie gesponsort.

Welche Gefahren für unsere Gesundheit mit dem Verzehr künstlicher Süßstoffe nun ganz genau verbunden sind, ist noch nicht geklärt. Generell sind künstliche Süßstoffe aber vor allem deshalb als gefährlich einzustufen, weil wir durch sie immer weniger wahrnehmen, welche natürliche Süße naturbelassene Nahrungsmittel enthalten. Unser Geschmackssinn wird durch die Abhängigkeit von künstlichen Süßstoffen genauso abgetötet wie durch die Abhängigkeit von Zucker. Bei manchen Menschen ist dieser Prozeß schon so weit fortgeschritten, daß sie überhaupt keinen Geschmackssinn mehr haben.

Der beste Ratschlag, den ich zum Thema künstliche Süßstoffe gefunden habe, kommt von Dr. A. Kawahata, einem führenden japanischen Ernährungswissenschaftler der Universität Kyoto. Er zitiert einen alten buddhistischen Grundsatz:

> Trachtest du nach Süße –
> dein Trachten wird endlos sein,
> nie deine Sinne befriedigt.
> Doch suchst du den *wahren* Geschmack –
> du findest Erfüllung.

Suppen, Nüsse, Sprossen und andere Köstlichkeiten

Fast alle Dosen- und Tütensuppen enthalten heute Zucker und chemische Konservierungsstoffe. Wenn Sie keinen Zucker mehr essen wollen, müssen Sie sich Ihre Suppe zwangsläufig selber kochen. Das ist glücklicherweise kinderleicht – die einzige Schwierigkeit besteht darin, gute Zutaten zu beschaffen.

Für Suppen verwende ich sehr gerne getrocknete halbe Erbsen, gefleckte Feldbohnen und Linsen; sie sind leicht zu lagern und sollten in keiner Vorratskammer fehlen. Hülsenfrüchte passen hervorragend zu lagerfähigen Gemüsesorten wie Zwiebeln, Porree, Karotten und Sellerie, lassen sich aber auch gut mit frischen Gemüsesorten der Saison kombinieren – zum Beispiel mit Kürbis, Zuckermais, roter Bete, Steckrüben und Pastinaken.

Weichen Sie die getrockneten Hülsenfrüchte (am besten über Nacht) in kaltem Wasser ein. Ein Tip von mir: geben Sie zur Abwechslung einmal ein kleines Stück getrocknete Wakame dazu – ein Meeresgemüse, das in vielen japanischen Naturkostläden erhältlich ist. Die Mineralstoffe in der Wakame reduzieren die Garzeit und geben der Suppe eine pikante Note.

Die Zubereitung einer guten Suppe ist wirklich ein Kinderspiel.

Geben Sie dafür ein wenig reines Pflanzenöl oder ungefiltertes Sesam- oder Maisöl (diese Öle lassen sich übrigens auch sehr gut gemischt verwenden) in einen großen Topf und dünsten Sie eine gehackte Zwiebel darin an. Nun den gewürfelten

Sellerie und eventuell ein paar Karotten dazugeben, kurz mitdünsten und mit dem Einweichwasser der Hülsenfrüchte ablöschen. Die Hülsenfrüchte ebenfalls zufügen. Alles auf kleiner Flamme zum Kochen bringen und etwa eine Stunde köcheln lassen, bis die Erbsen und Bohnen weich, aber noch bißfest sind (sie dürfen keinesfalls zerkocht sein!). Nun sollte die Suppe abkühlen und erst kurz vor dem Servieren wieder aufgewärmt werden. Zum Servieren füllen Sie die Suppe am besten in einzelne Suppentassen, in die Sie vorher als Würze etwas Tamari hineingegeben haben, eine traditionelle japanische Sojasauce mit Meersalz. (Tamari-Sojasauce ist ein echtes Lebens-Mittel. Sie wird auf natürliche Weise zur Gärung gebracht und lagert zwei Jahre lang in Holzfässern. Sie wird seit jeher ohne Chemikalien oder Konservierungsmittel hergestellt und besteht nur aus Wasser, Sojabohnen, Weizen und Meersalz. Ich verwende eine importierte Sorte, die in Amerika von *Erewhon** vertrieben wird. Viele andere auf dem US-amerikanischen Markt erhältliche Sojasaucen enthalten Zucker und andere Chemikalien, mit denen die Gärzeit verkürzt wird.)

Das ist das Grundrezept für eine Suppe, das Sie beliebig abändern können.

Wenn Sie gute Zwiebeln bekommen können, sollten Sie unbedingt eine Zwiebelsuppe kochen (mit oder ohne Hülsenfrüchte). Aus Sellerie, den Sie nach dem Kochen im Mixer zerkleinern, entsteht eine Selleriecremesuppe. Oder kochen Sie einmal gehackte rote Bete (auch die Blätter sind verwendbar) zusammen mit Kohl – das ergibt eine Art Borschtsch. Eine Kürbissuppe erhalten Sie, indem Sie auf die Zwiebeln Kürbisstücke geben und diese mitdünsten, bis sie weich sind. Mit Wasser auffüllen. Für diese Suppe verwende ich lieber ein schweres Sojaöl anstelle von Sesamöl. Das schmeckt – finde ich – fast wie Tomatencremesuppe.

*Erewhon: Naturkosthandel in den USA, der organisch gewachsene und natürlich verarbeitete Lebensmittel vertreibt.

Porree eignet sich ebenfalls sehr gut für Suppen, er kann die Zwiebeln ersetzen oder als Gemüsezutat die Suppe verfeinern. Eine Vichyssoise bereiten Sie zu, indem Sie alles mit Hafermehl andicken. Tomaten und Kartoffeln nehme ich persönlich nicht so gerne für Suppen. Das einzige Getreide, das ich verwende, ist Gerste. Ein bißchen Gerste ändert die Konsistenz jeder Suppe und verleiht ihr einen besonderen Geschmack.

Eine meiner Spezialitäten ist eine wunderbare Maissuppe, die sich auch als vollständige Mahlzeit eignet. Dünsten Sie dafür gehackte Zwiebeln in Öl an. Sobald die Zwiebeln goldgelb sind, rühren Sie eine gute halbe Tasse (möglichst steingemahlenes) gelbes oder weißes Maismehl ein und braten alles zusammen leicht an. Gehackte grüne Paprika verleiht der Suppe eine kräftigere Farbe und einen intensiveren Geschmack. Nachdem Sie das Maismehl leicht in dem Öl angedünstet haben, geben Sie wie bei der Zubereitung einer Bratensoße nach und nach Wasser hinzu (immer etwas Wasser, dann wieder andicken lassen, etwas Wasser usw.). Nun alles eine gute Stunde bei kleiner Flamme kochen lassen. Kurz bevor Sie die Suppe servieren, können Sie sie noch mit frischen Maiskörnern und etwas Tamari verfeinern. Außerhalb der Erntezeit von Mais kann man auch gefrorenen Mais verwenden (kochen Sie ihn, bis er aufgetaut und weich ist).

Solche Suppen werden Sie nach kurzer Zeit auch ohne Rezept zubereiten können.

Eine italienische Note bekommt Ihre Suppe, wenn Sie zu einer Basis aus Zwiebeln und Sellerie Romana- oder Endiviensalat hinzufügen. In Frankreich ist es üblich, Möhrenkraut und Porreewurzeln mitzudünsten. Nehmen Sie sich ein Beispiel an der russischen und irischen Küche, in der sehr häufig Kohl verwendet wird. In Schottland und Irland wird statt mit Maismehl häufig mit Hafermehl oder Hafergrütze gekocht. Eine mediterrane Suppe erhalten Sie, indem Sie gehacktes rohes Gemüse in Zwiebelbrühe aufkochen. Das wichtigste in einer Suppe ist das Gemüse. Eine Suppe kann nur so gut sein, wie das Gemüse, das Sie verwenden! Etwas Tamari sorgt für die richtige Würze. Dekorieren Sie die Suppenteller nach japanischem Brauch mit Lauchstreifen oder dünnen Schalottenscheiben.

Unter den amerikanischen Handlangern der menschenverachtenden Zuckerdealer ist die Kochbuchautorin Fannie Farmer mit Sicherheit die ungekrönte Königin. Sie empfiehlt in ihren Rezepten geradezu tödliche Zuckermengen. Um die Jahrhundertwende und auch noch später galten ihre Kochbücher als die Bibeln der amerikanischen Küche – wobei sich nicht mehr klären wird, ob sich in Fannie Farmer das viktorianische Zeitalter nur widerspiegelt oder ob sie selbst ihre Zeit entscheidend mitgeprägt hat. Sie besuchte die Hauswirtschaftsschule in Boston, und viele ihrer Rezepte hat sie wahrscheinlich von deren Leiterin Mrs. Lincoln übernommen, die Jahre vor Fannie Farmer selbst ein allerdings längst nicht annähernd so erfolgreiches Kochbuch verfaßt hatte.

Viele Frauen kochten jahrzehntelang die Rezepte von Fannie Farmer nach. Hat sie vielleicht ein zusätzliches Gehalt von der Zucker-Lobby kassiert? Wir wissen es nicht. Tatsache ist allerdings, daß sie Unsterblichkeit erlangt hat, weil ihr Gesicht auf einer Süßigkeitendose prangte. Fannie Farmer war eine – wenn nicht *die* – Urheberin der tödlichen Idee, praktisch alle Gerichte mit Zucker zu würzen: Brot, Gemüse, Salate und Salatsaucen.

Das Salatkapitel in Fannie Farmers Kochbuch von 1896 enthielt bereits die Empfehlung, Salatsaucen mit viel Zucker zuzubereiten. In den nachfolgenden Auflagen riet sie sogar, Tomaten in Zuckersauce einzulegen. Fannie Farmer benutzte Zucker auch, um die Gärung von Brot zu beschleunigen. Europäer halten das amerikanische Brot oft zu recht für Kuchen.

Fannie Farmers Wahn, alle Gerichte mit Zucker zuzubereiten, erreichte seinen Höhepunkt in der Ausgabe ihres Kochbuchs von 1965. Darin schlug sie vor, zwei Teile (bereits gezuckerter) Handelsmajonnaise mit einem Teil Zucker und zwei Teilen Zitronensaft sowie anderen Gewürzen zu vermischen. Am Ende des Rezepts hieß es: »Gut schütteln«. Wohl wahr, müssen Sie sich dabei nicht auch schütteln?

Heute ist es praktisch unmöglich, Fertig-Majonnaisen und Salatsaucen zu kaufen, die nicht schon große Mengen Zucker enthalten. Zu einem typischen amerikanischen Salat gehören Götterspeise oder eine ähnliche aromatisierte Gelatinepampe (beides selbstverständlich reichlich gezuckert), sowie Dosenobst in gezuckertem Saft. Viele Frauen essen nichts anderes als solche Zuckerbomben und bilden sich dann noch ein, sie würden damit »abnehmen«. Gleichzeitig beklagen sie sich, daß ihre Männer die wunderbaren farbenprächtigen Gerichte, mit denen sie den Tisch schmücken, nicht mögen. Das wundert mich nicht. Sie wären besser damit bedient, die Blumen von der Tischdekoration zu essen.

Ketchup, Majonnaise und die verschiedenen Mixturen daraus (das sogenannte russische Dressing) strotzen vor Zucker. Insgesamt enthalten fast alle fertigen Salate Zucker – er wird sogar der Lake für eingelegte Gurken beigemischt. Wenn Sie keinen Zucker mehr essen wollen, sollten Sie sich deshalb mit einer ganz neuen Art Salat anfreunden. Erinnern Sie sich noch daran, wie die Japaner 1905 die Russen besiegt haben? Möchten Sie einmal einen japanischen Salat ausprobieren? Er ist leicht zuzubereiten, gut für den Magen und eignet sich hervorragend als Beilage zu fast jedem Gericht. Außerdem wird japanischer Salat so sehr zusammenpreßt, daß Sie ihn problemlos in einem kleinen Glas zu jedem Picknick mitnehmen können. Auf diese Weise eingemacht hält er sich praktisch ewig. Einen solchen gepreßten Salat stellen Sie her, indem Sie gesalzene Gemüsestücke in einen Steinguttopf legen, den sie mit einem schweren Brett bedecken. Sie haben keinen Steinguttopf? Auch gut, nehmen Sie einen ganz normalen Topf und beschweren Sie den Deckel mit einem Stein. Oder stellen Sie ein paar passende Schüsseln ineinander und beschweren Sie sie mit einem Krug Wasser.

Zum Pressen eignen sich am besten orientalische Gemüsesorten wie Chinakohl oder Pak Soy; prinzipiell läßt sich auch fast jede andere Gemüsesorte dafür verwenden: grüner Salat, Endividensalat, Romana-Salat, Löwenzahn, Rote Bete, Sellerie, Zwiebeln, Steckrüben, Lauch, Schnittlauch, Senfpflanzen, Radieschen und weißer Rettich (vergessen Sie nicht, die Blätter bzw. Wurzeln des Selleries, der roten Bete, des Rettichs, der Karotten und der Steckrübe mitzupressen). Gurken passen zu fast allen grünen Gemüsesorten, aber ein Salat nur aus Gurken schmeckt auch sehr gut. Spinat und Grünkohl haben für meinen Geschmack zu kräftige Blätter. Beginnen wir also mit unserem Salat. Als erstes wasche ich Schmutz und Erde von den Blättern ab. (Wenn ich Gemüse wasche, an dem noch viel Erde hängt, erinnere ich mich jedesmal an eine amerikanische Frau, die ich in Paris getroffen habe. Wir waren uns einig, daß man auf den französischen Märkten im eigenen Viertel wunderbar einkaufen kann, bis sie auf einmal ihr Gesicht verzog und sagte: »Aber das Gemüse ist so *schmutzig*.«) Wertvolles Gemüse mit einem ausgeprägten Geschmack ist meistens ziemlich schmutzig. Wenn Sie selber schon einmal Gemüse geerntet haben, das ohne Chemikalien und Insektenschutzmittel und auf kompostierter Erde angebaut worden ist, wissen Sie, daß dieses Gemüse wirklich noch nach Gemüse schmeckt. Vielleicht haben Sie das Glück, daß Sie in Ihrem eigenen Garten Gemüse anbauen können, oder Sie kennen jemanden, der sein Gemüse auf diese Weise zieht.

Für den Salat schneiden Sie das Gemüse in kleine Stücke, legen es lagenweise in eine Schüssel (oder, falls vorhanden, in ein Steingutgefäß) und bestäuben jede Lage mit etwas Meersalz. In Frankreich wird gemahlenes und leicht geröstetes

Meersalz in Plastikbeuteln abgepackt im Supermarkt verkauft. Bei uns führen die meisten Naturkost- oder Feinkostläden gutes, fein gemahlenes Meersalz. Ich verwende kein Salz, das bei nasser Witterung noch rieselt – es enthält häufig Zucker. Wenn Sie das Gemüse Lage für Lage mit Salz bestäubt haben, stellen Sie die kleinere Schüssel in die größere Schüssel mit dem Gemüse. In die obere Schüssel legen Sie dann etwas Schweres als Gewicht hinein. Auf Reisen lege ich ein Holzbrettchen auf die Schüssel und häufe obendrauf Bücher oder ein Reisebügeleisen oder eine Lampe oder etwas anderes, was mir gerade in die Hände fällt. Haben Sie einen offenen Steinguttopf ohne passendes Brett? Dann bitten Sie doch einen Freund, der Holz bearbeiten kann, Ihnen ein Brett in Topfgröße zuzuschneiden. Dieses Brett legen Sie einfach in den Topf hinein. Als ständiges Gewicht eignet sich ein Stein vom Strand (das ist das wahre Zen des gepreßten Salates).

Nach einer Stunde im Steinguttopf ist der gepreßte Salat normalerweise fertig. Nehmen Sie jetzt das Gewicht herunter, gießen Sie die Flüssigkeit ab und servieren Sie den Salat mit einem Spritzer Tamari-Sojasauce. Je nach Geschmack können Sie ihn auch noch mit einem Spritzer kaltgepreßtem Sesamöl verfeinern. Stark faserhaltige Gemüsesorten wie Steckrüben und Karotten sind möglicherweise nach einer Stunde noch hart. Geben Sie sie dann wieder in den Topf zurück (oder in die Schüssel oder in ein anderes Gefäß), damit sie noch etwas länger gepreßt werden. In Japan wird das Gemüse vor dem Pressen manchmal mit etwas Reiskleie und Kräutern gemischt. Das Gemüse kann tage- oder sogar wochenlang in der Salzlösung stehenbleiben. Das Salz sorgt für eine völlige Verwandlung des Gemüses; nach dem Pressen hat es einen völlig anderen Geschmack als zuvor.

Aus gepreßtem Gemüse können Sie auch eine Hauptmahlzeit zubereiten: Kochen Sie dafür einen Topf mit Vollkornweizen- oder Buchweizen-Makkaroni, verrühren Sie die Makkaroni nach dem Abgießen mit etwas Sesamöl und Sojasauce und vermischen Sie sie mit dem gepreßten Gemüse. Bei einem solchen »Nudelsalat« werden Sie die gezuckerte Majonnaise aus dem Supermarkt nicht vermissen. Sollte das wider Erwarten doch der Fall sein, können Sie auch eine besondere Majonnaise kaufen: einige Naturkostläden führen Majonnaise aus Eiern von freilaufenden Hühner, gutem Öl und etwas Honig statt Zucker, die sich gut mit Sojasauce und Zitronensaft verdünnen läßt. Benutzen Sie sie aber möglichst nur so lange, bis Ihre Familie vollkommen auf jegliche Majonnaise verzichten kann.

Avocados sind genauso wie Tomaten tropische Früchte. Deshalb verwende ich sie generell nicht in Salaten. Wenn ich jedoch in den Tropen bin und dort eine Avocado essen möchte, mag ich sie am liebsten pur, nur mit einem bißchen Sojasauce und Tamari. Aus Kartoffeln stelle ich ebenfalls nur ungern Salate her. Grundsätzlich läßt sich mit gepreßtem Gemüse aber auch ein köstlicher Kartoffelsalat herstellen. Verwenden Sie dabei die Kartoffeln einfach anstelle der Vollkornweizen- oder Buchweizennudeln. Buchweizennudeln sind in Japan übrigens als eine Delikatesse namens »soba« bekannt; in den USA sind sie hingegen nicht sehr weit verbreitet. Das ist besonders deshalb schade, weil in Buchweizen große Mengen Rutin enthalten sind – ein Stoff, für den Sie sich dumm und dämlich zahlen müssen, wenn Sie ihn in Form von Vitaminpräparaten zu sich nehmen wollen. (Ich kenne Frauen, die ihre Haut regelmäßig nach Besenreisern und Krampfadern absuchen und sofort zu Buchweizen greifen, sobald sie welche gefunden haben. Probieren Sie es aus. Wenn Ihr Arzt geplatzte Äderchen auf der Nase hat, erzählen Sie ihm vom Buchweizen. Sie sollten sich sowieso jeden Arzt sorgfältig ansehen, bevor er Sie untersucht. Viele von ihnen könnten dringend Ihre Hilfe gebrauchen.)

So richtig gut wird ein Salat erst durch ein paar selbstgezogene Sprossen. Im Orient haben die Menschen schon lange

Zeit gekeimtes Getreide, gekeimte Bohnen und andere Hülsenfrüchte gegessen, bevor es den Begriff Vitamin C überhaupt gab. Heute, wo frisches Gemüse ein kleines Vermögen kostet und nicht alle Menschen einen eigenen Garten haben, in dem sie ihre Gemüse selbst anbauen können, sind Sprossen besonders wertvoll. Für die Sprossenproduktion brauchen Sie keinen Komposter, kein Gartenbeet und keine sonnige Fensterbank – sie sind absolut anspruchslos und lassen sich mit ganz wenigen Hilfsmitteln ziehen. Dafür benötigen Sie nur ein Weckglas, frisches Wasser und Samen wie zum Beispiel Alfalfabohnen, Mungobohnen oder Linsen. Viele Naturkostläden und Reformhäuser verkaufen auch kleine Keimaufzuchtschalen, in denen Keimlinge sehr gut gedeihen. Meistens handelt es sich dabei um Steingutgefäße oder um einfache Marmeladengläser mit einem abnehmbaren Deckel, in den Löcher eingestanzt sind. Wenn Sie die Gebrauchsanweisung genau befolgen, werden Sie in diesen Gefäßen binnen weniger Tage mehr Sprossen haben als Ihnen lieb ist. Das ist aber nur halb so schlimm, da sich die Sprossen im Kühlschrank mehrere Tage lang frisch halten. Sie können die Sprossen einfach über Ihren Salat streuen oder – wenn Sie experimentierfreudig sind – sogar aufwendige Gerichte mit ihnen fabrizieren. Zur Anzucht geeignete Samen und Hülsenfrüchte sind in jedem Naturkostladen erhältlich.

Ist es Ihnen erst einmal gelungen, Sprossen zu ziehen, dann können Sie auch Kräuter, Quecken und Buchweizen auf der Fensterbank züchten. Das ist ganz einfach: Sobald eine Ihrer Zimmerpflanzen den Geist aufgibt, sollten Sie die Erde nicht zusammen mit der Pflanze wegwerfen, sondern behalten und gießen, bis sie gut feucht ist. Auf diese Erde streuen Sie dann ein paar Weizenkörner oder ein wenig ungeröstete Buchweizengrütze, die Sie vorher ein paar Stunden in frischem Wasser eingeweicht haben. Wenn Sie die Erde weiterhin feuchthalten, werden die Weizenkörner binnen weniger Stunden kleine

Fühler ausstrecken, mit denen sie sich einwurzeln. Später werden Sie beobachten, wie grüne Grashalme regelrecht in die Höhe schießen. Warten Sie ab, bis das Weizengras fünfzehn bis zwanzig Zentimeter hoch ist; dann können Sie eine Handvoll davon abschneiden, so wie Sie auch Schnittlauch ernten. Verwenden Sie Buchweizengras genau wie Brunnenkresse – oder kauen Sie es anstelle von Kaugummi; Sie werden erstaunt sein, wie süß es schmeckt. Nachdem Sie lange genug darauf herumgekaut haben, können Sie es entweder herunterschlucken oder ausspucken. Es steckt voller Vitamine und Mineralien und wirkt besser gegen viele Beschwerden als all die Präparate aus der Apotheke. Tiere heilen sich, indem sie bestimmte Grassorten kauen. Wenn sie sich krank fühlen, hören sie auf zu fressen und kauen nur noch besondere Gräser, bis es ihnen wieder besser geht. Für Kinder kann das ein ganz lustiges Spiel sein, besonders wenn Sie ihnen das Kaugummikauen oder Süßigkeitenessen abgewöhnen wollen. Sie haben mit diesen Gräsern eine natürliche Süßigkeit, die sie sogar selber züchten können.

Die American Heart Association konnte über Jahre hinweg fast fünfzig Millionen Dollar jährlich sammeln, weil sie den Spendern verprach, mit ihrem Geld noch zu deren Lebzeiten ein Heilmittel gegen Herzkrankheiten zu finden. Schließlich hat sie jedoch eingestehen müssen, daß niemand daran gehindert werden kann, sich mit seinen Zähnen sein eigenes Grab zu schaufeln.

Einige Zeit später veröffentlichte die Heart Association mit großem Trara ein Kochbuch für »fettkontrolliertes« Essen. Darin wird erklärt, wie Sie das Cholesterin in Ihren Nahrungsmitteln (ähnlich wie Kalorien) zählen können. Unter anderem wird uns auch verkündet, daß Saflor-, Sesam- oder Maiskernöl gesünder seien als Schweineschmalz, Margarine, Butter und einige der anderen üblichen Fettarten. Das stimmt natürlich und ist ebenso hilfreich wie die Rezepte, nach denen man sich zum Beispiel aus einem Eigelb und drei Eiweiß ein Omelett mit wenig Cholesterin zubereiten kann. Sehr schön, nur schade, daß die Heart Association bei diesen Rezepten immer noch nicht zwischen Eiern und Eiern unterscheidet. Eier von freilaufenden Hühnern stammen von Hühnern, die sich ihre eigene Nahrung suchen dürfen. Die meisten Hühnereier aus dem Supermarkt stammen dagegen von Legebatterie-Zombies, die ihre Eier direkt auf ein Fließband legen. Wenn sich ein Huhn zum Brüten auf ein Ei setzt – und zwar ein gesundes Ei, wie es freilaufende Hühner auf den meisten Bauernhöfen heute noch legen –, wird sich dieses Ei eines Tages auf wunderbare Art und Weise in ein Küken verwandeln. Setzt es sich aber auf ein Legebatterie-Ei, so wird sich dieses Ei auf weniger wundervolle Art und Weise in einen pestilenzartig stinkenden Matschhaufen verwandeln. Gute Eier gibt es nicht überall zu kaufen, Käfigeier aber in jedem Supermarkt.

Der *Reader's Digest* klemmte sich schnell an den Erfolg des Kochbuchs der Heart Association und veröffentlichte einige Rezepte unter dem Titel »Die fett-kontrollierte Ernährung«. Beim Überfliegen dieser Rezepte bemerkte ich schnell, daß die Autoren der American Heart Association das Thema Zucker nach wie vor sehr zurückhaltend behandelten, obwohl in den letzten Jahren viele wissenschaftliche Arbeiten über den Zusammenhang zwischen einem hohen Zuckerverzehr und Herzkrankheiten veröffentlicht worden waren.

So rät das Buch beispielsweise: »Essen Sie Lebensmittel, mit denen Sie Ihren täglichen Bedarf an Proteinen, Vitaminen, Mineralien und anderen Nährstoffen decken können. Stillen Sie Ihren Hunger besser mit gehaltvollen, für den Körper verwertbaren Lebensmitteln als mit leeren Kalorien, wie sie zum Beispiel in Zucker enthalten sind.«

Die Heart Association mag anscheinend nicht über die alte, längst widerlegte Feststellung hinausgehen, daß Zucker nur aus harmlosen, leeren oder nackten Kalorien besteht. Getreide und Getreideflocken enthalten kein Cholesterin, sagen uns die Autoren des Buches über fettkontrolliertes Essen, aber was statt dessen in diesen Nahrungsmitteln steckt, verheimlichen sie uns. Sie geben uns den Rat, nicht zuviele fettreiche Milcherzeugnisse wie Butter, Eis und Vollmilch zu uns zu nehmen und klären uns darüber auf, daß sich Fertigmenüs im allgemeinen nicht für fettkontrolliertes Essen eignen und daß sich Desserts auch mit weniger Butter und Eigelb herstellen lassen.

Die fettkontrollierten, cholesterinarmen Gerichte selbst erinnerten mich insgesamt doch sehr stark an Fannie Farmers Kochbuchergüsse – Zucker im Brot, im Pfannkuchen, in Keksen, Kuchen und Brötchen. Schon im Hauptgericht finden wir Grapefruit-Gelee und Preiselbeersauce zu Hamburgern, Majonnaise mit süßer Creme, Cornflakes und gekochte (gezukkerte) Früchte. Und dann kommt erst der Nachtisch! Auch die sogenannten fettkontrollierten Desserts enthalten bis auf eine Ausnahme kiloweise Zucker.

Für *ein* Rezept bin ich dem AHA-Kochbuch jedoch dankbar: der Garbanzo-Dip (eine Art Kichererbsen-Paste) reizt mich persönlich in dieser speziellen Rezeptur zwar wenig, aber mir fiel dabei sofort ein großartiges Gericht ein, dessen Grundlage die arabische Delikatesse *humus tahina* ist. Es gibt zwei verschiedene Tahin-Arten: Das helle Tahin aus geschälten Sesamsamen und das dunkle aus gerösteten Sesamsamen, das auch Sesambutter genannt wird und vom Geschmack her der bei uns bekannten Erdnußbutter ähnelt. Meistens wird jedoch eine helle Paste aus zerstampften Sesamkörnern als Tahin bezeichnet, die in der Küche des Nahen Ostens seit Jahrhunderten verarbeitet wird. Ohne Tahin (wie es die AHA vorschlägt) ist der Garbanzo-Dip eine etwas langweilige Sache. Außerdem verwendet die AHA in ihrem Rezept Kichererbsen aus der Dose, während ich lieber getrocknete Kichererbsen aus einem Naturkostladen nehme. Wer braucht schon das ganze Dosenwasser und gibt dafür auch noch Geld aus? Weichen Sie die getrockneten Kichererbsen einfach über Nacht in Wasser ein und lassen Sie sie dann im Einweichwasser auf kleiner Flamme so lange köcheln, bis sie weich sind. Zusätzlich lege ich ein kleines Stück Kunbu (japanischer Seetang) in das Einweich- und Kochwasser. Er gibt der Sache einen besonderen Pfiff und bereichert das Gericht um cholesterinfreie Nährstoffe.

Kommen wir jetzt zum Knoblauch. Niemand kann Ihnen sagen, wieviel Knoblauch Sie in einem Essen verwenden sollen, denn das hängt sowohl von Ihrem Geschmack als auch von dem Knoblauch ab. Früher dachte ich, mich in Sachen Knoblauch einigermaßen auszukennen, aber da hatte ich noch nicht die alte Stadt Fleurance in der Gascogne in Südfrankreich besucht. In Fleurance wird Knoblauch angebaut, wie Sie ihn noch nie gegessen haben – ohne chemischen Dünger oder Insektenschutzmittel. Der Bürgermeister von Fleurance ist der berühmte Naturheiler und Pflanzenkenner Maurice Mességué (siehe Kapitel 3). Er möchte den Namen seiner Stadt in ganz Europa als Stadt mit der besten Naturkost in Europa, wenn nicht auf dem ganzen Erdball, bekannt machen. (Die unvergleichlichen Hühner aus Fleurance gibt es – komplett mit Schnabel serviert – im Maxim's in Paris.) Der Knoblauch aus der Gegend von Fleurance ist so stark und saftig, daß er vor Geschmack und Saft förmlich explodiert, wenn er geschnitten oder gepreßt wird. Mességué hält Knoblauch für ein wunderbares Stärkungs- und Heilmittel. Wenn der Knoblauch allerdings unter künstlichen Bedingungen angebaut wird, kann er schädlich wirken, weil sich die giftigen Chemikalien in den Knoblauchzehen konzentrieren. Der Knoblauch, den ich aus Fleurance mit nach Hause genommen habe, wird in den typischen blauen Beuteln verkauft, die mit grünen Bändern zugebunden sind. Eine große Knoblauchzehe aus Fleurance reicht normalerweise für den Garbanzo-Dip aus, aber wenn Sie sich mit dem müden ausgelaugten Zeug begnügen müssen, das in den meisten Städten angeboten wird, brauchen Sie wahrscheinlich eine ganze Knolle. Möglicherweise führt Neiman Marcus in Dallas bald Knoblauch aus Fleurance. Andere werden ihm folgen, wenn sie erst einmal die Qualität dieses Knoblauchs kennengelernt haben. Fragen Sie nach Knoblauch aus Fleurance und achten Sie auf die blau-grünen Beutel!

Helles Tahin wird in den USA derzeit in verschiedenen Sorten angeboten. Ich mag am liebsten das importierte Tahin, das Erewhon in Boston und Los Angeles verkauft. Geben Sie die gekochten Kichererbsen mit so viel Kochwasser in Ihren Mixer oder in eine Schüssel, daß sie gerade bedeckt sind. Fügen Sie dann das Tahin, Knoblauch und einen ordentlichen Spritzer Tamari-Sojasauce hinzu und pürieren Sie alles. Jetzt probieren Sie. Wenn Sie noch nicht begeistert sind, geben Sie je nach Geschmack noch mehr Erbsen, Tahin, Sojasauce oder Knoblauch hinzu.

Der Garbanzo-Dip ist einfach köstlich. Tausendmal besser als irgendein fett-triefender Frischkäse! Er schmeckt auch phantastisch als Brotaufstrich und läßt sich gut zum Füllen von Sellerie verwenden. Der Garbanzo-Dip enthält vieles, das Ihnen guttut, aber im Gegensatz zu allen Majonnaise-Dips vor allem keinen Zucker.

Die meisten Menschen, die ihrer Nahrung einen gewissen Respekt entgegenbringen, die gerne kochen und essen, begegnen auch der französischen Sprache mit Respekt. Französisch war nicht zufällig die Sprache der Diplomatie, und sie hat sich durch ihre Ökonomie und Exaktheit auch zur Sprache der internationalen Küche entwickelt. In Frankreich heißt der Reis mit all seinen natürlichen Mineralstoffen und Vitaminen *riz complet*, denn er ist unverletzt, ungeschält und unverarbeitet. In der englischen Sprache müssen wir uns dagegen mit der Bezeichnung »brown rice« (brauner Reis) begnügen – was eine unzureichende Beschreibung seiner Farbe ist, die allen möglichen sonstigen Panschereien Vorschub leistet. Geschälter Reis wird einfach mit ein bißchen Farbstoff versetzt, und schon wird er im Supermarkt als brauner Reis verkauft. Er ist zwar braun, aber bei weitem nicht *complet.*

Das französische Wort für Trauben heißt *raisin.* Das, was wir im Englischen *raisin* nennen [und im Deutschen *Rosine*], wird in Frankreich als *raisin sec* bezeichnet; getrocknete Trauben. Wir müssen uns erst bewußt daran erinnern, daß es sich bei Rosinen um getrocknete Trauben handelt. Rosinen sind durch ihren konzentrierten Traubenzucker ein natürlicher Süßstoff. Nicht ganz so süß wie Rosinen sind getrocknete Korinthen, die ein ganz eigenes herbes Aroma besitzen. Süß sind auch getrocknete Äpfel, Pfirsiche, Aprikosen, Kirschen, Himbeeren, Birnen und Pflaumen (die auf Englisch auch *prunes* heißen; das ist das französische Wort für Pflaume). Natürlich gibt es auch getrocknete Bananen und Ananas, aber ich halte es aus meiner Erfahrung für besser, tropische Früchte in den Tropen zu lassen und sich auf einheimische Früchte zu beschränken. Für einen Eskimo ist schließlich etwas anderes natürlich als für eine Bewohnerin der Fiji-Inseln, oder etwa nicht?

Probieren Sie unbedingt einmal die wunderbaren gesalzenen japanischen Dörrpflaumen, die Umeboshi-Pflaumen. Sie werden schon seit Jahrzehnten in der japanischen Kräuterheilkunde verwendet, und in den USA sind sie in japanischen Lebensmittelgeschäften erhältlich. Generell ist die Umeboshi-Pflaume genau wie viele andere getrocknete Früchte ein brauchbares Süßmittel.

Seit jeher werden Früchte in ihrer jeweiligen Erntezeit getrocknet, um sie für lange Wintermonate haltbar zu machen. Obst, das ohne chemische Konservierungsmittel in der Sonne getrocknet wurde, hat ein grandioses Aroma, das sich erheblich von dem Geschmack gezuckerter Dosenfrüchte unterscheidet. Dörrobst, wie getrocknete Pflaumen, Aprikosen und Apfelscheiben, hält sich gut und braucht wenig Lagerplatz. Mischen Sie getrocknete Früchte und die Umeboshi-Pflaumen mit Nüssen, und Ihre Geschmacksnerven werden einige sinnliche Erfahrungen machen. Sobald Sie nicht mehr mit raffiniertem Zucker kochen, werden Sie viele neue Aromen entdecken, die ironischerweise auch in althergebrachten Süßigkeiten enthalten waren! Eine andere Zutat, die ich oft benutze, sind getrocknete Zitronen- und Apfelsinenschalen (ich bewahre sie in einem Einmachglas auf).

Auch getrocknetes Obst können Sie wieder auf vielfältige Weise zubereiten. Versuchen Sie doch mal einen Nachtisch aus getrockneten Äpfeln, Rosinen und etwas Zitronenschale. Dafür weichen Sie in einem Gefäß eine Handvoll getrockneter Äpfel in kaltem Wasser ein und füllen es wieder auf, wenn die Äpfel alles Wasser aufgesogen haben. In der Zwischenzeit hacken Sie die Rosinen mit einem Messer klein, damit ihre Süße das Kompott gleichmäßig durchziehen kann. Fügen Sie zuletzt noch getrocknete Zitronenschale hinzu. Bringen Sie diese Mischung leicht zum Kochen, und lassen Sie sie ungefähr zwanzig Minuten simmern. Danach drehen Sie die Hitze ab und lassen das gekochte Obst langsam abkühlen. Sie können es nun als Kompott servieren oder es im Mixer pürieren und als Apfelsauce reichen. Angedickt mit ein wenig Pfeilwurz eignet es sich auch hervorragend als Tortenbelag und Pie-Füllung. Das nächste Mal können Sie auch noch ein paar getrocknete Kastanien hinzugeben; die Kombination von Äpfeln und Kastanien ist sehr schmackhaft. Sie können versuchsweise die Rosinen auch einmal durch Korinthen ersetzen.

Ein wunderbarer Nachtisch läßt sich auch aus Korinthen, Aprikosen und Zitronenschale oder aus Korinthen und Birnen herstellen. Der Geschmack jeder dieser Kompott-Varianten läßt sich noch durch die Zugabe gesalzener Umeboshi-Pflaumen intensivieren (entsteinen sie die Pflaumen ruhig, wenn Sie möchten). Die gesalzene Pflaume wirkt wie ein Katalysator; sie setzt verborgene Aromen frei.

In meinem Eisfach befindet sich eigentlich immer eine Gefrierdose mit schon gedünsteten Früchten. Damit kann ich in kürzester Zeit einen Obstkuchen, ein Kompott oder einen geheimnisvollen Fruchtpudding herstellen. Zu diesem Zweck pürieren Sie die Früchte im Mixer, geben eine Mischung aus ein wenig Wasser und Pfeilwurz hinzu. Wenn Sie sie nun in Sorbetschalen füllen, können Sie dabei zusehen, wie die Obstmischung in Windeseile geliert.

Die meisten Fertignachspeisen (sei es in Konservendosen oder in Form von Puddingpulver) bestehen zum größten Teil aus Zucker, aber viele Kinder sind leider an ihre Beschaffenheit und Farbe gewöhnt. Ich konnte im Laufe der Zeit schon einige Kinder von diesen gezuckerten Puddings abbringen, indem ich ihnen eine schaumige Mischung aus pürierten Trockenfrüchten und Tahin als Nachtisch anbot (Tahin wurde in den arabischen Ländern jahrhundertelang als Milchersatz verwendet). Weichen Sie für dieses Dessert eine Tasse getrockneter Pflaumen oder Aprikosen zusammen mit Zitronenschale und einer Umeboshi-Pflaume in Wasser ein. Diese Mischung kochen Sie einige Minuten auf kleiner Flamme und lassen sie anschließend abkühlen. Füllen Sie sie nun zusammen mit mehreren Löffeln Tahin in den Mixer und pürieren Sie sie. Wenn Sie dieses Dessert in Portionsschälchen umfüllen und es mit Kokosnuß-Stücken garnieren, werden die Kinder begeistert sein.

Pie-Böden schmecken wie alles andere nur dann gut, wenn sie mit den richtigen Zutaten zubereitet werden: dazu gehören organisch angebautes, möglichst steingemahlenes feines Kuchenmehl aus Vollkornweizen, organisch angebautes steingemahlenes Maismehl; Meersalz sowie Sesamöl (und zwar das Öl aus der ersten Pressung, das ohne künstliche Hitze und Chemikalien gewonnen wird und weder raffiniert noch gebleicht ist).

Ich verwende für Pie-Böden eine Mischung aus ungefähr einem Drittel Maismehl und zwei Dritteln Kuchenmehl. Das Maismehl bringt Abwechslung in Konsistenz und Geschmack des Teigs. Wenn Ihnen Maismehl aber zu grob ist, reduzieren Sie den Anteil oder lassen es ganz weg und nehmen ausschließlich Kuchenmehl.

Mischen Sie das Mehl in einer Schüssel mit einer Messerspitze Meersalz. Wenn Sie genaue Mengenangaben haben möchten: Nehmen Sie insgesamt eine Tasse Mehl und tröpfeln Sie zwei oder drei Teelöffel Sesam- oder Maisöl hinein. Kneten Sie die Mischung gründlich durch, bis sich das Öl gut mit dem Mehl vermischt hat. Fügen Sie danach vorsichtig so viel kaltes Wasser hinzu, daß Sie den Teig zu einer Kugel rollen können. Diese Kugel lassen Sie etwa eine Stunde lang ruhen. Dann bestäuben Sie ein Holzbrett mit Mehl und rollen den Teig mit einem Nudelholz (oder mit einer sauberen Bierflasche oder etwas ähnlichem) aus, bis er ganz dünn und flach ist. Legen Sie eine Pie-Form damit aus und benutzen Sie die überschüssigen Teigränder zum Flicken (falls erforderlich).

Zum Backen von Pieböden eignen sich besonders gut kombinierte Grill-Backöfen. Backen Sie den Boden in einem solchen Ofen bei niedriger Hitze ein paar Minuten lang und nehmen Sie ihn dann zum Abkühlen heraus. Wenn Sie einen normalen Elektrobackofen benutzen, heizen Sie ihn auf ungefähr 200 Grad vor und backen dann den Pieboden, bis er knusprig und goldbraun geworden ist. Eine ganz genaue Backzeit läßt sich in diesem Fall nicht angeben, weil jeder Backofen verschieden ist. Wahrscheinlich braucht der Pieboden nicht mehr als zwanzig Minuten, bis er gar ist. Backen Sie gelegentlich auch Pies in kleinen Förmchen. Sie sind leichter herzustellen und reizvoller zu servieren als große Pies oder Pasteten.

Pies, Torten, Tartes und Kuchen belege ich selten mit frischem Obst. Wenn Sie in der richtigen Jahreszeit gutes Obst bekommen, sollten Sie es lieber frisch essen! Schmecken Ihnen Erdbeeren ohne Zucker nicht? Dann versuchen Sie doch einmal folgendes: Waschen Sie die Erdbeeren samt Blütenstielen.

Lösen Sie dann einen Teelöffel Meersalz in einem halben Liter kaltem Wasser auf und lassen Sie die Erdbeeren ungefähr eine halbe Stunde darin liegen. Jetzt kosten Sie. Wir wissen alle, was ein bißchen Salz an einem Apfel oder einer Melone bewirken kann. Bei Erdbeeren und Himbeeren ist es genauso. Sie schmecken mit etwas Salz noch intensiver als vorher.

Ungezuckerte Pfirsiche sind ein wunderbarer Piebelag, doch Dosenpfirsiche ohne Zuckersaft sind leider nur in wenigen Geschäften erhältlich. Wenn Sie Glück haben, finden Sie sie in Naturkostläden. Dann sollten Sie eine Pfirsich-Pie zubereiten. Bringen Sie die Pfirsiche mit ihrem natürlichen Saft und einem Stückchen frischer oder getrockneter Zitronenschale in einer kleinen Kasserole zum Kochen. Sobald es kocht, rühren Sie etwas Wasser mit Pfeilwurz in den Saft. Er wird sich zuerst eintrüben, klart aber wieder auf, wenn er noch einmal kocht. Gießen Sie diese Mischung auf den Pieboden und lassen Sie sie ein paar Minuten lang mitbacken. Falls der Belag nach dem Auskühlen noch nicht fest wird, können Sie mehr Pfeilwurz hinzugeben, und wenn Sie ihn süßer haben wollen, rühren Sie gehackte Rosinen oder Rosinenwasser unter den Saft.

Eine knusprige Kruste für eine Obstpie läßt sich aus übriggebliebenen Piebodenresten herstellen. Zerbröseln Sie den Boden in einer Schüssel, und vermischen Sie ihn dort mit ein paar Teelöffeln Weizenkeimen, gerösteten Haferflocken, ein bißchen Dattelzucker oder Honig, zerstoßenen Sesamsamen, etwas Kokosnuß, einem Tropfen Sesamöl und etwas Wasser. Diese Mischung verteilen Sie auf dem Piebelag. Danach backen Sie die Pie im Grill, bis die Kruste goldbraun ist.

Viele Köche wissen nicht, welche Möglichkeiten so schlichte Gemüse wie Zwiebeln, Kürbis und Steckrüben eröffnen. Hätten Sie gedacht, daß sich mit diesen Gemüsesorten sehr leicht feine Kuchenbeläge herstellen lassen? Das geht sogar mit

Zwiebeln! Hacken Sie geschälte Zwiebeln in kleine Stücke und braten Sie sie leicht in Sesamöl an, bis sie weich und goldfarben sind. Etwas Wasser zugießen und leicht köcheln lassen. Einen Teelöffel Pfeilwurz mit soviel Wasser anmischen, bis eine Paste entsteht. Diese Paste geben Sie zu den Zwiebeln. Dabei wird die Mischung wieder zuerst trübe. Wie gewohnt unter Rühren auf kleiner Flamme weiterkochen lassen, bis sie aufwallt und wieder klar wird. Zuletzt mit einem Spritzer Tamari-Sojasauce abschmecken. Nun können Sie die Füllung auf den vorgebackenen Pieboden gießen. Schieben Sie sie nun für ein paar Minuten in die Backröhre. Wenn die Füllung Blasen schlägt, nehmen Sie ihn aus dem Ofen heraus. Eine Köstlichkeit, die Sie heiß, lauwarm oder kalt genießen können!

Kennen Sie Furikake? Das ist eine außerordentlich schmackhafte japanische Sesamwürze aus Sojabohnenpüree, Sojamehl, Nori (einer getrockneten Meerespflanze) und Bonita (getrockneten Thunfischflocken). Mischen Sie Furikake unter die Füllung, bevor Sie die Pfeilwurzmischung und die Sojasauce dazugeben – oder auch kurz vor dem Backen. Wenn Sie keine Furikake bekommen, können Sie die Pie auch vor dem Backen mit gerösteten Sesamsamen bestreuen.

Kleingeschnittene und mit Zwiebeln gedünstete Steckrüben oder Pastinaken ergeben ebenfalls einen tollen Piebelag. Alle Wurzelgemüse sind beliebig kombinierbar. Wenn Sie sie auf diese Weise zubereiten, locken Sie die natürliche Süße aus Gemüsesorten hervor, von denen Sie nie gedacht hätten, daß sie überhaupt süß schmecken können! Gut kombinieren lassen sich zum Beispiel Porree, Schalotten, Kürbis und Zwiebeln, wobei manche Gemüsesorten längere Garzeiten benötigen als andere; aber Übung macht bekanntlich den Meister!

Wie wir wissen, sind Crêpes nichts anderes als verfeinerte Pfannkuchen, und Crêpes suzèttes sind dünne Pfannkuchen mit einer Füllung. Alle Crêpes lassen sich einfach herstellen und schmecken köstlich. Ich nehme meistens Kuchenmehl aus Vollkornweizen und füge manchmal noch feines Maismehl hinzu. Maismehl bringt eine angenehme Abwechslung in Geschmack und Konsistenz eines Kuchenteigs. Vermischen Sie in einer Rührschüssel einige Tassen Mehl mit einer Prise Meersalz und geben Sie pro Tasse zwei bis drei Teelöffel Sesamöl dazu. Sorgfältig verrühren. Nun Rohmilch, Dickmilch, saure Sahne und Wasser (oder nur Wasser) zugeben. Wenn Sie wollen, können Sie zusätzlich je nach Menge noch ein bis zwei Eier unterrühren. Milch und Eier sorgen für eine gute Konsistenz des Crêpe-Teigs, wenn Sie sie gerade zur Hand haben, doch sie sind dafür nicht unbedingt notwendig. Geben Sie nach und nach soviel Flüssigkeit an den Teig, bis er schön dünn ist, aber nicht zu flüssig wird. Je dünner der Teig, desto dünner die Crêpes! Ein zähflüssiger Teig ergibt dickere Crêpes; probieren Sie selbst aus, wie sie Ihnen am besten schmecken. Das ideale Hilfsmittel für die Herstellung von Crêpes ist eine französische Crêpe-Pfanne, aber Sie können sie auch in jeder anderen Pfanne oder auf einem runden Kuchenblech backen. Den Teig einfach mit einer Schöpfkelle auf ein mit Sesam- oder Maisöl gefettetes heißes Backblech gießen und stocken lassen, bis die Oberseite der Crêpe trocken ist. Sprechen Sie ein Stoßgebet, bevor Sie versuchen, die Kante eines Pfannenwenders unter den Rand der Crêpe zu schieben. Wenn der richtige Zeitpunkt gekommen ist, drehen Sie sie um. Die Franzosen rütteln die Pfanne, damit die Crêpe sich vom Boden löst und ziehen sie anschließend mit einem Ruck nach oben – die Crêpe dreht sich im Flug um und landet mit ein bißchen Glück gewendet in der Pfanne. Das ist gar nicht so schwer wie es aussieht. Die großen bretonischen Buchweizencrêpes, die auf den Pariser Straßen verkauft werden, sind allerdings zu groß, um ohne zusätzliches Kochgerät umgedreht zu werden (sie haben manchmal einen Durchmesser von 45 cm und erreichen damit die Größe eines ostindischen Rotis, einem runden Brot aus Weizenmehl).

Sobald die Crêpe auf beiden Seiten durchgebraten ist, legen Sie sie auf einen Teller.

Crêpes lassen sich auf verschiedenste Weise füllen. Als Füllung für eine Crêpe zum Dessert eignen sich zum Beispiel naturbelassene, ungesüßte Apfelbutter; eine Mischung aus Äpfeln, Kastanien und Rosinen; mit Pfeilwurz angedicktes Rosinenwasser (aus gehackten, in Wasser gedämpften Rosinen) oder gedämpfte Aprikosen mit getrockneten Korinthen und Zitronenschale. Streichen Sie einfach Ihre Lieblingsmischung auf die Crêpe und servieren Sie sie zusammengelegt oder eingerollt.

Eine unvergleichliche Zwischenmahlzeit oder ein tolles Dessert können Sie auch aus Walnüssen herstellen. Bestäuben Sie geknackte Walnüsse leicht mit Meersalz, rösten Sie sie bei kleiner Hitze und servieren Sie sie warm. Der geschmackliche Unterschied zwischen gerösteten und ungerösteten Erdnüssen ist zwar allgemein bekannt, aber aus mir unerfindlichen Gründen wird die Walnuß leider immer noch viel zu oft als geistlose Dekoration frisch aus dem Nußknacker serviert. Sie wissen nicht, was Genuß ist, wenn Sie noch niemals frischgeröstete warme Walnüsse genossen haben!

Andere bekannte Nußsorten wie Cashewkerne und Haselnüsse können Sie auf dieselbe Weise zubereiten. Nüsse aus dem Supermarkt sind normalerweise in Öl vorgeröstet; und zwar häufig mit zuviel Öl von schlechter Qualität. Manche Hersteller setzen den Nüssen auch Zucker und chemische Konservierungsstoffe zu, damit sie nicht ranzig werden. Nüsse, die ohne Chemikalien angebaut, geerntet und gelagert wurden, sind schwer zu finden – aber die Suche lohnt sich.

In Japan gibt es eine besonders schmackhafte Mandel-Zubereitung. Schütten Sie die geknackten, aber nicht abgezogenen Mandeln in eine Glasschüssel und träufeln Sie Tamari-Sojasauce darüber (die Qualität der Sojasauce ist hierbei entscheidend!). Rütteln Sie die Mandeln nun, bis die Sauce sich gleichmäßig verteilt hat – das braune Mandelhäutchen nimmt die Flüssigkeit auf. Nun schütten Sie die Mandeln in eine feuerfeste Glasform. Ich nehme sie meistens mit einer Schaumkelle oder einer Gabel aus der Schüssel, um die überschüssige Sojasauce aufzufangen. Dadurch läßt sie sich ein zweites Mal verwenden. Stellen Sie die Glasform mit den Mandeln jetzt bei geringer Hitze (also bei 200 Grad oder weniger) in den Ofen. Alle paar Minuten müssen die Mandeln gewendet werden, also aufgepaßt! Nach zehn bis zwanzig Minuten sind die Nüsse so knusprig, daß Sie sie servieren können.

Wer hat nicht schon einmal zur Herbstzeit den köstlichen Duft von Röstkastanien in den Straßen von Paris oder anderer Weltmetropolen gerochen? Diese Delikatesse können Sie ganz leicht selbst zubereiten. Schneiden Sie dafür die Schale der Kastanien vor dem Rösten in der Pfanne kreuzförmig ein. Getrocknete Kastanien lassen sich gut lagern und halten dann ewig, aber Kastanienmehl oder Kastanienschrot ist sehr empfindlich und sollte frisch gemahlen verwendet werden. Da Kastanien eine natürliche Süße besitzen, eignen sie sich als Tortenbelag ebensogut wie als Zutat in einem Dessert aus Äpfeln und Rosinen. Kastanienmehl können Sie zusammen mit feinem Weizenvollkornmehl zu Crêpes, Waffeln, Chappatis (indische Brote aus Weizenmehl) oder Fettgebackenem (zum Beispiel Donuts) verarbeiten.

Mit ein bißchen Experimentierfreude, Phantasie und guten Zutaten können Sie köstliche, zuckerfreie, natürliche Speisen zubereiten. Diese Ernährungsumstellung macht Ihren Körper fit und Ihren Geist wacher – und den Zuckerblues lassen Sie weit hinter sich!

Anmerkungen

Der lange Weg des Zuckerrohrs

[1] Reay Tannahill, *Kulturgeschichte des Essens*
[2] Ebd.
[3] Journals of Leonhard Rauwolff. Eine Sammlung seltsamer Reisen in zwei Darstellungen. Die erste handelt von Dr. Rauwolfs Reisen in Länder des Orients. Behandelt werden unter anderem Syrien, Palästina im Heiligen Land, Armenien, Mesopotamien, Assyrien und Chaldäa. Übersetzt aus dem Hochniederländischen von Nicholas Staphorst. London, S. Smith und B. Wallford, 1693. Herausgegeben von J. Ray (1627–1705). Zweite Ausgabe, London, S. Smith und B. Walford, 1705. (Sie werden feststellen, daß der Name des Autors einmal mit einem und einmal mit zwei f geschrieben ist. Der vorliegende Text folgt bei Bezügen auf diese Arbeit der ersten Schreibweise, Rauwolf.)
[4] Noel Deerr, *The History of Sugar*
[5] L. A. Strong, *The Story of Sugar*
[6] Mark Twain, *Autobiographie*, S. 10

Wie konnte es so weit kommen?

[1] Bernhard Fergusson, *Beyond the Chindwin*, S. 198
[2] E. M. Abrahamson und A. W. Pezet, *Body, Mind, and Sugar*
[3] Ebd., S. 129
[4] Stewart Alsop schreibt in *Stay of Execution*, daß Dr. John Glick vom nationalen Gesundheitsinstitut sich skeptisch über Steroide äußerte. Sie packten das Übel nicht an der Wurzel, und die Patienten bezahlten durch die Nebenfolgen einen hohen Preis, auch wenn sie sich zuerst für eine Weile voller Leben fühlten. »Das enttäuschte mich. Da ich mich an Jack Kennedy erinnerte, der wegen seiner Nebennieren-Unterfunktion Steroide nahm, hatte ich mich schon voller unstillbarer

Energie gesehen . . .« Alsop fährt mit der Bemerkung fort, daß er einen der engsten Freunde des Präsidenten nach der Menge der Steroide befragt hatte, die der Präsident erhielt. Die Antwort lautete: »Kennedy hat nie darüber geredet ... aber [Charles Bartlett] merkte gleich, wann Kennedy wieder eine Steroid-Behandlung hinter sich hatte, ›er machte auf mich den Eindruck, als sei er total aufgedreht‹.« In dem Buch von O'Donnell und Powers: *Johnny, We Hardly Knew Ye*, gibt es schreckliche Geschichten darüber, welche Mengen an Eiscreme, Malzmilchgetränken und ähnlichem Zuckerkram Kennedy zu sich genommen hat.

Am 2. Mai 1969 erschien in der kanadischen Zeitung *The Toronto Telegram* Sid Adilman's Artikel über Helen Lewis, der CBC-Redakteurin und Chefredakteurin unter Direktor Josef Steinberg. Zu Helen Lewis' Erinnerungen an ihre frühen Tage in Hollywood gehörte auch, daß sie »die einzige Person in Kanada [war], die für John Kennedy Eiswaffeln eingekauft hat«. Weiter schieb sie: »Einer der Menschen, die ich in Hollywood wirklich überhaupt nicht mochte, war Joe Kennedy – dieser Mann war so kalt wie ein Fisch . . . er bestellte die Leute am Samstag ins Studio und befahl mir, ›die kleinen Bettler‹ zum Hotel zu bringen. Damit meinte er sich selbst, also Joe Kennedy, der später getötet wurde, und John. Sie sahen beide in ihren Seemannsanzügen so niedlich aus. Ich habe immer gezahlt; Joe gab mir nie Geld.«

[5] John W. Tintera, »What You Should Know About Your Glands« (nach der Erzählung von Delos Smith), Nachdruck aus *Woman's Day*, Februar 1958

[6] Jules Michelet, *Die Hexe*, München: Rogner und Bernhard, 1974

[7] Peter Tompkins und Christopher Bird, *Das geheime Leben der Pflanzen*, Bern, München: Scherz, 1974

[8] T. Szasz, *Die Fabrikation des Wahnsinns*, Frankfurt am Main: Fischer Taschenbuch Verlag, 1976

[9] Ebd.

[10] J. Sprenger und Heinrich Institutoris, *Der Hexenhammer (Malleus Maleficarum)*, Darmstadt: Wissenschaftliche Buchgesellschaft, 1974

[11] H. Graham, *Surgeons All, A History of Surgery*, mit einem Vorwort von Oliver St. John Gogarty, Rich & Cowan Ltd., London, 1939

[12] Zitiert in Gregory Zilboorg, *The Medical Man and the Witch During the Renaissance*, S. 140

[13] Szasz, ebd.

Unseren täglichen Zucker gib uns heute

1 M. Foucault, *Psychologie und Geisteskrankheit*

2 L. Pauling, »Orthomolecular Psychiatry«, *Science*, 19. April 1968, Band 160, S. 165–271

3 A. Hoffer, »Megavitamin B_3 Therapy for Schizophrenia«, *Canadian Psychiat. Ass. J.*, 1971, Band 16, S. 500

4 A. Cott, »Orthomolecular Approach to the Treatment of Learning Disabilities«, Zusammenstellung der Artikel, die vom Huxley Institute for Biosocial Research nachgedruckt wurden

5 T. Szasz, *Die Fabrikation des Wahnsinns*

6 Benjamin Rush, *Medical Inquiries and Observations upon the Diseases of the Mind* (1812)

7 E. H. Hare, *J. Ment. Sci.*, 25. Januar 1962, Band 108, S. 4

8 A. Comfort, *The Anxiety Makers, Some Curious Preoccupations of the Medical Profession*, S. 192

9 N. Ridenour, *Mental Health in the United States: A Fifty Year History*, Harvard Univ. Press, 1961

10 Zitiert in J. Duffy, »Masturbation and Clitorydectomy«, *J. A. M. A.*, 19. Oktober 1963, Band 186, S. 246

11 Sigmund Freud, *Zur Psychopathologie des Alltagslebens*, Frankfurt am Main: Fischer Taschenbuch Verlag, 1974, S. 68

12 Ebd.

13 Zitiert in Goffredo Parise: »No Neurotics in China«, *Atlas*, Februar 1967, Nr. 13, S. 47

14 Sakurazawa Nyoiti, *You Are All Sanpaku*, S. 62 ff.

15 Michio Kushi, *Dein Gesicht lügt nie. Eine Einführung in die fernöstliche Diagnose*, Holthausen/Münster: Verlag Mhavajiva, S. 39

16 John W. Tintera, *Hypoadrenocorticism*

Schiebt es nur immer auf die Bienen!

1 Zitiert in W. R. Aykroyd, *Sweet Malefactor*

2 E. M. Abrahamson und A.W. Pezet, *Body, Mind, and Sugar*, S. 22

3 G. D. Campbell, *Nutrition and Diseases* – 1973. Teil III – Anhang zu Anhörungen des Senats der Vereinigten Staaten, Serie 73/ND3

4 G. Schwab, *Der Tanz mit dem Teufel. Ein abenteuerliches Interview*, Hameln: Sponholtz, 1969

[5] J. von Mering und O. Minkowski, *Arch. Exper. Path. Pharm.*, 1889, Bd. 26, S. 371
[6] *Strength and Health Magazine*, Mai–Juni 1972
[7] Seale Harris, *J. A. M. A.*, 1924, Bd. 83, S. 729
[8] F. G. Banting, *Strength and Health*, Mai-Juni 1972
[9] Schwab, ebd.
[10] H. P. Himsworth, *Clinical Science*, 1935, Bd. 2, S. 117
[11] C. Fredericks und H. Goodman, *Low Blood Sugar and You*, S. 16ff.
[12] Schreiben vom Department of Health, Education and Welfare, (M. A. Hight), an M. H. Light; 10. September 1973

Von Kohlköpfen und Königen

[1] I. Stone, *The Healing Factor*, S. 26
[2] Stone, S. 26f.
[3] E. Voltaire, *Philosophical Dictionary* (1764), translated by P. Gay, New York: Basic Books, 1962
[4] Stone, S. 27
[5] E.V. McCollum, *A History of Nutrition*, S. 254
[6] W. Price, *Nutrition and Physical Degeneration*, S. 73ff.
[7] *East West Journal*, Boston, Zuschrift von Dale Jones aus Seattle

Warum einfach, wenn's auch kompliziert geht!

[1] Auszug aus dem *Pageant of Cuba*, Hudson Strode, H. Smith & R. Haas, New York, 1934, S. 248–279
[2] E. V. McCollum, *A History of Nutrition*, S. 217
[3] Ebd., S. 216
[4] Ebd., S. 254
[5] H. Bailey, *The Vitamin Pioneers*, S. 34
[6] McCollum, S. 274ff.
[7] E. V. McCollum und M. Davis, J. Biol. Chem., 1913, Nr. 15
[8] Bailey, S. 119f.
[9] P. de Kruif, *Männer, die den Tod besiegen*, Zürich: Orell Fuessli, 1948
[10] L. J. Picton, *Nutrition and the Soil*, S. 234f.
[11] Ebd., S. 248
[12] »Ailment Striking Young in Vietnam«, *The New York Times*, 22. Juli 1973

Tote Hunde und ein kluger Bauer

[1] E.V. McCollum, *A History of Nutrition*, S. 87
[2] Ebd., S. 88
[3] *Los Angeles Times* (UPI), 27. September 1973
[4] *East West Journal*, Bd. 1, Nr. 12, S. 1
[5] McCollum, S. 86
[6] W.C. Martin, »When is a Food a Food – and When a Poison?« *Michigan Organic News*, März 1957, S. 3
[7] F. Slare, *Vindication of Sugar Against the Charge of Dr. Willis*
[8] F. J. Stare, *W*, 11. Januar 1974
[9] G. D. Campbell, *Nutrition and Diseases*

Ehrensachen

[1] R. Tannahill, *Kulturgeschichte des Essens*, München: DTV, 1973
[2] H.W. Wiley, *The History of a Crime Against the Food Law*, S. 57, 376–381
[3] Ebd., S. 376-381
[4] Ebd.
[5] Ebd.
[6] W. Longgood, *The Poisons in Your Food*, S. 200 f.

Was sagen die Spezialisten?

[1] H. M. Shelton, *Food Combining Made Easy*, S. 32
[2] Ebd., S. 34
[3] Richard d. Lyons, *The New York Times*, 7. Juni 1973
[4] J. Yudkin, *Süß, aber gefährlich: Der Zucker-Report*. Hamburg: Hoffmann und Campe, 1974

»Lieber Luckies als Lutscher?«

[1] *Medical World News*, 14. Januar 1972, 16. März 1973
[2] »The Chinese Smoke Rings Around Us«, *New York Post*, 2. Januar 1974
[3] H. J. Roberts, »Sugar Unmasked as Highway Killer«, *Prevention*, März 1972
[4] H. J. Roberts, *The Causes, Ecology, and Prevention of Traffic Accidents*

Bibliographie

Abrahamson, E. M. und Pezet, A. W., *Body, Mind and Sugar*. New York: Pyramid, 1971

Alsop, Stewart, *Stay of Execution, A Sort of Memoir*. Philadelphia: Lippincott, 1973

Aykroyd, W. R., *The Sweet Malefactor*. London: Heinemann, 1967

Bailey, Herbert, *Vitamin E: Your Key to a Healthy Heart*. New York: Arc Books, 1964

ders. *The Vitamin Pioneers*. New York, Pyramid, 1970

Boffey, Philip, *The Brain Bank of America*. New York; McGraw-Hill, 1975

Chestnut, Mary Boykin, *A Diary from Dixie*. Boston: Houghton Mifflin, 1949

Clark, Linda. *Get Well Naturally*. New York: Devin-Adair, 1965

Cartwright, Frederick F. und Bidniss, Michael D., *Disease and History*. New York: Crowell, 1972

Chapman, John Jay, *The Selected Writings of John Jay Chapman*. Herausgegeben und mit einer Einleitung von Jacques Barzun. New York: Farrar, Straus & Giroux, Inc., 1957

Cheraskin, E. und Ringsdorf, W. M., *Predictive Medicine: A Study in Strategy*. Kalifornien: Pacific Press Publishing Company, 1973

Cleave, T. L. und andere, *Krank durch Zucker und Mehl: Die Saccharidose und ihre Erscheinungsformen: Diabetes, Herzinfarkt, ...* Hopferau: Bioverlag Gesund leben, 1983

Comfort, A., *The Anxiety Makers: Some Curious Preoccupations of the Medical Profession*. London: Nelson, 1967

Cott, Alan, *Orthomolecular Approach to the Treatment of Learning Disabilities*. New York: Huxley Institute for Biosocial Research

Dalton, John E., *Sugar: A Case Study of Government Control*. New York: Macmillan, 1937

de Kruif, Paul, *Männer, die den Tod besiegen*. Zürich: Orell Fuessli, 1948

Deerr, Noel, *The History of Sugar*. London: Chapman & Hall, 1949

Donnenfeldt, Karl Henry, *Leonhard Rauwolf, 16th Century Physician, Botanist and Traveler.* Cambridge: Harvard University Press, 1968

East West Journal, Bd. I, Nummer 12, Boston, 1971

Ellis, Ellen D., *An Introduction on to the History of Sugar as a Commodity.* Philadelphia: J. C. Winsten, 1905

Evans, Isabelle Walsh, *Sugar, Sex and Sanity.* New York: Harper & Row, 1966

Fay, Paul B., *The Pleasure of His Company.* New York: Harper & Row, 1966

Fergusson, Bernard, *Beyond the Chindwin.* London: Collins, 1945

Fiennes, Richard, *Man, Nature and Disease.* New York: The New American Library, 1965

Flipo, Rene, »The Chinese Smoke Rings Around Us.« *New York Post*, 2. Januar 1974

Forbes, T. R., *The Midwife and The Witch.* New Haven: Yale University Press, 1966

Foucault, Michel, *Psychologie und Geisteskrankheit.* Frankfurt am Main: Suhrkamp, 1988

Fredericks, Carlton und Goodman, Herman, *Low Blood Sugar and You.* New York: Constellation International, 1969

Freud, Sigmund, *Zur Psychopathologie des Alltagslebens.* Frankfurt am Main: Fischer Taschenbuch Verlag, 1974

Grimes, John Maurice, *When Minds Go Wrong: The Truth About Our Mentally Ill and Their Care in Mental Hospitals.* New York: Devin-Adair, 1954

Hawken, Paul, *Der Zauber von Findhorn: ein Bericht.* Reinbek b. Hamburg: Rowohlt, 1989

Hay, William Howard, *A New Health Era.* New York: H.W. Hay, 1933

Hoffer, Abram, »Megavitamin B_{3R} Therapy for Schizophrenia.« *Canadian Psychiatric Association Journal.* Nr. 16, 1971

Hole, Christina. *Witchcraft in England.* New York: Collier Books, 1966

Hooton, E. A., *Apes, Men, and Morons.* New York: Putnam, 1937

Jacob, Francois, *Die Logik des Lebenden: Von der Urzeugung zum Genetischen Code.* Frankfurt am Main: Fischer, 1972

Kallet, Arthur und Schlink, F. J., *100 000 000 Guinea Pigs.* New York: Vanguard, 1933

Knaggs, Henry V., *The Truth About Sugar.* London, 1913

Kushi, Michio, *The Teachings of Michio Kushi.* Boston: East West Foundation, 1972

LaFollette, Robert, *The Sugar Trust, An Amazing Conspiracy*. Washington, 1925

Longgood, William, *The Poisons in Your Food*. New York: Simon & Schuster, 1960

MacDari, Conor, *Irish Wisdom*. Boston: Four Seas Company, 1923

McCollum, Elmer Verner, *A History of Nutrition – The Sequence of Ideas in Nutritional Investigation*. Boston: Houghton Mifflin Co., 1957

McQuade, Walter, und Aikman, Ann. *Stress: What It Is; What It Can Do To Your Health; How To Fight Back*. New York: E. P. Dutton, 1974

Mességué, Maurice, *Von Menschen und Pflanzen: Leben und Rezepte des berühmten Naturarztes*. Frankfurt am Main, Berlin und Wien: Ullstein 1974

Michelet, Jules, *Die Hexe*. München: Rogner und Bernard, 1974

New York Magazine, »Secrets of My Life«, von Andy Warhol. 31. März 1975

O'Donnell, Kenneth P. und Powers, David, *Johnny, We Hardly Knew Ye: Memories of John Fitzgerald Kennedy*. Boston: Little, Brown, 1972

Osmond, Humphrey, Postscript to *In Search of Sanity*, von Gregory Stefan. New York, University Books, 1965

Pauling, Linus, »Orhtomolecular Psychiatry.« *Science Magazine*, Ausgabe 160. April 1968

Picton, Dr. Lionel James, *Nutrition and the Soil: Thoughts on Feeding*. New York: Devin-Adair, 1949

Philippides, Nikos G., *The Conquest of Disease (My Philosophy of Life and Health)*. Athen: Liberty Press International, 1971

Price, Weston, *Nutrition and Physical Degeneration: A Comparision of Primitive and Modern Diets and Their Effects*. Kalifornien: The American Adademy of Applied Nutrition, 1948

Quigley, D. T., *The National Malnutrition*. Milwaukee: The Lee Foundation for Nutritional Research, 1943

Reed, William, *History of Sugar*. London: Longmans Green & Co., 1866

Robbins, William, *The American Food Scandal*. New York: William Morrow & Co., 1974

Roberts, H. J., *The Causes, Ecology and Prevention of Traffic Accidents*. Illinois: Charles C. Thomas, 1971

Sakurazawa, Nyoiti, *Your Are All Sanpaku*. Englische Ausgabe von William Dufty. New York: Award Books, 1969

Sakurazawa, Nyoiti und de Morant, Soulié, *The Yellow Emperor's Classic of Internal Medicine*. Übersetzt und mit einer einleitenden Studie von Ilza Veith. Berkeley: University of California Press, 1966

Schwab, Günther, *Der Tanz mit dem Teufel. Ein abenteuerliches Interview.* Hameln: Sponholtz 1969
Shelton, Herbert M., *Food Combining Made Easy.* Texas: Shelton Heath School, 1951
Sinclair, William J., *Semmelweis, His Life and His Doctrine: A Chapter in the History of Medicine.* Manchester, England: University Press, 1909
Sprenger, J., *»Der Hexenhammer« Malleus Maleficarum (1486).* Darmstadt: Wissenschaftliche Buchgesellschaft, 1974
Stone, I., *The Healing Factor*, New York: Grosset & Dunlap, 1972
Strength and Health Magazine. Mai–Juni 1972
Strong, L. A. G., *The Story of Sugar.* London: George Weidenfeld & Nicolson, 1954
Szasz, Thomas S., *Die Fabrikation des Wahnsinns.* Frankfurt am Main: Fischer Taschenbuch Verlag, 1976
Tannahill, Reay, *Kulturgeschichte des Essens.* München: DTV, 1973
Tintera, John W., *Hypoadrenocorticism.* Mt. Vernon, New York: Adrenal Metabolic Research Society of the Hypoglycemia Foundation Inc., 1969
ders. »What You Should Know About Your Glands«, Februar 1958; »What You Should Know About Your Glands and Alcoholism«, Mai 1958, und »What You Should Know About Your Glands and Allergies«, Februar 1959. *Woman's Day.* Herausgegeben von Delos Smith
»Tobacco: Is there a ›Cure‹ for Cancer?« *Medical World News*, 16. März 1973
Tompkins, Peter und Bird, Christopher, *Das geheime Leben der Pflanzen.* Bern, München: Scherz, 1974
Twain, Mark, Gesammelte Werke, Band 5., *Autobiographie.* Zusammengestellt von Charles Neider. München: Diogenes, 1985
Watson, George, *Nutrition and Your Mind: The Psychochemical Response.* New York: Harper & Row, 1972
W. Interview mit F. Stare, Januar 1974
White, Andrew Dickson, *Die Geschichte der Fehde zwischen Wissenschaft und Theologie in der Christenheit.* Leipzig: Thomas, 1911
Wiley, Harvey W., *The History of a Crime Against the Food Law.* Washington, D. C.: Harvey W. Wiley, Herausgeber, 1929
Williams, Roger J. *Nutrition in a Nut Shell.* New York: Doubleday, 1962
Yudkin, John, *Süß, aber gefährlich.* Der Zucker-Report. Hamburg: Hoffmann & Campe, 1974

Dieses Buch, einschließlich Vorsatzpapier
und Einband, wurde auf Recyclingpapier gedruckt,
das zu 100% aus Altpapier besteht.
Das Kapitalband wurde aus ungefärbter und
ungebleichter Baumwolle gefertigt.